高等教育教材

放射损伤临床学

主　编　龚守良　刘丽波

吉林大学出版社

·长春·

图书在版编目（CIP）数据

放射损伤临床学 / 龚守良，刘丽波主编. -- 长春：
吉林大学出版社，2024. 10. -- ISBN 978-7-5768-3953
-1

Ⅰ. R818

中国国家版本馆CIP数据核字第202418CR01号

书　　　名：放射损伤临床学
　　　　　　FANGSHE SUNSHANG LINCHUANGXUE

作　　　者：龚守良　刘丽波
策划编辑：曲　楠
责任编辑：曲　楠
责任校对：李　莹
装帧设计：长春晨曦图文印务有限公司
出版发行：吉林大学出版社
社　　　址：长春市人民大街4059号
邮政编码：130021
发行电话：0431-89580036/58
网　　　址：http://www.jlup.com.cn
电子邮箱：jldxcbs@sina.com
印　　　刷：吉林省科普印刷有限公司
开　　　本：787mm×1092mm　1/16
印　　　张：18.75
字　　　数：390千字
版　　　次：2024年10月　第1版
印　　　次：2024年10月　第1次
书　　　号：ISBN 978-7-5768-3953-1
定　　　价：68.00元

编委会

主　编　龚守良　刘丽波

副主编　朴春姬　刘玉龙

编　者（按姓氏笔画排序）

朴春姬　刘玉龙　刘丽波

赵银龙　龚守良　梁　硕

蒲汪旸

内 容 提 要

　　为适应高等医学教育改革和发展的大好形势，以及放射医学专业本科生教材的需要，特组织从事多年的放射损伤领域教学和科研的教师，在国内首次编写《放射损伤临床学》教材。本教材共9章，主要包括各种外照射放射病、放射性核素内污染和内照射放射病、放射性皮肤疾病、各种局部放射性疾病、放射性复合效应与放射性复合伤、电离辐射诱发肿瘤和远后效应以及核辐射事故医学应急处理等内容。每章正文后列主要参考文献。

　　本书作为高等院校放射医学专业本科生教材，亦可作为从事放射医学与卫生防护工作人员及有关医学、卫生专业工作者和研究生的参考书。

前　言

电离辐射对人体的作用伴随着整个人类的进化史，因为人类生存在宇宙中，生活在地球上，一直受到来自空间和地下的天然电离辐射的作用。随着自然科学的发展，人们在19世纪末才认识了电离辐射的存在。自从电离辐射被发现以来，特别是20纪40年代以后，射线和核技术的应用日渐广泛，电离辐射与人类生活的关系愈益密切。射线的临床应用已有近百年的历史，在医学领域中放射学（radiology）早已成为一门独立的学科，它包括诊断放射学（diagnostic radiology）和治疗放射学（therapeutic radiology）两门学科。随着放射性核素在生命科学研究和临床诊治中的应用，又产生了核医学（nuclear medicine），它包括放射性核素在体内和体外的应用，发展十分迅速。在社会生产中，随着核能的发展和核技术的广泛应用，人们在生产、生活和科学研究活动中与电离辐射接触的机会日益增多。这些人类活动都涉及电离辐射对人体的作用。电离辐射对机体产生的损伤效应，包括大剂量电离辐射急性作用（核爆炸或放射性事故）、低剂量电离辐射慢性作用、射线和核技术在临床应用中对患者和操作人员产生的作用等方面的理论和实践，都是人们关切的问题。当前，随着核与辐射事故应急准备和响应的深入开展，核与辐射事故导致的放射损伤的救治已引起政府有关部门和公众的严重关切。

放射性疾病是电离辐射引起机体损伤或疾病的总称。放射损伤临床学是研究放射性疾病的发病因素、临床特点、诊断和治疗的一门学科，也是放射医学的一门重要学科。为适应高等医学教育改革和发展的大好形势，以及放射医学专业本科生教材的需要，学习和掌握对射线与核技术应用过程中发生的放射性损伤疾病进行及时、正确的诊断和救治，特组织有关教师在国内首次编写《放射损伤临床学》教材，以此作为高等医学院校放射医学专业教材和其他有关专业参考书。

本书共分9章，分别由相应领域的教师编撰，他们都是长期从事本专业教学，而且对所编写章节的相关内容长期进行科学研究的教师，务求将最新进展的内容融入相关章节。本书的第一章为外照射急性及亚急性放射病，第二章为小剂量外照射生物效应及外照射慢性放射病，第三章为放射性核素内污染及内照射放射病，第四章为放射性皮肤疾病，第五章为其他局部放射性疾病，第六章为放射性复合效应与放射性复合伤，第七章为电离辐射诱发肿瘤，第八章为电离辐射诱发的远后效应，第九章为核辐射事故医学应急处理。编写人员力求使全书内容适合于放射医学、放射卫生、放射治疗和核医学等专业教学和培训的需要；同时，达到重点突出，理论联系实际，适用于专业本科生将来从事本领域工作的需要。作为不同对象的专业教材时，可根据具体情况对某些章节的内容和顺序做适当的增删和调整。

参加本书编写工作的，除了吉林大学公共卫生学院的有关教师外，还有苏州大学附属第二医院的刘玉龙和蒲汪旸，以及吉林大学第二医院的赵银龙；同时，得到了吉林大学公共卫生学院领导的大力支持，在此一并表示衷心的谢意。

本书也可作为临床和卫生工作者的参考书。由于编者的学识和水平有限，难免有疏漏，甚至理解不当之处，尚希读者批评、指正。

龚守良　刘丽波

2023年12月

目　　录

第一章　外照射急性及亚急性放射病

第一节　外照射急性放射病

一、外照射放射病病因

电离辐射是引起放射损伤的特异因子。外照射引起的急性放射病（acute radiation sickness, ARS）及亚急性放射病（subacute radiation sickness）是由穿透力较强的射线，如X射线、γ射线和中子流，由体外大剂量照射机体所致，可能由于核武器爆炸照射、异常照射和医疗照射等原因引起该病。

（一）核武器爆炸照射

核武器（nuclear weapon）是一种具有巨大杀伤力和破坏力的武器。核爆炸（nuclear explosion）产生的杀伤因素主要有光辐射、冲击波、早期核辐射和放射性沾染，前3种在核爆炸后几秒至几十秒内起作用，统称为瞬时杀伤因素。放射性沾染是一种能在较长时间内起作用的杀伤因素。核武器爆炸主要发生在核战争（nuclear war）和核试验（nuclear test）情况下。

（二）异常照射

在辐射源失去控制条件下，工作人员或公众所接受的可能超过所规定的正常情况下的剂量限值照射称为异常照射（abnormal exposure），可分为事故照射（accident exposure）和应急照射（emergency exposure）。事故照射是在事故情况下受到异常照射的一种，是指非自愿的意外照射，不同于应急照射。应急照射是异常照射的一种，是在事故发生之时或之后，为了抢救遇险人员，防止事态扩大或其他应急情况，有组织地自愿接受的照射。事故照射造成人员受到大剂量照射，包括核反应堆事故、核燃料回收事故、加速器事故、放射治疗机或辐射装置事故及放射源丢失事故等。

（三）医疗照射

当今，受到人工辐射源的照射中，医疗照射居于首位，电离辐射在医学领域的应用与日俱增，已经成为诊断和治疗的重要手段。医疗照射来源于X射线诊断检查、体内引入放射性核素的核医学诊断、放射肿瘤及介入放射等治疗过程。在全民电离辐射集体剂量负担中，来自医疗照射的份额比核能生产及放射性职业照射高几个数量级。因此，医疗照射防护问题必须给予足够的重视。

二、急性放射病分型及临床表现

人体一次或短时间（数日）内分次受到大剂量外照射引起的全身性疾病，称为外照射急性放射病（ARS from external exposure）。

（一）分型

根据受照剂量、基本病理改变和临床特点，将急性放射病（ARS）分成以下3型。

1. 骨髓型急性放射病（bone marrow form of ARS）

机体受到 1 ~ 10 Gy剂量照射，以骨髓造血组织损伤为基本病变，临床表现主要为白细胞数减少、感染和出血，具有典型阶段性病程的急性放射病。

2. 肠型急性放射病（intestinal form of ARS）

机体受到 > 10 Gy剂量照射，以胃肠道损伤为基本病变，临床表现主要为频繁呕吐、腹泻、腹痛、血水便及水电解质代谢紊乱的严重急性放射病。

3. 脑型急性放射病（cerebral form of ARS）

机体受到 > 50 Gy剂量照射，以脑组织损伤为基本病变，临床主要表现为意识障碍、定向力丧失、共济失调、肌张力增强、抽搐和震颤等中枢神经系统症状的极其严重的急性放射病。

（二）骨髓型急性放射病的临床表现

骨髓型急性放射病又称为造血型急性放射病（hematopoietic form of ARS）。按受照射剂量的大小和病情的严重程度分为轻、中、重和极重4度。

1. 轻度骨髓型急性放射病

轻度骨髓型急性放射病多发生在受 1 ~ 2 Gy射线全身照射后，病程分期不明显，患者的临床症状较少，照后头几日可能会出现头昏、乏力、失眠、恶心和轻度食欲减退等症状。约1/3的患者无明显症状。一般，不出现脱发、出血和感染等临床表现。部分患者受照后 1 ~ 2 d，白细胞总数可一过性升高至 10×10^9/L左右，此后逐渐降低，照后30 d前后可降至 3×10^9 ~ 4×10^9/L左右。照后 1 ~ 2 d外周血淋巴细胞绝对值可降至 1.2×10^9/L左右。照后 50 ~ 60 d血象逐渐恢复正常或有小的波动。

2. 中度和重度骨髓型急性放射病

当人体受到 2 ~ 4 Gy或 4 ~ 6 Gy全身照射时，可发生中度或重度骨髓型急性放射病。两者临床经过相似，但病情严重程度不同，病程发展具有明显的阶段性，可分为初期、假愈期、极期和恢复期。

（1）初期（prodromal phase）：患者在受照后当日至照后4 d，出现症状至假愈期开始前的一段时间，一般持续 3 ~ 5 d。患者可出现头昏、乏力、食欲减退、恶心和呕吐等神经系统及胃肠功能紊乱症状，有的患者还可发生颜面潮红、腮腺肿胀、眼结合膜充血和口唇肿胀。一些患者还可能出现心悸、失眠和体温上升（38℃左右）等表现。

照后数小时至1 d，外周血白细胞数可升至10 × 10⁹/L以上；重度患者白细胞数升高较明显，早期白细胞数增高是射线照射后引起机体应激反应、白细胞释放增多和再分配所致。照后1 ~ 2 d，外周血淋巴细胞绝对值急剧下降，中度患者可降至$0.9 × 10^9$/L左右，重度患者多降至$0.6 × 10^9$/L。

（2）假愈期（latent phase）：患者在受照后5 ~ 20 d出现假愈期。在此期内，患者除稍感疲乏外，其他症状缓解或基本消失，但造血功能继续恶化，病理变化还在发展。外周血白细胞数和血小板数进行性下降。假愈期有无或时间长短是判断急性放射病严重程度的重要标志之一（表1-1）。

表1-1 假愈期长短、淋巴细胞数和白细胞数与急性放射病的关系

分　型		假愈期	淋巴细胞数 / × 10⁹/L		白细胞数 / × 10⁹/L	
		持续周数	照后 1 ~ 2 d	照后 3 d	照后 7 d	照后 10 d
骨髓型	轻　度	> 4	1.2	1.00	4.5	4.0
	中　度	2 ~ 4	0.9	0.75	3.5	3.0
	重　度	1 ~ 2	0.6	0.50	2.5	2.0
	极重度	< 1 或不明显	0.3	0.25	1.5	1.0
肠　型		< 1	0.3 ~ 0	0.25 ~ 0	< 1.0	< 1.0
脑　型		无	0	0	–	–

在假愈期末，患者可出现不同程度的脱发，脱发前1 ~ 2 d往往出现头皮胀痛。开始脱发的时间和脱发的多少随照射剂量的增加而提前和加重。重度病例或头面部受照剂量较大者，在1 ~ 2周内头发可全部脱光。若照射剂量超过10 Gy，患者死亡较早，一般不出现明显脱发。全身的毛发包括睫毛、眉毛、胡须、腋毛、阴毛和头发均可脱落，但以脱发最为常见。

（3）极期（main phase，critical phase）：患者在受照后20 ~ 35 d可出现极期。极期是急性放射病临床表现最为明显的时期，也是关系患者生死存亡的时期。在造血功能严重障碍的基础上，患者多发生明显的感染和出血。极期持续时间越长，表明病情越严重。

极期开始的标志：① 患者精神、食欲等一般情况再度变差；② 出现明显脱发；③ 皮肤和黏膜出现小出血点；④ 血沉加快，白细胞数降至$2 × 10^9$/L，血小板数降至$20 × 10^9$/L。当出现上述临床表现时，表明极期即将来临；当出现发热、明显出血和再度呕吐等临床表现时，则提示病程已进入极期。近年来，因合理有效的治疗，重度以下急性放射病病程中常无明显极期表现，此时判定假愈期进入极期可参照血象持续降低（白细胞数 < $1.0 × 10^9$/L，中性粒细胞数 < $0.5 × 10^9$/L，血小板数 < $10 × 10^9$/L）及出现

明显脱发作为极期标志。

极期可出现以下6种主要临床表现。

① 全身一般状态恶化：极期时患者精神再度变差，明显的疲乏，食欲不佳，有淡漠或全身衰竭。重度患者可发生明显的呕吐、腹泻和拒食等。体重进行性下降。

② 造血功能严重障碍：骨髓等造血器官严重破坏，骨髓增生程度低下或极度低下，外周血出现明显白细胞数减少和血小板数下降。中度可出现轻度或中度贫血，红细胞数可降至2.5×10^{12}/L以下；重度患者可出现中度或重度贫血。血细胞出现明显质变。

③ 感染：因造血功能衰竭，皮肤黏膜屏障功能破坏，免疫功能低下，易产生感染并发症。早期主要是以口腔革兰阳性球菌为主，易出现牙龈炎、咽喉炎、扁桃体炎、舌及口腔溃疡和坏死，口腔感染可引起局部疼痛和进食困难。局部感染灶如处理不当，可能发展为全身性感染。晚期则以革兰阴性杆菌多见，还可发生肺炎、尿路感染和肠道感染等。在重度患者极期的感染症状较严重时，易发生败血症。感染多发生在白细胞数低于2×10^9/L时，白细胞数越低，感染发生率越高，且程度越重。感染后，患者可出现周身不适、畏寒、体温升高。除细菌感染外，重度病例常发生口腔和口唇单纯疱疹病毒感染，很少发生其他病毒和霉菌感染。

全身感染可加重造血功能障碍，加重出血、胃肠紊乱和物质代谢失调等临床表现，使患者的全身状态恶化。感染是造成患者死亡的主要原因。

④ 出血：出血是骨髓型急性放射病极期另一种常见临床表现，也是常见的致死原因。极期开始时，中度或重度病例血小板数低于20×10^9/L时常发生出血。口腔黏膜和皮肤常见点状或斑片状出血。重度患者可发生严重出血，如鼻出血、尿血、便血、咯血、呕血和子宫出血等。出血可累及脏器，如肺出血、肾上腺出血、心肌出血和脑出血等。另外，在发生感染的部位多伴发出血。出血可造成贫血，加重造血障碍，促进感染，造成全身或局部代谢紊乱，从而加重病情。重要器官大出血可造成死亡。

⑤ 胃肠道损伤：由于胃肠道上皮细胞出血、坏死、脱落和绒毛裸露，大量液体渗漏，肠内细菌和毒素入血。患者出现恶心、呕吐、腹胀、腹泻、便血和大肠杆菌败血症。重度以上急性放射病时，胃肠道损伤较严重。腹部照射剂量过大时，可发生肠套叠或肠麻痹等严重并发症。

⑥ 物质代谢紊乱：由于感染、高热及呕吐、腹泻可引起电解质紊乱和酸碱平衡失调，患者表现脱水、低血钾、酸中毒、血清总蛋白含量降低、血非蛋白氮和肌酐含量升高等。

（4）恢复期（recovery phase，convalescent period）：此期出现在患者受照后35～60 d。中度和重度骨髓型急性放射患者经治疗后，一般都可度过极期，在照后5～7周进入恢复期。照射后第4周末，骨髓造血功能多开始恢复，外周血白细胞数和血小板数逐渐回升，红细胞和血红蛋白最后恢复。照后50～60 d白细胞数可恢复至3×10^9～5×10^9/L，血小板数恢复至50×10⁹/L以上，随着造血功能的恢复，患者自觉症状也逐渐减轻或消失，出血停止，体温逐渐恢复正常，精神状况和食欲明显好转渐至正常，体重增加。部分重度患者恢复较慢，仍有轻度乏力等症状。照后第2个月末，毛发开始再生，逐渐恢复正常。经2～4个月免疫功能和贫血才基本恢复至照前水平。性腺恢复最慢。精子损伤变化在照后7～10个月最明显，1年以后才开始恢复，2年以后才能恢复生育能力。6 Gy以上照射后可造成绝育。重症患者生育功能很难恢复（图1-1）。

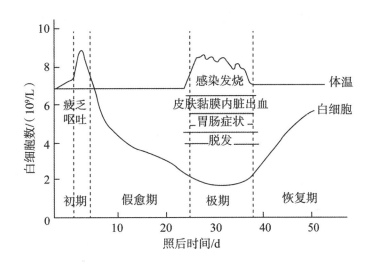

图1-1　中度急性放射病临床症状变化示意图

3. 极重度骨髓型急性放射病

极重度与重度病例的临床经过和主要症状大体相似，唯病情更为严重，临床症状更多更重，发生的时间更早且持续时间更久，病程发展更快，自行恢复的可能明显降低，死亡率显著增高。其主要临床特点如下：① 受照剂量多为6～10 Gy；② 发病快，假愈期不明显，在照后1 h内出现恶心、反复呕吐、面部潮红、精神变差及食欲减退或拒食，经2～3 d假愈期后很快进入极期；③ 造血损伤更为严重，部分患者造血不能自行恢复，照后数小时外周血白细胞数可升高至10×10⁹/L，然后很快下降；照后7～8 d可降至1×10⁹/L以下，无暂时性回升；照后1～2 d外周血淋巴细胞绝对值可降至0.3×10⁹/L左右；外周血小板数也很快下降，照后第2周降至1×10⁹/L或接近0；④ 临床症状重，照后1～2 d进入极期，出现精神衰竭、拒食和反复呕吐，腹泻发生早，出现柏油便或稀水便、高热和明显出血，脱水、电解质紊乱和酸中毒比较明显。患者多发生严重的真菌（fungus）感染，其中最多见者为肺曲霉菌（aspergillus）和白色念珠菌（candida albicans）感染；还可发生病毒性感染，如疱疹病毒（herpes virus）和巨细胞病毒（cytomegalo virus, CMV）等感染。部分患者发生放射性间质性肺炎（radiation interstitial pneumonia, RIP），多由于超致死剂量、高剂量率一次性照射而合并CMV和细菌性感染，在2～3 d内发生进行性呼吸衰竭、低氧血症性昏迷，是致死的重要原因。

（三）肠型急性放射病的临床表现

患者发生肠型急性放射病的剂量范围较大，一般为10～50 Gy。以胃肠道损伤为基本病变，具有初期、缓解期和极期3个阶段病程的严重急性放射病。照后1 h内，出现严重恶心，频繁呕吐；1～3 d内出现腹泻、腹痛和腮腺肿痛，初期症状持续2～3 d进入缓解期；持续3～5 d或不存在缓解期，多数患者只是症状有缓解。照后5～8 d进入极期，重新出现严重恶心、呕吐、血水样或稀水样便，每日腹泻次数最多可达20～30次，排出物含有肠黏膜脱落物；常有里急后重，伴有腹痛，体温40℃以上。由于体液大量丧失、水电解质平衡失调、酸中毒、血液浓缩、血红蛋白升高、血压下降、尿闭、严重微循环障碍和败血症等，最终可导致中毒性休克而死亡，可发生肠穿孔、腹膜炎、肠梗阻和肠套叠等并发症。

患者经治疗后存活时间稍长的机体，由于造血衰竭、肠套叠、心室衰竭和内脏出血，也可造成死亡。

本病临床上又分轻、重两度，照后小肠隐窝细胞有再生能力并能修复损伤的肠道黏膜者为轻度肠型急性放射病，不能修复者为重度肠型急性放射病。

（四）脑型急性放射病的临床表现

机体受到50 Gy以上剂量照射，以脑和中枢神经系统损伤为基本病变，具有初期和极期两阶段病程的极其严重的急性放射病称为脑型急性放射病。

患者受照后立即或几分钟内出现恶心、呕吐、腹泻、精神不振、全身虚弱、心跳加快、呼吸急促和血压下降，随即出现站立不稳、步态蹒跚和共济失调症状，主要由小脑和基底核的神经细胞变性坏死所致。因大脑皮层神经细胞变性坏死引起抽搐、角弓反张、定向力丧失、意识障碍及眼球震颤（迷路和小脑损伤）、肌张力增强和肢体震颤（锥体外系损伤），可能引起休克、昏迷。患者受照后1～3 d死亡。

（五）不均匀照射所致急性放射病的临床特点

事故性照射条件下，因照射源不同，受照者体位及与源之间距离不同，致使患者身体各部位照射剂量的分布不均匀，造成临床表现和病情变化有其特点。

1. 早期症状变异较大

患者受到不均匀照射所致急性放射病的临床表现有一定变异，部分症状偏重。例如，头面部及上半身照射为主的患者，照后呕吐发生较早、程度重及次数较多。若以腹部照射为主，可出现较严重的腹泻、腹痛及水盐代谢紊乱等。患者局部皮肤受到大剂量照射后，常出现早期红斑、水肿等反应，极期多发生皮肤黏膜溃疡。

2. 部分骨髓损伤较轻，有利于造血恢复

患者在受照剂量偏低部位骨髓受损较轻，保留了一些造血细胞。该部位造血细胞增殖分化及迁移，从而促进造血功能的恢复。正常成年人存活骨髓在不同部位的比例是头颅7%、上肢4%、肋骨19%、胸骨3%、颈椎4%、胸椎10%、腰椎11%、骨盆30%和下肢11%。如果人体保护10%存活的骨髓，对$LD_{50/60}$剂量照射几乎全部存活。

3. 并发症多，伤残率高

患者受到不均匀照射可引起某一特定器官或局部组织严重损伤。例如，头面部受照剂量较大时，常发生严重口腔溃疡和感染；后期出现口腔干燥症、白内障和脑水肿，使病情复杂化。当肢体受大剂量照射时，发生皮肤红斑和水种，后期发生经久不愈的溃疡和坏死。颈部照射过量引起颈部严重蜂窝织炎，胸部照射过量引起放射性心包炎等。手和肢体大剂量照后，组织坏死经久不愈，多需截肢而致残疾。此外，发生白内障、口腔干燥症和绝育等，也会造成劳动力减弱或丧失、生活不便和心理精神负担。

（六）中子损伤临床特点

不同剂量中子辐射同样可引起脑型、肠型和骨髓型急性放射病，其基本特点与γ射线引起的急性放射病相似。中子骨髓型急性放射病亦可分为轻度、中度、重度和极重度，其病程亦可分为早期、假愈期、极期和恢复期。动物受亚致死剂量照射，或致死剂量中子或中子-γ射线混合照射引起的中度和重度骨髓型急性放射病，能较好地反映中子急性放射病的临床特点。

1. 早期死亡较多，临床分期不明显

受到平均能量1.43 MeV裂变中子照射的狗，发生中度至极重度骨髓型急性放射病时，有1/4以上动物存活时间不超过1周，最短仅活存3.5 d。大多数发生呕吐、腹泻等较严重的胃肠症状。一般，病程经过严重，部分动物临床分期不明显，由初期直接进入极期，不出现假愈期。

2. 胃肠损伤严重

发生中度以上骨髓型急性放射病（照射2.33 ~ 3.50 Gy）的狗，在照射后早期即可出现厌食、拒食、呕吐和腹泻等明显胃肠反应，并常出现喷射状血水便；而经7 Gy以上γ射线照射的狗才出现喷射状血水便。胃肠道损伤严重的另一表现是肠套叠发生率高。中子照射后，小肠收缩功能明显抑制，或节段性收缩功能紊乱。在抑制的基础上紧张性增强，出现幅度很大的强有力的阵发性强收缩。这种阵发性的、不同肠段发生的强收缩，给肠套叠的形成提供了条件；而单纯γ射线照射后死亡狗，肠套叠发生率仅为中子照射的1/10。中子照射狗肠套叠多发生在照后1 ~ 2周，较高剂量γ射线则发生在照后2 ~ 4周。

3. 外周血白细胞下降快

患者受到中子照射后1周左右，白细胞可降至最低值，同等剂量γ射线则需2周左右才降到最低值。中子照射后淋巴细胞下降更急剧。

4.感染开始早，程度较重

患者受到中子照射后，由于造血功能严重抑制和免疫功能明显降低，造成局部感染灶发生多，口腔感染严重，有时并发多处感染。出现局部感染及全身发热的开始时间，均比γ射线照射动物提前3～6 d。

5.引起急性放射病的剂量

引起患者轻、中、重和极重度骨髓型急性放射病的中子辐射剂量是0～1、1.5～2.5、2.6～3.0和3.0～4.0 Gy。引起肠型急性放射病患者，中子辐射剂量为＞4.5 Gy。与γ射线引起急性放射病比较，中子致急性放射病辐射剂量，随病情加重，差距加大；肠型急性放射病时，γ射线剂量是中子剂量的2.2倍。

二、诊 断

（一）诊断原则

本病必须依据受照史、受照剂量的估算结果、临床表现和实验室检查所见，并结合患者本人受照前健康状态综合分析，对受照个体是否造成放射损伤以及伤情的严重情况作出正确的判断。

（二）受照剂量的估算

1.了解致伤条件，粗略估计照射剂量

通过询问和实地调查了解放射源的种类和强度、不同距离的照射剂量率、患者的体位及与放射源的距离、受照射的时间及屏蔽条件等情况，以此来初步估计照射剂量，现场模拟试验是估计照射剂量的常用方法。

2.照射剂量测量方法

照射剂量与病情轻重有直接关系，照射剂量估计是临床诊断依据之一。目前，照射剂量测量方法主要有物理测量法和生物剂量测量法两种。前者可以较快给出受照剂量且无剂量大小限制，但有一定的不准确性，具体方法参考辐射剂量学专著；后者利用来自受照机体的生物样品进行检查和分析，准确性较好，主要是淋巴细胞染色体畸变分析法，应用于骨髓型急性放射病的剂量估计，但照射剂量超过6 Gy时不适用，具体方法参考辐射细胞遗传学专著。

（三）骨髓型急性放射病的诊断

患者受照后引起的主要临床症状、病程和实验室检查所见是判断病情的主要依据，其严重程度、症状特点与剂量大小、剂量率、受照部位范围以及个体情况有关。对多次和（或）高度不均匀的全身照射病例，更应注意其临床表现的某些特点。临床观察应在受照后早期尽快进行。病情较重者，每天应全面检查4～5次，及时发现病情变化。

处于骨髓型急性放射病患者的诊断，应在1次或短时间（数日）内分次接受总剂量为1～10 Gy的均匀或比较均匀的全身照射。本病早期可参照表1-2和图1-2作出初步的分度诊断。

表1-2 骨髓型急性放射病初期反应和受照剂量下限

分　度	初期表现	照后1～2 d淋巴细胞绝对数最低值 / ×10⁹/L	受照剂量下限 / Gy
轻　度	乏力、不适和食欲减退	1.2	1.0
中　度	头昏、乏力、食欲减退和恶心，1～2 h后呕吐，白细胞数短暂上升后下降	0.9	2.0
重　度	1 h后多次呕吐，可有腹泻、腮腺肿大和白细胞数明显下降	0.6	4.0
极重度	1 h内多次呕吐和腹泻、休克、腮腺肿大和白细胞数急剧下降	0.3	6.0

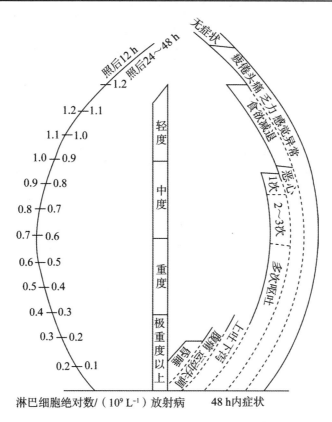

图1-2 急性放射病早期诊断图

注：诊断图左侧弯柱上的数值为受照后12～48 h内外周血淋巴细胞绝对值，右侧的弯柱为受照后48 h内各种临床症状，中央柱上的刻度为急性放射病程度；使用方法：将照后12 h或24～48 h内检测得出的淋巴细胞绝对值与该时间内患者出现过的最重症状（对准图右弯柱内侧实线下角）做一连线通

过中央柱,依据柱内所标志的程度作出早期初步诊断;如在照后6 h对患者进行诊断时,则仅根据患者出现过的最重症状(选准图右弯柱内侧实线上缘)作一水平线横至中央柱,依中央柱内所示的程度给予初步判断,但其误差较照后24~48 h判断时大;第1次淋巴细胞检查最好在使用肾上腺皮质激素或辐射损伤防治药物前进行

某些早期体征与吸收剂量的关系:① 患者在受照后6 h内眼球结合膜充血,受照剂量 ≥ 2 Gy;② 在照后6~20 h内面部皮肤潮红,受照剂量 ≥ 4 Gy;③ 在照后 8~20 h 腮腺肿大,受照剂量 ≥ 2 Gy;④ 皮肤红斑或感觉异常时,如在照后12~24 h出现,局部受照剂量约8~15 Gy,在照后8~15 h出现,则可能局部受照15~30 Gy,在照后3~6 h出现,局部受照 > 30 Gy;⑤ 与体温升高的关系,在照后1~3 h体温升高,受照剂量2~4 Gy;在照后1~2 h体温升高,受照剂量4~6 Gy;在照后1 h内高热,受照剂量 ≥ 8 Gy。

上述照射剂量值是一个群体估计值,对具体病例还应考虑个体差异和照射均匀度等的影响。

对高度不均匀照射病例,如头面部或腹部受照射剂量较大时,呕吐发生早且严重。高剂量率照射时,呕吐症状也有所加重、时间提前及次数增多。例如,1990年上海辐射事故,4例患者分别受到12、11、5.2和4.1 Gy照射,剂量率在0.2~4.7 Gy/min,呕吐均发生在照射后1 h内。

在全面检查和严密观察病情发展的过程中,可参照表1-3进行综合分析,进一步确定临床分度及分期诊断。

表1-3　骨髓型急性放射病临床诊断依据

分期 / 分度		轻 度	中 度	重 度	极重度
初　　期	呕　吐	−	+	++	+++
	腹　泻	−	−	−~+	+~++
极　　期	开始时间(d)	极期不明显	20~30	15~25	< 10
	口咽炎	−	+	++	++~+++
	最高体温(℃)	< 38	38~39	> 39	> 39
	脱　发	−	+~++	+++	+~+++
	出　血	−	+~++	+++	−~+++
	柏油便	−	−	++	+++
	腹　泻	−	−	++	+++
	拒　食	−	−	±	+
	衰　竭	−	−	++	+++
	白细胞最低值 / × 10^9/L	> 2.0	1.0~2.0	0.2~1.0	< 0.2
受照剂量下限 / Gy		1.0	2.0	4.0	6.0

注:+、++ 和 +++ 分别表示轻、中和重度

从表1-3可以看出，极期的开始时间对患者的诊断有一定意义；某些症状具有较大的诊断价值：① 明显脱发：若成束地脱落，则病情在中度以上；② 照后10 d内发热多属极重度，20 d内发热多为重度，30 d内发热多为中度以上；③ 明显皮肤黏膜出血为中度以上，柏油便出现提示重度以上；④ 明显腹泻多为重度以上，严重吐泻为极重度；⑤ 出现拒食、衰竭为重度以上，出现早者为极重度。

（四）肠型急性放射病的诊断标准

肠型急性放射病患者的诊断标准如下：① 一次或短时间（数日）内分次接受总剂量 > 10 Gy的均匀或比较均匀的全身照射；② 轻度肠型急性放射病：受照剂量为10～20 Gy，除照后1 h内出现严重恶心、呕吐外，1～3 d内出现腹泻稀便、血水便，并可有腮腺肿痛，经3～6 d缓解期后，上述症状加重为极期开始，可伴有血样便或血水便、发热；③ 重度肠型急性放射病患者：受照剂量为20～50 Gy，受照后1 d内出现频繁呕吐，难以忍受的腹痛，严重稀水便，血液浓缩、脱水、全身衰竭和低体温，继之剧烈呕吐胆汁或咖啡样物，严重者第2周出现血水便或稀水便中混有脱落的肠黏膜组织，大便失禁，高热；④ 受照后因严重呕吐和腹泻，可出现脱水现象，照后2～5 d内血红蛋白上升至110%以上。

（五）脑型急性放射病的诊断标准

脑型急性放射病患者的诊断标准如下：① 一次或短时间（数日）内接受总剂量大于50 Gy的均匀或比较均匀的全身照射，偶见于特大核事故及核战争条件下瞬时受到特大剂量照射的人员；② 受照剂量为50～100 Gy，病程2 d左右，受照后出现站立不稳、步态蹒跚等共济失调症状，定向力和判断力障碍，肢体或眼球震颤，强直抽搐、角弓反张等征象。如受照剂量 > 100 Gy，则受照后意识丧失、瞳孔散大、大小便失禁、血压下降、休克和昏迷，患者数小时内死亡。

（六）极重度骨髓型、肠型和脑型急性放射病鉴别诊断

急性放射病患者分型诊断的重点是肠型与极重度骨髓型及肠型与脑型的鉴别。

1. 早期症状有助于分型诊断

患者受照后3 d内，主要临床症状的发生有明显差别，可供分型诊断时参考。根据初期症状进行分型诊断的要点如下。

（1）照后1 h内，如患者发生频繁呕吐、共济失调和肢体震颤等症状，可基本诊断为脑型放射病；在除外脑外伤的情况下，如发生抽搐则可确诊为脑型放射病。

（2）照后1～2 h内，患者出现多次呕吐，3～5 d内出现频繁腹泻，未发生中枢神经系统症状者，可能为肠型放射病；出现血水便，便中有肠黏膜脱落物则可确诊为肠型放射病。

（3）照后2 h前后，患者出现呕吐，2～3 d后出现稀便、食欲下降，但无血水便，全身症状尚可，多半为骨髓型放射病；如1周内未进入极期，未发生严重肠道（血水便）和中枢神经系统症状，则可诊断为骨髓型急性放射病。

2. 肠型与极重度骨髓型急性放射病的鉴别要点

肠型与极重度骨髓型急性放射病的鉴别要点：① 照后1 d，白细胞数和血红蛋白含量均增高至照前的110%以上者，多为肠型放射病；② 照后2 d内，发生明显腹泻者，多为肠型放射病；③ 照后2～4 d前，出现拒食、频繁呕吐，呕吐物为胆汁者，符合肠型放射病；④ 照后2～4 d，出现全身衰竭和低体温者，符合肠型放射病；⑤ 出现血水便是肠型特征性症状；⑥ 照射剂量 > 9 Gy者为肠型放射病。

3. 肠型和脑型急性放射病鉴别要点

肠型和脑型急性放射病鉴别要点：① 照后2 h内出现共济失调者符合脑型放射病；② 照后8 h内发生共济失调、肌张力增强、肢体震颤和眼球震颤四种症状者可诊断为脑型放射病；③ 在除外脑外伤、蛛网膜下腔出血和濒死前抽搐的情况下，照后1 d内出现强直或阵挛性抽搐，可确诊为脑型放射病。

根据受照后临床表现、受照剂量及病程即可区分三型放射病（表1-4）。

表1-4　三型急性放射病的临床鉴别诊断要点

临床表现	极重度骨髓型	肠　型	脑　型
共济失调	－	－	+++
肌张力增强	－	－	+++
肢体震颤	－	－	++
抽　搐	－	－	+++
眼球震颤	－	－	++
昏　迷	－	+	++
呕吐胆汁	±	++	+～++
血水便	－	+++	+
柏油便	+++	－～++	±
腹　痛	－	++	+
血红蛋白升高	－	++	++
最高体温 /℃	> 39	↑或↓	↓
脱　发	+～+++	－～+++	－
出　血	－～+++	－～++	－
受照剂量 / Gy	6～10	10～50	> 50
病程 / d	< 30	< 15	< 5

由于促进造血、抗感染和抗出血等临床治疗技术的进展，使急性放射病的某些临床表现发生较大的变异，失去了原有的剂量-效应关系，给临床诊断带来一定困难。有些局部放射损伤的临床表现，如脱毛、皮肤损害、黏膜变化、眼部改变及性腺病变等，受治疗措施的影响较少，可以反映受照剂量和效应的本来情况，有助于临床诊断。另外，有些放射损伤后期效应对临床诊断也有一定参考意义，参见表1-5。

表1-5　引起某些局部症状的最小照射剂量或剂量范围

局部症状		局部最小剂量范围 / Gy
脱　发	8～10 d 开始	>6
	10～15 d 开始	4～6
	16～20 d 开始	2～4
	少　量	3
	大量、全秃	6～7
	永久脱发	>7
皮肤改变	早期一过性轻度充血	2～4
	早期一过性中度充血	4～6
	早期明显充血	>6
	红　斑	3～10
	干性表皮炎（脱屑）	10～15
	渗出性表皮炎（水疱）	12～25
	溃疡坏死性皮炎	>25
口腔干燥症（唾液分泌停止）		10
口腔黏膜溃疡、坏死		10
眼	眼睑皮肤轻度色素沉着	3
	明显色素沉着	4～6
	结膜充血	>5
	白内障	2～5
	青光眼急性发作	>60
精　子	中度减少	0.15～0.2
	明显减少	0.5
	严重减少	1
	消　失	2～6

三、治　疗

（一）骨髓型急性放射病的治疗

1. 轻度骨髓型急性放射病治疗

对于轻度骨髓型急性放射病患者，一般不需特殊治疗，可采取对症处理，加强营养，注意休息，给予高热量、高蛋白、高维生素及易消化的软质饮食。对症状较重或早期淋巴细胞数较低者，必须住院严密观察和给予妥善治疗，施行简易保护性隔离措施，工作人员戴口罩、帽子、穿隔离衣和拖鞋。

2. 中度骨髓型急性放射病的治疗

根据其病情采取不同的保护性隔离措施，并针对各期不同临床表现，制订相应的治疗方案。

（1）初期反应期：① 患者受照后1 d内尽早使用抗辐射药物，如"500""523"或"408"（参阅本章附录）；② 改善微循环：给予低分子右旋糖酐（500 mL/d）、复方丹参注射液（6～8 mL/d）、维生素C、地塞米松（2～4 mg/d）及酚磺乙胺等，静脉滴注，连用3 d以防止红细胞聚集，减少骨髓内血窦渗出、出血及防止血流中微小血栓形成；③ 对症治疗：对于恶心呕吐者，可用舒必利、昂丹司琼，兴奋不安和烦躁者给予镇静剂安定及舒乐安定等；④ 刺激造血：对受到2～8 Gy照射、中度、重度骨髓型和偏轻的极重度骨髓型病例，估计造血功能可自身恢复或造血功能不能自身恢复而给予骨髓移植的病例，宜给予造血生长因子rhG-CSF和rhTPO治疗。rhG-CSF 10 μg/kg，照射后尽早皮下注射给药1～2次，每日1次。依血象结果，可用rhG-CSF 5～10 μg/(kg·d)，连续皮下注射，若中性粒细胞计数经过最低值时期后回升到$5×10^9$/L（WBC：$10×10^9$/L）以上应停药。rhTPO 1 500 U/kg，照射后尽早皮下注射给药1次。依血象结果，rhTPO 300 U/(kg·d)，可连续皮下注射，用药过程中待血小板计数恢复至$100×10^9$/L以上，或血小板计数绝对值升高 ≥ $50×10^9$/L时，即停止给药。

（2）假愈期：① 加强营养：给予高热量、高蛋白、高维生素及易消化的软质饮食，口服多种维生素；② 消除潜在的感染灶：及时发现和处理口腔溃疡、龋齿、牙龈炎、足癣、皮肤疖肿或小伤口、中耳炎、鼻窦炎等，以防局部炎症扩散为全身症状，如发生放射性烧伤或口腔炎症应积极治疗；③ 预防感染：照后早期，口服新霉素和庆大霉素，制霉菌素控制肠道菌丛；当出现皮肤黏膜出血、血沉加快、局部感染及外伤，白细胞数低于$3.0×10^9$/L等指征之一时，即开始预防性服用复方新诺明（1片/次，每片含活性成分磺胺甲噁唑0.4 g和甲氧苄啶0.08 g，2次/d）或青霉素、庆大霉素等；④ 预防出血：改刷牙为灭菌溶液轻拭和含漱，避免碰撞引起皮肤出血，口服维生素C和芦丁等。女性患者月经前5～7 d，每天肌注丙酸睾酮50～100 mg。

（3）极期：① 抗感染：配伍原则是抗革兰阳性与抗革兰阴性菌抗生素相结合，用量宜大，以静脉给药为主。常用抗生素有青霉素、庆大霉素、氨苄西林、阿米卡星和妥布霉素等，重症病例还可选用头孢他啶、头孢曲松和头孢呋辛等；在应用抗生素时，要根据感染控制情况和细菌培养药敏试验结果及时更换有效药物，注意维持药物有效抗菌浓度；注意真菌和病毒感染的防治，除肠道局部灭菌外，还可以用制霉菌素漱口、雾化吸入，全身可口服酮康唑、氟康唑或伊曲康唑，阿昔洛韦（无环鸟苷，acyclovir）可防止疱疹病毒等感染；适量输注经20 Gy γ射线照射的新鲜全血，中度偏重者可应用大剂量丙种球蛋白2 g，每1～2 d静滴1次，对控制感染和提高机体被动免疫力有效；② 抗出血：静注大量维生素C或其他止血药物，如酚磺乙胺、6-氨基己酸、氨甲环酸和口服芦丁等，当血小板数降至20 × 10^9/L时输注血小板悬液300 mL（含血小板数3 × 10^9/L），注意对女性患者月经期的处理；③ 注意及时纠正酸中毒和水电解质紊乱。

（4）恢复期：继续促进造血功能恢复，可给予叶酸、维生素B$_{12}$或强壮补气益血的中药，有缺铁性贫血时补铁剂。白细胞数稳定在3 × 10^9/L以上，体温正常连续3 d以上时方可停用抗生素。

3. 重度骨髓型急性放射病的治疗

对于重度骨髓型急性放射病患者的治疗原则与中度患者相同，但措施要加强。

（1）严密保护性隔离措施，有条件时，住进层流洁净病房（laminear air flow clean room，LAFR），施行全环境保护，以防止外源性感染。这种病房装有一个分层气流简易装置，可滤除流通气体中含有0.33 μm以上微尘99.99%，保证流入病房的空气清洁无菌。此外，患者进入病房前必须进行清洁处理：剪短头发、剃去腋毛和阴毛，修短指甲，擦洗鼻腔和外耳道，用抗菌药液（1∶2 000氯己定溶液20 min）进行全身洗浴，换上无菌衣服。一切用品均要严格灭菌，食品要高压消毒灭菌20 min，水果用0.5%氯己定或0.5‰过氧乙酸浸泡30 min。咽部和肠道消毒，注意口腔卫生，暂停刷牙，1∶2 000氯己定漱口，每次便后洗会阴部和手，用1∶2 000氯己定软膏涂鼻腔，每天3次；咽部及外耳道喷雾每日3次。

（2）及早进行锁骨下静脉或颈外静脉Hickman双腔导管插管，减少静脉穿刺及便于输血输液。

（3）极期抗感染措施更为重要，特别注意抗真菌、抗病毒（如巨细胞病毒）措施，后者可用更昔洛韦（丙氧鸟苷，ganciclovir）等。对严重出血的患者，可用巴曲酶1克氏单位（ku）静注，必要时2～3 d用药1次，止血效果较好。止血药未能控制的严重出血，输经20 Gy γ射线照射的新鲜全血或血小板悬液。

4. 极重度骨髓型急性放射病的治疗

对重度骨髓型急性放射病患者治疗的基础上，加强下列措施。

（1）加强早期治疗：注意改善微循环，防止小血管渗出和出血。初期除静脉滴注低分子右旋糖酐外，可适当给予肝素。照后3 d起，给予血管强化剂，大剂量维生素C、芦丁等以及抗出血药，如卡巴克洛（安洛血）和酚磺乙胺（止血敏）等。中子剂量所占比例较大者，注意防止早期（照后5～7 d内）因肠道损伤严重而引起死亡。

（2）造血干细胞移植：在7 Gy以上均匀受照患者，无合并其他严重损伤，无体内放射性核素污染，可进行同种异基因骨髓造血干细胞移植（allogeneic bone marrow hematopoietic stem cell transplantation）。

在物理剂量与生物剂量未能确定时，下列症状与体征预示骨髓造血衰竭，需行造血干细胞移植：① 照后0.5 h内出现呕吐；② 照后1～2 h内出现腹泻；③ 照后24～36 h内腮腺肿胀；④ 照后1周内外周血动态变化，预测骨髓衰竭（bone marrow failure）为不可逆性（表1-6）。对急性放射性患者进行骨髓造血干细胞移植时，应选择免疫遗传学差异小者作为供体。如有同卵孪生子作为供体，移植效果最好。其次，在同胞间选择人白细胞抗原（human leukocyte antigen, HLA）相合者作为供体，也可收到较好的效果。如能在HLA配型资料库中选择到HLA表现型相合者，亦可进行移植治疗。一般，要求移植的骨髓有核细胞数为2～3×10^8/kg。照后1～2 d及早做HLA配型，在照后1周内尽快移植。造血干细胞移植后21～28 d，外周血粒细胞计数仍未稳定 > 0.2×10^9/L，则称为移植失效。

表1-6　急性放射病按诊断积分值估算骨髓造血抑制程度

照后症状或血象	诊断积分	照后血象	诊断积分
呕吐开始时间，照后 / h		第4～7天淋巴细胞数 / ×10^9/L	
0.00～0.40	+8	0～0.1	+5
0.41～0.80	+4	0.11～0.20	+2
0.81～1.20	+2	0.21～0.30	−1
1.21～1.60	−2	0.31～0.40	−5
1.61～2.00	−6	0.41～0.50	−13
> 2.00	−10	> 0.50	−15
淋巴细胞数 / ×10^9/L		第3～5天网织红细胞平均值 / ×10^9/L	
第2天		0～8.0	+2
0.00～0.20	+6	8.1～10.0	0
0.21～0.40	+2	10.1～14.0	−4
0.41～0.60	−2	14.1	18
0.61～0.80	−8	18.1	20
> 0.80	−15	第6～7天中性粒细胞最低值 / ×10^9/L	
第3天		0～0.3	+12

续表

照后症状或血象	诊断积分	照后血象	诊断积分
0.00 ~ 0.10	+8	0.31 ~ 0.60	+5
0.11 ~ 0.20	+2	0.61 ~ 0.90	0
0.21 ~ 0.30	−2	0.91 ~ 1.20	−3
0.31 ~ 0.41	−9	1.21 ~ 2.40	−6
> 0.41	−10	2.41 ~ 3.00	−8
第 4 天			
0.00 ~ 0.10	+4		
0.11 ~ 0.20	+2		
0.21 ~ 0.30	0		
0.31 ~ 0.70	−2		
0.71 ~ 0.80	−3		
0.81 ~ 0.90	8		

注：所有诊断积分相加，总分 > 10可能为不可逆性骨髓抑制；总分 < −10可能为可逆性骨髓抑制；如总分在 +10和 −10之间，则结论不肯定，误差 < ± 10%

（3）防治出血：输注血小板悬液，使血小板数维持在20 × 10^9/L以上。根据化验结果调节凝血和纤溶药物，可能发生弥漫性血管内凝血（disseminated intravascular coagulation, DIC）时应给予肝素（2 500 ~ 5 000 U）静滴。极期治疗时，注意感染与出血互相加重，应放宽输血指征，每隔1 ~ 3 d输150 ~ 200 mL经20 Gy γ射线照射的新鲜全血。照后数天内，静脉输注丙种球蛋白，每天或隔日输注2 ~ 4 g。

（4）控制胃肠道症状，维持水、电解质平衡。

（5）保证营养，早期即禁食，实行肠道外补充营养。

（6）防止各种严重并发症，注意保护心肺肾功能。

对受到较大剂量照射后的患者，应注意其心理变化，根据情况必要时给予心理疏导或心理救助，其相关内容可参见原中华人民共和国卫生部2014年10月13日发布的中华人民共和国国家职业卫生标准（GBZ/T 262—2014）《核和辐射突发事件心理救助导则》。

（二）肠型急性放射病的治疗

1. 轻　度

（1）调节自主神经系统功能：可肌注氯丙嗪50 ~ 100 mg或安定10 mg；呕吐严重者，可静注昂丹司琼8 mg，必要时重复使用。

（2）纠正脱水、维持电解质及酸碱平衡，保证营养和热量供应，输新鲜血浆、人血白蛋白、复方氨基酸、高渗葡萄糖或脂肪乳剂。每天输液量约3 000～5 000 mL，补液速度不宜过快，严密监视患者的心肺功能，防止心衰或肺水肿。

（3）抗感染：对患者严格无菌隔离，照后即开始静脉给抗革兰阳性及革兰阴性抗生素，用药量宜大。禁食，肠道灭菌可用庆大霉素、制霉菌素等。每天或隔日输体外照射20 Gy的新鲜全血200 mL或血小板悬液和丙种球蛋白5～10 g。

（4）抗出血：早期出血不严重者，可用低分子右旋糖酐500 mL加复方丹参注射液8～12 mL静滴，时间不超过3 d；出血加重者应用大量维生素C、酚磺乙胺和安洛血等，也可用酚磺乙胺肌注。

（5）有条件时，在照后1～2 d内进行骨髓或其他造血干细胞移植。

（6）有肠套叠、肠麻痹和腹膜炎等肠道并发症，应注意观察及时处理。

2. 重　度

采用支持、对症治疗，减轻患者痛苦，延长寿命。

（三）脑型急性放射病的治疗

1. 抗抽搐治疗

应用苯巴比妥100 mg或氯丙嗪100 mg肌注；快速静脉多次20%甘露醇250～500 mL，进行脱水，保护大脑减轻脑水肿。

2. 抗休克

维持血压，可使用去甲肾上腺素、间羟胺或尼可刹米以及肾上腺皮质激素。

3. 输液及其他对症治疗

如严重脱水时，及时给予输液，一般不宜输血或血液有形成分，可酌情输血浆。

四、护　理

（一）护理原则

1. 早期急救护理

对于早期受照射者尽早实行全环境保护，密切观察病情变化，遵医嘱尽早使用有效的抗辐射药物，改善微循环。紧急配备呼吸机、心电监护仪、输液泵和氧气装置等抢救设备，备齐必要的急救用品。配备一支具备救死扶伤精神、反应敏捷、行动迅速和具有丰富救治经验的护理队伍，随时投入抢救。

2. 环境护理

对于急性放射病患者，因机体抵抗力下降，做好预防感染是首要环节。为患者创造安全舒适的治疗、护理环境（层流室），避免患者发生医院交叉感染。

对不同分度和分期的急性放射病患者，根据其受照射剂量不同，尽早实施全环境保护。例如，骨髓型急性放射性疾病重度和极重度患者，安置在百级层流室；中度患者安置在千级层流室；轻度患者安置在万级层流室或单人病房。对于更严重的脑型和肠型急性放射性疾病患者，有条件者最好安置在百级层流室。

3. 静脉通道护理

为了确保受照射患者及时、顺利用药，以及保证胃肠外营养的供给，要尽早建立静脉通道。临床上常使用外周静脉留置针；经外周插入中心静脉导管（即PICC导管）等，置管成功后做好导管维护。

4. 心理护理

急性放射性疾病患者常表现出焦虑和恐惧情绪，担心治疗效果和预后，耐心、细致地做好安慰和解释工作，根据患者的病情、风俗习惯、文化背景、个性特征及心理素质等特点展开个性化的心理护理，使患者正确地面对疾病，树立战胜疾病的信心，以良好的心态接受治疗。

（二）预防感染措施

根据患者的病情轻重，安置患者于适宜的治疗环境中，应早期采取预防感染措施，密切观察病情变化，争分夺秒地做好抢救护理。

1. 层流无菌室的规范管理

根据患者的病情需要，将患者安置在不同等级的层流病房内接受治疗，即实施全环境保护，做好层流室的规范管理，创造安全、舒适的治疗和护理环境，以保证治疗的顺利进行。

（1）严格入室流程：医务人员按规定着装，履行自身净化及入室程序，根据工作任务严格控制入室人数。患者需进行体表净化消毒（药浴）后，由专用通道进入。所有物品经消毒或灭菌后，通过清洁传递窗进入。

（2）环境净化管理：层流病房使用前环境需进行去污、清洁和消毒，空气及送风系统消毒及持续过滤通风等规范化处理，待空气细菌培养结果为零时方可使用。层流病房启用后，每天用消毒液擦拭天花板、墙、地面和设备等。清洗及消毒顺序：从上到下、从内到外及从上风口到回风口。

（3）净化设备管理：保持室内相对密闭，保证通风过滤净化系统持续运转，空气始终处于正压状态，定期清洗消毒空气压缩机、过滤网和管道等，定时更换高、中和低效过滤器，保证稳定的过滤效果。

（4）患者体表无菌化管理：按全环境保护原则，对患者实施体表皮肤及对外开放的腔道进行净化处理，保持患者体表无菌化。每1~2次进行体表微生物学监测。

（5）污物无害化管理：及时处理医疗垃圾和患者排泄物等，由污物通道传出，送无害化处理中心进行处理，减少污物在室内停留时间。

2. 口腔护理

每日早、中、晚三餐后行口腔清洁护理，并给予生理盐水和两性霉素B漱口液（5%葡萄糖液500 mL中加入两性霉素B 25 mg）交替漱口，注意观察口腔黏膜变化；有溃疡或血疱时，给予口腔紫外线照射治疗，溃疡局部涂以溃疡药膏等。为防止口唇干裂，每日涂液状石蜡3～5次。

3. 五官护理

每天常规进行五官护理3次，用抗生素眼药水滴眼、鼻；用蘸有75%乙醇的棉签清洁外耳道，顺序为外耳道、耳郭和耳后。

4. 皮肤护理

做好皮肤清洁护理，每日用温水擦身，隔日用0.05%含氯消毒液擦身，更换柔软的棉质消毒病患处；常修剪指（趾）甲，注意观察皮肤和黏膜的变化；有皮肤放射损伤时，其护理详见本书第四章第五节。

5. 肛周护理

于每次便后及每晚睡前用1：20络合碘稀释液坐浴，坐浴液温度为40～43℃。注意观察肛周皮肤情况，发红者涂以抗生素软膏；有痔疮时涂以痔疮软膏。每晚更换消毒内裤，注意内裤为棉质（柔软、舒适）。

（三）治疗护理措施

护理是围绕患者生理、心理、社会、文化和精神等方面的需要，提供适合患者的最佳护理。急性放射病不同分度、分期有不同的临床表现和治疗方法，护理措施也各有侧重。在患者病程进展中，要做好发热护理、导管维护护理、抗感染护理、出血护理、疼痛护理及肠外营养护理等。

1. 发热护理

密切观察体温变化，高热时做好发热护理。采取物理降温或药物降温时，30 min后测量体温并记录。患者大量出汗时，协助其擦干汗液，必要时温水擦浴，及时更换无菌衣物及床单。鼓励患者多饮水，防止因出汗过多发生虚脱。遵医嘱补充电解质液体，按时输注抗生素，注意观察药物不良反应，有病情变化时及时报告医师。

2. 静脉导管护理

常用静脉导管有静脉留置针、PICC导管和中心静脉导管等。

置管前，告知患者各种静脉途径的优势和弊端，供患者选择，并签署静脉置管知情同意书。

（1）静脉留置针：这是由先进的生物材料制成，作为头皮钢针的替代产品，其操作简单，使用方便，套管柔软，随血管形状弯曲，对血管刺激小，可减少液体外渗，减少静脉穿刺次数，使静脉输液更加方便，减轻护士的工作量，既能保证静脉用药，又能提高护士的工作效率，静脉留置时间为72～96 h。

（2）PICC导管：这种导管是经上臂的贵要静脉、头静脉和肘正中静脉等外周静脉穿刺置入导管尖端位于上腔静脉下1/3处或上腔静脉和右心房连接处的中心静脉导管，其特点：减少频繁静脉穿刺的痛苦；保护外周血管；可在床旁插管；保留时间长，可留置1年等。

（3）中心静脉导管：常选用锁骨下静脉穿刺，导管保留时间为30 d。导管置入成功后，按照规范维护，在治疗中及治疗后，定时冲管及换药，防止导管并发症的发生，一旦出现并发症，及时给予处理。

3. 抗感染护理

抗感染是急性放射性疾病的重要措施。遵照医嘱，早期应用抗革兰阳性菌为主的抗生素，后期应用抗革兰阴性菌为主的抗生素，重症感染者注意抗真菌和抗巨细胞病毒感染的治疗。遵医嘱应用大剂量丙种球蛋白以增强机体免疫力。准确、及时遵照医嘱输注药液，观察药物不良反应，发现情况及时向医师报告，采取措施，做好记录。

4. 出血护理

对于血象低或有出血表现的患者，嘱其卧床休息，密切观察生命体征及出血情况，必要时输注经γ射线照射后的新鲜全血、血浆和血小板等，或输入止血药物，注意输血、输液速度，并观察有无反应。

5. 疼痛护理

疼痛是皮肤放射损伤突出的表现之一，护理上要注意观察患者疼痛的部位、性质及持续时间，以便为医师提供局部处理方案的依据。对于早期的轻度疼痛，可于睡前给予索米痛片0.5 g加地西泮 5 mg。剧烈疼痛时，给予口服硫酸吗啡控释片（美施康定），夜间可给予肌内注射哌替啶50～100 mg。视患者病情可应用镇痛泵，24 h持续静脉输入，镇痛效果更好。

教会患者放松技巧，分散注意力是一种非药物的认知-行为的止痛治疗法，能使患者的注意力从疼痛或其他恶劣情绪转移到其他刺激上。护士妥善安排患者生活，增加一些娱乐活动，如听音乐、看书和看电视等，有时间多与患者交谈，稳定其情绪，鼓励其宣泄心理压力与痛苦，护士耐心倾听，适时做好解释与安慰，同时做好患者的生活护理，满足其需求，使患者在安静、舒适的环境中休养和恢复。

6. 全肠外营养

全肠外营养（total parenteral nutrition, TPN）是指完全经静脉途径输入营养物质，以维持机体正常生理需要和促进疾病康复的治疗方法，主要用于不能进食及进食量不足患者的营养支持，适用于急性放射性疾病患者恶心、呕吐症状明显，不能正常进食者。常选用全营养混合液，即三升袋（把各种营养液在体外预先混合在三升袋内，再同时输入）。其优势是各营养素同时进入体内，各司其职，最接近生理条件，避免了单一营养液输入的一些不良反应。

全肠外营养输入途经分中心静脉输入和周围静脉输入两种。由于从周围静脉输入有一定的局限性，因而临床以中心静脉输入为多。应用TPN时，注意观察技术性并发症（空气栓塞、导管折断和大血管损伤）、代谢性并发症（低血糖、高血糖、肝功能损害和电解质紊乱等）及感染性并发症（局部感染、全身感染）的发生，根据病情遵照医嘱及时给予处置。

（四）饮食护理措施

急性放射性疾病患者宜选择清淡、高营养和易消化饮食。常选用有抗氧化活性及对放射损伤有防治作用的食物，如牛奶、豆浆、蛋、动物肝及蔬菜、水果。有条件者，食用无菌饮食，即做熟的食物再放入高压锅内蒸15 min或者放入微波炉内加热3 min后食用，可有效预防肠道感染。嘱患者细嚼慢咽、少食多餐。每日饮水量在2 000 mL以上。对于能进食者首选肠内营养。若胃肠道反应剧烈，导致不能进食者，则选择肠外营养，让胃肠道得到充分休息。

（五）心理护理措施

对于轻度和中度急性放射性疾病患者，在密切观察病情变化的同时，耐心细致地给予安慰解释，鼓励患者认知疾病及正确面对疾病，以积极的心态配合治疗。对于重度以上患者，护士一方面迅速、熟练和有条不紊地救治患者，减轻患者躯体的痛苦，使患者有安全感，减轻焦虑；另一方面，评估患者心理需求，尽量满足患者需要，鼓励其倾诉和宣泄，使其心情变得平静，增加其舒适及幸福感；同时，介绍成功的病例，增强其自信心，使患者处于最佳的生理、心理状态，顺利接受治疗，促进患者早日康复。

重视并满足患者对家属的心理需要。急性放射性疾病患者忍受着精神和躯体的双重折磨，心理处于极其脆弱的状态，而家庭是充满爱和亲情的社会系统。向家属讲解家庭支持对患者康复的重要性，取得家属的支持和配合，通过家属的关心、支持与安慰，唤起患者对生活的热爱和治疗疾病的信心。

急性放射病的诊断治疗是一项很复杂的课题，在当前为了迎接核辐射事故及恐怖袭击的挑战，必须做好准备。参阅表1-7，全面了解急性放射病临床特征、治疗及预后。

表1-7 急性放射病临床特征、治疗及预后

分　型	骨髓型				肠　型	脑　型
剂量/Gy	1~轻度	2~中度	4~重度	6~极重度	10~	50~
初期症状	照后几小时或1d发生1~2次呕吐,持续<1d	照后1~2h后或2h多次呕吐,持续1~2d	照后1h后或2h内出现频繁呕吐,持续1~3d	照后1h内呕吐、腹泻,极度衰竭持续2~3d	照后立即或1h频发吐泻、血水便重和血水便	照后立即或1h内出现精神淡漠、共济失调和惊厥
假愈期持续周数	>4	2~4	1~2	<1或不明显	<1	无
照后1~2d淋巴细胞值/×10⁹/L	1.2	0.9	0.6	0.3	<0.3	<0.3
症状特点	症状少,分期不明显,体温<38℃(30d内)	典型分期,脱发,出血和口咽炎,体温38~39℃(30d内)	典型分期严重,出血,口咽炎,体温>39℃(20d内),柏油便腹泻	无明显分期,脱发,紫癜,口咽炎和腮腺肿大,体温>39℃(10d内),腹泻、柏油便	频繁腹泻(10~20次)血水便,电解质失调,腹膜炎,肠梗阻	抽搐、震颤和肌张力增强,共济失调和昏睡
极期　开始时间（照后/d）	>30或无	20~30	15~25	<10	3~6	立　即
血液学改变 1.白细胞最低值/×10⁹/L（照后/d）	>3.0	1.0~3.0（35~45d）	0.2~1.0（25~35d）	<0.2（<21d）	<0.2	<0.2
2.血小板/×10⁹/L	>50	10~50	<10	1或接近0		
3.红细胞/×10¹²/L	正常	轻度下降或<2.5	<2.5;重度贫血			
治　疗	心理、对症、观察	输血、抗生素	输血、抗生素	造血干细胞移植,输血小板	维持电解质平衡,造血干细胞移植	对症治疗
病程、预后	几周恢复,病程1~2个月	5~8周开始恢复,3~4个月基本恢复,亦可死于死亡性出血	3~4个月基本恢复,感染(1.5~2个月)	死于出血,感染30d	死于小肠结肠炎<15d	死于虚脱脑水肿<5d

第二节　外照射亚急性放射病

人体在较长时间内（数周至数月），连续或间断受到较大剂量的外照射引起的全身性疾病称为外照射亚急性放射病（subacute radiation sickness from external exposure）。

一、发病情况

1962年以来，国内外先后发生7起在数周或数月内遭受电离辐射较大剂量照射的病例，部分患者发生了亚急性放射病；其中，4起事故为放射源丢失，引起在较长时间内受照的家族性意外事故（表1-8）。

表1-8　7次亚急性放射病情况介绍

时间地点 / 年	事故原因	累积剂量 / Gy	受照时间 / d	受照例数	死亡例数	注　释
墨西哥，1962	1名儿童拾到120 GBq钴源，放在裤袋带回家中厨房内	10～52	24～106	5	4	亚急性放射病4例，均死亡
阿尔及利亚 Setif，1978	探伤用930 GBq ^{192}I γ 射线源在运输中失落，被2名儿童拾到带回家中	10～14	35	7	1	亚急性放射病4例，重度急性放射病1例（死亡），局部损伤2例
摩洛哥，1984	拾到1 TBq ^{192}I γ射线源，带回家中	0.5～7	15～45	26	8	
中国牡丹江，1985	3名儿童打开铅容器，取出320 GBq ^{137}Cs 射线源，卖给另一农民，存放家中	8～15	150	3	2	均患重度亚急性放射病，1例照后26个月死于骨髓增生异常综合征（MDS），1例照后9年死于急性白血病
俄罗斯，1995	意外受 ^{137}Cs 射线源48 GBq（1.3 Ci）照射5个月	7.9±1.3	150	1	1	1996年9月，照射诱发MDS；1997年4月24日患病毒性肝炎，当年4月27日死于肝昏迷
中国广州，2002	因他人陷害，受 ^{192}I γ 射线源照射，源强 $3.52×10^{12}$ Bq（约95 Ci）	1～3	70	1	0	患轻度亚急性放射病
中国哈尔滨，2005	1 TBq ^{192}I γ射线源误置家中，源强 $1.85×10^{10}$ Bq（约0.5 Ci）	0.66～2.2	90～120	2（多人）	1	1例患轻度亚急性放射病，1例患亚急性放射病介于轻度与重度之间

二、临床特点

（一）起病缓、病程长

外照射亚急性放射病起病缓，无明显临床分期，病程较长。照后数周至数月，逐渐发生头昏、乏力和食欲减退等症状。病程较长，多在1年以上。

（二）造血功能障碍及淋巴细胞畸变率增多

1.造血功能障碍

本病可继发再生障碍性贫血（aplastic anemia），出现血液学改变，发生全血细胞减少，出血和感染较轻。骨髓早期粒系细胞较先恢复，与急性照射后红系幼稚细胞较先恢复不同。

2.外周血淋巴细胞染色体畸变率明显增多

本病发生的淋巴细胞染色体畸变率增多，在畸变类型中，非稳定性染色体畸变（unstable chromosome aberration, Cu）和稳定性染色体畸变（stable chromosome aberration, Cs）均存在。表明此类患者既有近期受照所诱发的非稳定性染色体畸变，同时又有早期受照残存的稳定性染色体畸变（表1-9）。

表1-9　4例患者染色体畸变

病　例	分析细胞数	畸变细胞数	畸变细胞率 / %	Cu	Cs
1	500	173	34.6	117	56
2	500	144	28.8	66	78
3	500	124	24.8	65	59
4	100	9	9.0	6	3

（三）明显的微循环等变化

我国牡丹江市发生的一起事故中，3例患者均可见眼底血管渗出、出血；甲皱微循环管袢异常弯曲、细长、数量减少、局部扩张、丛状排列和乳头呈尖峰状。个别管袢可见红细胞聚集、血流缓慢。额部阻抗式容积波可见血管阻力加大或血管扩张。

本病严重者，可出现免疫功能及生殖功能低下，凝血机制障碍。

三、诊断与鉴别诊断

（一）诊断标准

本病的诊断标准包括：① 在较长时间（数周至数月）内连续或间断累积接受大于全身均匀剂量1 Gy的外照射；② 全血细胞减少及其有关症状；③ 淋巴细胞染色体畸变

中既有近期受照射诱发的非稳定性畸变，同时又有早期残存的稳定性畸变，二者均增高；④ 骨髓检查增生减低，如增生活跃须有巨核细胞明显减少及淋巴细胞增多；⑤ 能除外其他引起全血细胞减少的疾病，如阵发性睡眠性血红蛋白尿、骨髓增生异常综合征中的难治性贫血、急性造血功能停滞、骨髓纤维化、急性白血病和恶性组织细胞病等；⑥ 一般抗贫血药物治疗无效；⑦ 可伴有下列检查的异常：微循环障碍、免疫功能低下、凝血机制障碍和生殖功能低下。

（二）分度标准

1. 轻　度

（1）发病缓慢。贫血、感染和出血较轻。血象下降较慢，骨髓有一定程度损伤。

（2）血象：血红蛋白：男 < 120 g/L，女 < 100 g/L；白细胞计数 < 3.5 × 10^9/L；血小板计数 < 80 × 10^9/L。早期可能仅出现其中1～2项异常。

（3）骨髓象：骨髓粒系、红系和巨核系中2系或3系减少。至少有1个部位增生不良、巨核细胞明显减少。

（4）脱离射线，充分治疗后，可望恢复。

2. 重　度

（1）发病较急，贫血进行性加剧，常伴感染、出血。

（2）血象：血红蛋白 < 80 g/L，网织红细胞 < 0.5%，白细胞数 < 1.0 × 10^9/L，中性粒细胞绝对值 < 0.5 × 10^9/L，血小板数 < 20 × 10^9/L。

（3）骨髓象：多部位增生减低，粒系、红系和巨核系的3系造血细胞明显减少，如增生活跃须有淋巴细胞增多。

（4）脱离射线，充分治疗后恢复缓慢，或不能阻止病情恶化，有转化为骨髓增生异常综合征或白血病的可能，预后差。

（三）鉴别诊断

1. 与急性和慢性放射病区别

本病受照剂量率相对低于急性放射病而又高于慢性放射病，其临床表现既不同于外照射急性放射病，也不同于外照射慢性放射病（表1-10）。

2. 与原发性再生障碍性贫血区别

亚急性放射病有明确的致病因素，存在明显的染色体畸变、微循环障碍和免疫及生殖功能异常。

表1-10　三种外照射放射病的区别

类　型	急　性	亚急性	慢　性
受照射时间	1 次或数日内	数周至数月	数　年
剂量率	较　大	较　小	小
累积剂量	> 1.0 Gy	> 1.0 Gy	> 1.5 Sv
起病方式	1 d，数日内	数周、数月	数　年
初期反应	有，不明显或无	无	
临床分期	有，少数轻度及极重度以上不明显	无	无
主要临床表现	初期恶心、呕吐和腹泻，极期发烧、感染、出血、腹泻、水电解质紊乱和衰竭	头晕、乏力和出血等全血细胞减少相应症状	无力型神经衰弱综合征及血细胞减少相应症状
染色体畸变	双着丝粒＋环增多	Cu＋Cs 增多	总畸变率增多
治　疗	抗感染，抗出血，纠正水电解质紊乱，刺激造血	刺激造血	调节神经、对症治疗和刺激造血
预　后	重度以下可恢复	不易全恢复	症状较顽固

四、治疗原则

本病的治疗原则包括：① 脱离射线接触，禁用一切不利于造血功能药物；② 保护并促进造血功能的恢复，应用男性激素或蛋白同化激素与改善微循环功能的药物，如654-2等；③ 纠正贫血，补充各种血液有形成分以防治造血功能障碍所引起的并发症；④ 增强机体抵抗力，肌注丙种球蛋白或免疫增强剂；⑤ 白细胞数 < 1.0 × 10^9/L时，实行保护性隔离；⑥ 给予其他抗感染、抗出血治疗；⑦ 注意休息、加强营养，注意心理治疗。

附　录　核事故应急医学处理药箱简介

一、用途、结构与功能

该药箱集我国40多年的研究经验，根据核爆炸、核事故的致伤特点及受照人员早期应急救治的需要，由11种防治急性放射病的有效药物组装而成，包括急性放射病预防药及急性放射病早期救治需要的治疗药、主要放射性核素阻吸收和加速体内排泄的药物以及早期对症治疗等药物，主要用于核战争、核电厂、核燃料回收工厂、军用核设施辐射事故时应急医学处理和辐射损伤患者的早期救治。为了便于现场救治的实际需要，将上述药物装备成"核事故应急医学处理药箱"，每箱内药物可供10人使用。该药箱现已装备到相关医疗单位。

二、主要药物及其使用方法

（一）"500"

1. 作用及用途

"500"可促进受照后骨髓造血干/祖细胞的增殖和分化，促进粒细胞的释放，是一种不良反应小、有效时间长、照前预防和照后早期治疗都有较好的抗放效价及有效剂量小的防治急性放射病药物。动物实验结果表明，在照射前6 d至照后1 d内肌肉注射本药，能提高存活率，减轻急性放射病的临床症状，减低照后白细胞数的下降程度，其中以照前36 h预防给药效果最好。与抗生素伍用能提高放射复合伤的治疗效果。肿瘤患者应用后，能减低白细胞数下降程度。对体外照射血液所引起的淋巴细胞染色体损伤有一定保护作用。

2. 用法与用量、剂型与规格

"500"用于预防急性放射病时，可于患者受照前10 d内1次肌肉注射10 mg，以照前6 d内给药效果较好。治疗急性放射病时，可于照后1 d内尽早肌肉注射10 mg。照前和照后结合使用（均只用1次），或与其他急性放射病防治药物伍用，可提高治疗效果。剂型与规格：混悬油针剂，10 mg/mL，10支/盒。

3. 注意事项

① 使用前必须充分摇匀；② 用药后可能出现暂时性乳房肿胀或硬结，月经失调，不经治疗可消失；③ 妇科肿瘤、再生障碍性贫血、肝病及未成年患者禁用；④ 总用量不宜超过20 mg。

（二）"523"片

1. 作用及用途

"523"片是一种口服、长效、不良反应较小、照前预防和照后早期治疗均有效的辐射损伤防治药物。其作用为提高白细胞数量，改善微循环，促进造血功能的恢复，减少白细胞下降程度。动物实验证明，在受LD_{90}致死量γ射线照射前2 d至照后1 d内口服本品，能明显提高动物存活率，减轻急性放射病的临床症状，改善造血功能。"523"主要用于核事故急性放射病的预防和早期治疗及肿瘤放疗或化疗所致的白细胞减少症的治疗。

2. 用法与用量、剂型与规格

预防急性放射病时，可于照前2 d至照前即刻1次口服"523" 30 mg；治疗急性放射病时可于照后1 d内尽早口服本药30 mg；照前预防和照后治疗结合，可于照前2 d至照后即刻口服本药20 mg，照后1 d内再服本药10 mg。剂型与规格：片剂，5 mg/片，1 mg/片。

3. 注意事项

① 本品口服后消除较缓慢，多次给药时血药浓度可能蓄积增高，不良反应增大，因此，1次30 mg，每月不宜超过2次；② 用药剂量较大时可能出现暂时性乳房胀痛、硬结和月经失调；③ 女性生殖系统肿瘤、乳腺癌及肝病患者慎用；④ 儿童和再生障碍性贫血患者禁用；⑤ 避光保存。

（三）"408"片

1. 作用与用途

"408"有转移自由基的作用，因而可减轻自由基对生物大分子的损伤；抑制包括造血细胞在内的生理更新率高的细胞增殖，降低细胞的代谢，从而降低细胞的辐射敏感性，增强断裂染色体自发再接能力，促进部分受损细胞的恢复；使受照射的骨髓细胞加速成熟和释放，提高外周血白细胞水平，从而有利于受照机体度过急性放射病极期；改善微循环，增加血流量，改善造血组织的能量供应和代谢，从而有利于造血组织的恢复再生。"408"主要用于急性放射病的治疗。

2. 用法与用量、剂型与规格

照后早期用药，每次口服300 mg，每隔2～3 d口服1次，用药次数以3～5次为宜。剂型与规格：糖衣片，100 mg/片。

3. 注意事项

本药不良反应主要表现为口干、轻度胃纳不佳和胃部不适。个别服药患者有轻度恶心，对心、肝和肾功能均无明显影响。

（四）碘化钾片

1. 作用与用途

碘化钾中稳定性碘可在体内阻止放射性碘进入甲状腺内，在甲状腺内饱和并封闭甲状腺，抑制甲状腺进一步摄取腺体外的放射性碘，从而减少放射性碘在甲状腺内蓄积量，降低甲状腺的受照剂量。碘化钾对于早期放射性落下灰中放射性碘在甲状腺内沉积具有明显的防护效果，一般可减少甲状腺内放射性活度的85%以上。

2. 用法与用量、剂型与规格

在可能受到放射性碘内污染前或内污染后应及时口服碘化钾100 mg（1片），最迟不应超过摄入落下灰后4 h。在持续摄入早期放射性落下灰的条件下，可采用下列其中之一服药方案：100 mg/次，1次/d；100 mg/次，2次/d；200 mg/次，1次/d；200 mg/次，1次/2 d。儿童1次口服剂量为10～50 mg。剂型与规格：片剂，100 mg/片。

3. 注意事项

① 如十分必要，可重复服用碘化钾片，但不宜超过10次，总量不宜大于1 g；② 缺乏碘化钾片时，可应用含碘的代用品，如含碘片等，相当于100 mg碘化钾即可；③ 碘化钾对于物理半衰期不同的放射性碘核素的防护效率不同，半衰期较长者防护效率高，

反之则低；在摄入放射性碘后服用碘化钾越早，其防护效果越好，如摄入放射性碘后立即服用碘化钾，甲状腺内放射性活度可减少87%～96%，摄入放射性碘后4 h再服用碘化钾，防护效率则不到50%；④ 无明显不良反应，但对碘制剂过敏的人员不宜使用，对于孕妇不宜长期大剂量服用，婴儿忌用；⑤ 密封、避光和防潮保存。

（五）裂叶马尾藻——褐藻酸钠

1. 作用与用途

褐藻酸钠在胃肠道内基本不吸收，与摄入的放射性锶作用后，可形成褐藻酸锶盐随粪便排出。除锶外，在体外实验还证明，褐藻酸钠与钡、镭形成稳定的化合物，其结合能力随原子半径增大而增强。褐藻酸钠主要用于意外地大量摄入放射性锶、钡和镭核素时，或在放射性锶等核素严重污染的环境内停留或工作时服用。

2. 用法与用量、剂型与规格

本药口服。经口摄入放射性锶者，应立即服用褐藻酸钠10 g（可配成2%褐藻酸钠糖浆500 mL一次服下），摄入放射性锶超过4 h后再服用褐藻酸钠其效果不明显。意外摄入放射性锶等核素后，可采取分次服药的方法，1次/2～3 h，2～3 g/次，每日总量不超过12 g，连续用3～5 d。在连续摄入放射性核素的情况下，可考虑食用3%褐藻酸钠的饼干或面包，按上述方法分次食用，用药总量不超过12 g，连续用药7 d。剂型与规格：粉剂，10 g/瓶。

3. 注意事项

① 本药按上述服用方法无毒副作用；② 有习惯性便秘者慎用；③ 有活动性消化道溃疡或出血者禁用；④ 服药期间少食富锶的食物，如用茶、核桃和海产品等前辅以多渣食物。

（六）普鲁士蓝

1. 作用与用途

普鲁士蓝即亚铁氰化铁，口服后肠道不吸收，在肠道内能选择性地与摄入的或由肠道腺体再分泌的铯相结合，形成稳定的亚铁氰化铁盐，由粪便排出。普鲁士蓝主要用于意外地摄入、吸入大量放射性铯时或较长期居住或工作于放射性铯明显污染的环境时。

2. 用法与用量、剂型与规格

口服，1 g/次，3次/d，连续5 d为1疗程，停用1周后再用第2疗程；若条件允许，可将上述总剂量（15 g）分成9次或10次服用。剂型与规格：片剂，0.33 g/片。胶囊，0.33 g/粒。

3. 注意事项

① 本药按上述服用方法无不良反应；② 有习惯性便秘者慎用；③ 有活动性消化道溃疡或出血者禁用。

（七）喷替酸钙钠

1. 作用与用途

喷替酸钙钠是一种络合剂，在体内能选择性地与体内沉积的放射性核素，如^{140}La、^{144}Ce等放射性镧系和^{238}U、^{239}Pu等锕系放射性金属离子结合，形成稳定的可溶性的络合物，很快经肾脏排出体外，从而减少体内放射性核素的沉积量。喷替酸钙钠对多种放射性核素均有显著的促排效果，其促排效果因核素的种类、用药时间及用药途径及剂量不同而异。喷替酸钙钠的给予时间对促排效果的影响很大。人体静注^{143}Pm后30 min静注喷替酸钙钠1 g，^{143}Pm的排出率为注入量的90%，1 d后用药其排出率为25%，80 d后用药其排出率仅为入量的5%。吸入喷替酸钙钠能明显减少经肺吸入钚的沉积量和注入钚在体内的沉积量，但静脉注射喷替酸钙钠只能减少非吸入途径所致体内钚污染，而不能减少吸入钚在肺内的沉积量。口服喷替酸钙钠尿铅排出量增高，但比注射给药的促排效果差。肌注或吸入喷替酸钙钠后很快经肾脏排出。

2. 用法与用量、剂型与规格

当空气中前述放射性核素浓度明显增高，有可能吸入核素超过年摄入限值时，人员进入这些场所前4 h应预防注射或吸入喷替酸钙钠。确知或怀疑到前述放射性核素内污染时，用药越早促排效果越好。肌注喷替酸钙钠0.5 g，1次/d，连续3～5 d。吸入给药时剂量为120 mg/d，连续7～10 d，必要时可重复数个疗程。剂型与规格：10%注射剂，5 mL/支。25%注射剂，2 mL/支。

3. 注意事项

① 患呼吸道或咽喉部炎症患者禁用吸入给药；② 孕妇、严重肾病患者禁用。

（八）氢氯噻嗪

1. 作用与用途

氢氯噻嗪主要抑制肾髓袢升支皮质部对钠和氢的再吸收，从而促进肾脏对氯化钠的排泄而产生利尿作用，故可加速进入机体内的^{3}H、^{24}Na等全身性分布的放射性核素的排出。动物实验结果表明，给大鼠应用氢氯噻嗪和2%茶水后，观察到尿中^{3}H排出量增加9倍。口服后1 h出现作用，约2 h达峰值，维持12～18 h。

2. 用法与用量、剂型与规格

口服，1片/次，2次/d。剂型与规格：片剂，25 mg/片。

3. 注意事项

① 使用本品宜注意电解质的变化并及时处理；② 突然停药可能引起钠、氯及水的潴留；③ 少数病例服药后可能产生胃肠道反应，如恶心、呕吐、腹泻和腹胀等；④ 对于肝肾功能减退者和痛风、糖尿病患者慎用。

（九）安　定

1. 作用与用途

安定为抗焦虑药，主要应用于患者受照后早期出现烦躁不安或失眠时。

2. 用法与用量、剂型与规格

口服或肌肉注射安定，必要时5～10 mg/次。剂型与规格：片剂，2.5 mg/片。注射剂，10 mg/支。

3. 注意事项

① 本品有嗜睡、便秘等不良反应；② 大剂量应用时可发生共济失调、尿闭、乏力、头痛和粒细胞减少；③ 易产生耐受和成瘾；④ 对于肝、肾功能减退者及老年人慎用。

（十）舒必利

1. 作用与用途

本品可抑制大脑呕吐中枢，主要用于照射后早期呕吐的防治。

2. 用法与用量、剂型与规格

口服，照后3 d内，30 mg/次，2～3次/d。剂型与规格：片剂，30 mg/片。

（十一）复方丹参片

1. 作用与用途

本品具有扩张冠脉、增加血流量、改善心脏功能、抑制凝血及促进组织修复的作用，主要用于照射后早期改善微循环。

2. 用法与用量、剂型与规格

照后3 d内，3片/次，2～3次/d。剂型与规格：片剂，270 mg/片。

（刘丽波　龚守良）

主要参考文献

[1] 吴德昌, 主编. 放射医学[M]. 北京: 军事医学科学出版社, 2002:109-124, 156-185.

[2] 中华人民共和国国家卫生和计划生育委员会. 中华人民共和国国家职业卫生标准 (GBZ 104—2017). 职业性外照射急性放射病诊断. 2017.10.27发布, 2018.5.1实施.

[3] 国家质量技术监督局. 中华人民共和国国家标准 (GB/T 18199—2000). 外照射事故受照人员的医学处理和治疗方案. 2000.9.30发布, 2001.3.1实施.

[4] 中华人民共和国卫生部. 中华人民共和国国家职业卫生标准 (GBZ/T 262—2014) 核和辐射突发事件心理救助导则. 2014.10.13发布, 2015.3.1实施.

[5] 胡云轩, 刘玉龙. 外照射急性放射病的特点与诊治研究现状[J]. 辐射防护通讯, 2019, 39(2):34-42.

[6] 王优优, 卞华慧, 陈炜博, 等. 外照射急性、亚急性及慢性放射病的诊疗专家解析[J].

中国辐射卫生, 2020, 28(4):355-350.

[7] 张雷, 徐辉. 急性放射病诊断及治疗研究进展[J]. 临床军医杂志, 2020, 48(8):986-988.

[8] 中华人民共和国卫生部. 中华人民共和国国家职业卫生标准 (GBZ/T 217—2009). 外照射急性放射病护理规范. 2009.3.6发布, 2009.12.1实施.

[9] Gusev IA, Guskoba AK, Mettler FA. Medical management of radiation accidents[J]. Second Ed. CRC Press, 2001:33-49, 53-65.

[10] Hall EJ, Giaccia AJ. Radiobiology for the Radiologist[J]. Seventh Ed. Lippincott Williams & Wilkins, 2012.

[11] 金璀珍, 主编. 放射生物剂量估计[M]. 北京: 军事医学科学出版社, 2002:140-164.

[12] 毛秉智, 陈家佩, 主编. 急性放射病基础与临床[M]. 北京: 军事医学科学出版社, 2002:38-39, 299-300.

[13] 曹履先, 主编. 临床骨髓移植[M]. 北京: 军事医学科学出版社, 1999:1-36.

[14] 叶根耀. 核辐射事故的医学处理新进展[J]. 国外医学・放射医学核医学分册, 2003, 27(3):123-128.

[15] 叶根耀, 李昕权. 苏州急性辐射损伤诊断与治疗学术研讨会概况[J]. 中华放射医学与防护杂志, 2000, 20(4):300.

[16] 叶根耀. 国内外辐射事故的临床诊治新进展[J]. 中华放射医学与防护杂志, 2004, 24(1):81-84.

[17] 蒋铭敏, 楼铁柱, 毛秉智. 急性放射病早期临床分类诊断的一种新方法[J]. 国外医学・放射医学核医学分册, 2003, 27(6):278-280.

[18] 郭力生, 耿秀生, 主编. 核辐射事故医学应急[M]. 北京: 原子能出版社, 2004:264-315.

[19] 克晓燕, 贾廷珍, 王继军, 等. 医源性急性放射病的临床探讨[J]. 中华放射医学与防护杂志, 2006, 26(1):15-19.

[20] 刘惠芳, 辛旺堂, 梁健君, 等. "4.11"钴源超剂量照射事故医学救治报道[J]. 中国辐射卫生, 2012, 21(1):69-70.

[21] 李艳波, 李进. 邢志伟. 等. 造血干细胞移植与SDF-1在急性放射病治疗中的研究进展[J]. 医学综述, 2012, 18(3):348-350.

[22] Donnelly EH, Nemhauser JB, Smith JM, et al. Acute radiation syndrome: assessment and management[J]. South Med J. 2010, 103(6):541-546.

[23] Reeves G. Overview of use of G-CSF and GM-CSF in the treatment of acute radiation injury[J]. Health Phys, 2014, 106(6):699-703.

[24] 乔建辉, 邹跃, 乔均晓, 等. 亚急性放射病2例临床报告[J]. 中华放射医学与防护杂志, 2007, 27(5):486-488.

第二章 小剂量外照射生物效应及外照射 慢性放射病

第一节 小剂量外照射生物效应

在人类辐射效应研究中，通常将1.0 Gy的受照剂量看作为小剂量照射（low dose radiation）的上限，用以区别产生急性效应的大剂量照射。

自20世纪80年代初开始，经常使用"过量照射"（over radiation）一词，国家标准（核科学技术术语辐射防护与辐射源安全GB/T 4960.5—1996）给出这样定义："应急或事故照射情况下，所受剂量超过年有效剂量限值的照射；还可以按全身均匀照射100 mSv为界划分轻度过量照射与明显过量照射。"

从前述内容可以看出，过量照射和小剂量照射均指超过剂量限值的照射，指的是同一段受照剂量区域，但没有具体数值规定。其区别是，过量照射是以超过剂量限值，即从下限起步的；而小剂量照射是从上限加以限定的，即把不至于引起急性放射病的受照剂量（≤ 1.0 Gy）作为其上限值。

根据联合国原子辐射效应科学委员会（United Nations Scientific Committee the Effect of Atomic Radiation, UNSCEAR）1986年报告，低水平辐射系指低剂量、低剂量率的照射。就人群照射而言，低剂量辐射指0.2 Gy以内的低LET辐射或0.05 Gy以内的高LET辐射，低剂量率则指0.05 mGy/min以内的各种照射，符合上述条件称为低水平辐射（low level radiation）。但多数实验研究中，辐射剂量率超过0.05 mGy/min，只要剂量在0.2 Gy以内的低LET辐射均称为低剂量辐射（low dose radiation）。经过多年研究证实，低剂量辐射或低水平辐射均可诱导适应性反应或兴奋效应。

过量照射在具体应用中，因研究者的用意和统计的需要，可能做出不同数值的限定，如国际原子能机构（International Atomic Energy Agency, IAEA）汇总1945 – 1999年世界范围主要辐射事故时，就将过量照射具体定义为"外照射源对全身造血器官或其他主要器官的照射剂量大于0.25 Sv，对局部皮肤约6 Gy，其他组织或器官约0.75 Gy"。

中华人民共和国国家标准（GB 18871—2002）对职业性照射剂量限值规定，连续5年的年平均有效剂量为20 mSv，任何1年中的有效剂量为50 mSv。从上述资料看出，小剂量照射下限区域生物效应表现比较复杂，在0.2 Gy以内可能出现兴奋效应，对机体有益；超过0.25 Gy可能对造血器官或其他主要器官造成损伤。对小剂量研究还有许多问题不清楚，由于剂量小，效应反应轻微，个体差异比较大，剂量-效应关系不明显，尚待今后深入研究。小剂量照射包括事故照射、应急照射、职业照射、医疗照射、高本底辐射或因多次高空飞行而受到宇宙射线照射等。

一、急性照射效应

（一）临床症状

受照者当时或头几天出现症状，可持续数天。一般，在0.25 Gy以下照射，临床症状不明显；0.5 Gy以上少数受照者出现头晕、乏力、失眠、食欲减退、口渴及易出汗等。剂量再大时，可能出现恶心、呕吐。由于受照后精神等因素的干预，因此，在分析判断早期临床症状时，必须结合照射剂量和实验室检查综合判定。

（二）血液学改变

我国电离辐射小剂量效应研究组1992年报告了77例小剂量急性受照人员10～21年的观察结果。外照射组56例，受照剂量为10～46.8 cGy；^{137}Cs内照射组21例，受照剂量为10～32.9 cGy，并设79人为对照组。全部为男性。照后3个月内检查表明，照射剂量＜10 cGy者，血象基本正常；10～24 cGy受照者，1～5周白细胞总数及淋巴细胞绝对数照后先略低后升高，12周后恢复正常；25～46.8 cGy受照者，白细胞总数及中性粒细胞平均值在正常平均水平之下波动；淋巴细胞绝对数比正常水平略低。在以后10～21年间，进行4次随访中，白细胞总数、淋巴细胞绝对数、血小板数和血红蛋白均在正常范围内波动。但照后12年，有22.2%患者嗜酸细胞增多。根据国内对小剂量外照射人员的医学观察，白细胞数和淋巴细胞绝对数是确定人体辐射损伤程度的一项指标，其中又以照后24 h发生的淋巴细胞减少最为重要。0～0.25 Gy吸收剂量照射，淋巴细胞数量变化不明显；0.25～1.0 Gy可表现为淋巴细胞术减少（表2-1）。

表2-1　小剂量急性外照射人员外周血象变化

剂量 / Gy	外周血象变化
＜0.1	白细胞有时一过性升高，但多数在正常范围内波动
0.1～0.2	白细胞数无明显变化，部分患者血细胞数、淋巴细胞绝对数和血小板暂时性轻度降低，约1～20 d恢复正常
～0.25	白细胞数、淋巴细胞数和血小板数略低于正常值，但白细胞数一般不低于 5.0×10^9/L
～0.5	白细胞数先升高后降低，但一般不低于 5.0×10^9/L，约照后2个月恢复至正常水平，淋巴细胞数的变化规律类似
～1.0	白细胞数明显降低，淋巴细胞数降低更明显，甚至可降到照前的50%，恢复缓慢

骨髓细胞检查，剂量＜0.25 Gy时骨髓检查无明显变化；0.5～1.0 Gy范围内呈线性关系，随剂量增多，有核细胞数减少。

（三）淋巴细胞染色体畸变和微核率的变化

淋巴细胞染色体畸变是一项很敏感的指标，当血液学检查无变化时，染色体畸变显示增多。例如，1例受到0.07 Gy照射，照后早期畸变率6%，高出正常值5倍。染色体畸变不仅在照后早期增高，而且在照后若干年仍增多并与剂量相关，一般在0.5～5.0 Gy范围内有明确的剂量-效应关系。

电离辐射主要诱发染色体型畸变（chromosome type aberration）。健康人染色体型畸变自发率很低，双着丝粒 + 环 < 0.03%，畸变细胞率和总畸变率几乎相等，平均为0.2%～0.3%左右。染色体型畸变率95%可信限范围为0～2.0%，若等于或高于2.5%应视为异常（表2-2）。各类染色体畸变率与年龄有显著相关性，与性别无显著差异。

表2-2　健康国人染色体畸变自发率均值

（单位：%）

作　者	n	分析细胞数	双 + 环	无着丝粒	稳定性畸变	畸变细胞	总畸变
陈德清等	99	19 800	0.02	0.30	0.005	0.32	0.33
王知权等	447	85 765	0.01	0.11	0.001	0.12	0.12
张秀珍等	156	29 246	0.01	0.21	—	0.22	0.22
白玉书等	480	96 000	0.03	0.13	0.004	0.15	0.16

根据我国电离辐射小剂量效应研究组的观察，急性小剂量照射后48 h双着丝粒 + 环、无着丝粒畸变及畸变细胞均非常显著地升高（$P < 0.01$），畸变细胞率与剂量高度相关（$P < 0.01$）；照后6年，双着丝粒 + 环接近对照组，但无着丝粒畸变与畸变细胞仍显著升高，与剂量相关性已不复存在（$P > 0.05$）；照后22～31年随访，无着丝粒畸变和畸变细胞与对照组比较差异仍非常显著（$P < 0.01$）。这与Awa等报告日本原爆幸存者观察的结果一致。该作者调查213例原爆幸存者，发现照后23～24年染色体畸变仍高于对照组。

总结小剂量急性照射染色体畸变有如下特点：① 除重视双着丝粒 + 环的改变外，更要注意无着丝粒畸变（包括无着丝粒断片、微小体和无着丝粒环，表2-3和2-4）；② 畸变细胞与总畸变几乎相等。

表2-3　不同剂量照射后人体各类染色体畸变比例

剂量 / Gy	照后时间	分析细胞数	总畸变		双 + 环		无着丝粒畸变		其他畸变	
			n	%	n	%	n	%	n	%
5	90 min	150	477	100	269	56.4	205	43.0	3	0.6
0.16	48 h	6 400	133	100	22	16.5	105	79.0	6	4.5
0.17	4～15 年	8 866	62	100	18	29.0	41	66.1	3	4.8

表2-4 小剂量照射后不同时期双＋环伴随断片情况

剂量 / Gy	照后时间	分析细胞数	双＋环	伴随断片		不伴随断片	
				n	%	n	%
0.16	48 h	6 400	22	20	90.9	2	9.1
0.17	4 ～ 15 年	8 866	18	4	2.2	14	77.8

正常情况下，微核（micronucleus）细胞率与微核率基本相同，不同方法的正常值不同。直接法微核率正常均值0.1‰ ～ 0.3‰，范围0 ～ 1.0‰，达到1.5‰或以上可视为异常。常规培养法正常值各研究者报告不一。CB法正常均值为10‰ ～ 20‰，上限为30‰。小剂量（0.1 ～ 0.47 Gy）照射人员淋巴细胞微核率明显高于对照组，但微核与照射剂量间无相关性。亦有报道，0.25 ～ 1.0 Gy剂量范围内淋巴细胞微核与剂量间呈线性相关，认为可作为一项简易的生物剂量参考指标。

（四）生殖器官变化

参阅本书放射性性腺疾病有关内容。

二、慢性照射效应

（一）临床症状

由于接受低剂量率长期照射，机体对射线作用可出现一定的代偿性反应，并对造成的损伤有修复能力。因此，只有剂量较高的慢性照射，累积剂量达到一定程度，机体失去代偿、修复能力时才出现慢性损伤。临床症状多出现在接触射线几个月甚至几年，表现为疲乏无力、头晕、睡眠障碍、记忆力减退、食欲减退和性功能障碍等症状。1982年，全国医用X射线工作者剂量与效应关系研究协作组对2 484名累积剂量均值为45 mGy的医用诊断X射线工作者的调查结果显示，临床症状与对照组比较，疲乏无力、记忆力减退、睡眠障碍、脱发、心悸和齿龈出血等症状发生率均有非常显著性增高。

（二）血液学变化

患者受到慢性小剂量照射后，血液学变化不明显，大多数在正常范围内波动；当剂量率及累积剂量较大时可出现白细胞减少，少数患者白细胞增多。国际放射防护委员会（International Commission on Radiological Protection, ICRP）41号出版物（1984）提出，电离辐射非随机性效应的阈值取决于剂量率，每年0.4 Sv引起造血抑制，每年2.0 Sv引起致命性骨髓再生不良。1982年，对全国2 869名医用诊断X射线工作者的调查结果显示，白细胞总数、中性粒细胞和淋巴细胞绝对数及血小板数等项指标与对照组比较均有统计学意义的减少；单核细胞、嗜酸和嗜碱性粒细胞的相对值高于对照组。而且，外周血细胞数变化与累积剂量、年剂量及放射工龄均有相关关系，但仍在正常范围内。在我国核工业系统接触小剂量射线外照射的23例中，累积剂量当量1.0 Sv以上，受照后短期内白细胞数下降者6例，一过性升高者2例，其余均在正常范围内波动，血小板数较就业前降低。刘涵笑等对某省5所医院的156名介入放射工作人员的调查结果显示，白细胞异常检出率和血红蛋白异常检出率均高于对照组，不同工龄组白细胞异常检出率随工龄的增加逐渐升高。

（三）淋巴细胞染色体畸变与微核率变化

慢性放射损伤为较长时间分次的小剂量低剂量率照射，常诱发染色体的一击畸变，无着粒断片是唯一的一击畸变，每个细胞多含1个畸变，很少见含2个或2个以上畸变的细胞，故慢性放射损伤时染色体畸变的特点是以无着丝粒断片为主，畸变细胞和总畸变几乎相等。慢性照射由于淋巴细胞受照后时间较久，大部分细胞至少经过一次有丝分裂，导致伴随性断片丢失，使双着丝粒体多无伴随性断片。而有些淋巴细胞寿命较长，数年不分裂一次，远期仍可见到非稳定性畸变。小剂量慢性照射染色体畸变特点与小剂量急性照射远期染色体变化相似。

那向杰等对363名从事介入放射学的工作人员调查结果显示，介入放射组淋巴胞染色体总畸变率（0.11% ± 0.373%）显著高于对照组（0.02% ± 0.126%）；无着丝粒体率（0.04% ± 0.199%）和双着丝粒体率（0.06% ± 0.234%），也明显高于对照组（0.01% ± 0.107%、0.00% ± 0.068%）。

因照射条件复杂多变、照射剂量小、畸变细胞少和受检细胞要求较多，在实际工作中常达不到统计学要求；另外，受照个体由于畸变细胞丢失和机体的修复机制常常使染色体畸变率不能表示出受照剂量的大小。因此，主张采用G-显带法检查稳定性染色体畸变（stable chromosome aberration，Cs），可明显提高畸变细胞检出率。对职业性过量受照人员，以G-显带法分析染色体畸变率，其结果参见表2-5。

表2-5　职业性放射工作者G-显带法测定染色体畸变

累积剂量分组 / Gy	分析细胞（n）	畸变细胞发生率 /%（n）		
		非稳定性畸变	稳定性畸变	总畸变
< 0.5	513	0.19（1）	0.39（2）	0.58（3）
0.5～1.0	688	1.30（9）	1.60（11）	2.91（20）
> 1.0	200	1.50（3）	6.00（12）	7.50（15）

稳定性染色体畸变随累积剂量增加而增加；非稳定性畸变也随剂量增加而增加，但不如前者明显。

荧光原位杂交（fluorescence in situ hybridization, FISH）技术特别适用于易位、微小缺失和插入等染色体畸变分析，对慢性照射的早先剂量估算较为准确和方便。

淋巴细胞微核率分析比较简单、易掌握，更适于较大人群剂量估算，可作为慢性放射损伤综合诊断中一项辅助染色体检查的参考指标。

我国医用X射线诊断工作者淋巴细胞微核（直接法）与剂量关系的研究结果表明，放射组（1 387例）累积剂量，男组平均55.7 mSv，女组平均48.2 mSv，微核率比对照组（899例）有显著意义的增加，并与累积剂量、放射工龄及年剂量相关。

但亦有人报告，用培养法分析25例小剂量外照射人员的淋巴细胞微核率与累积剂量、年剂量无关，而与区间年剂量相关（$P < 0.05$，表2-6）。

表2-6　受照剂量与微核率关系

组　　别	n	微核率 / ‰	r 值	P 值
累积剂量 / Gy				
0.79 ~	9	3.21		
1.0 ~	12	5.01	0.438	> 0.05
1.3 ~	4	2.25		
平均年剂量 / Gy				
0.019 8	4	2.67		
0.03 ~	15	3.72	0.874	> 0.05
0.05 ~	6	4.00		
区间年剂量 / Gy				
< 0.05	5	2.67		
0.05 ~	8	3.13		
0.07 ~	3	4.00	0.982	< 0.05
0.09 ~	9	4.56		

注：将每个人工作量较大、防护条件较差及剂量率连续超过国家标准（年剂量限值50 mGy）的这段时间称为区间受照时间，在此区间所受照射剂量称为区间剂量，在这区间年平均剂量为区间年剂量

（四）晶状体的变化

国内报道，长期从事介入放射工作的人员眼晶状体混浊率较对照组增高，放射工龄较长者尤为显著。具体内容参阅本书"放射性白内障"部分。

第二节　受照人员的医学观察

受照人员的医学观察包括从事放射性工作人员的医学检查和过量受照人员的医学检查。

一、放射性工作人员的医学检查

每一位放射工作人员必须进行上岗前职业健康检查、在岗期间定期医学检查、离岗时职业健康检查和应急照射或事故照射的健康检查。

（一）上岗前职业健康检查

上岗前职业健康检查是全部医学检查的基础资料，可为就业后定期或意外事故等检查作为对比和参考，符合放射工作人员健康要求的，方可参加相应的放射工作。

1. 放射工作人员的健康要求

在正常、异常和紧急情况下，都能准确无误地、安全地履行其职责的健康条件。神志清晰，精神状态良好，无认知功能障碍，语言表达和书写能力未见异常；内科、外科和皮肤科检查未见明显异常，不影响正常工作；裸眼视力或矫正视力不应低于4.9，无红绿色盲；耳语或秒表测试无听力障碍；甲状腺功能未见明显异常；外周血淋巴细胞染色体畸变率和微核率在正常参考值范围内；造血功能未见明显异常，参考血细胞分析（静脉血仪器检测）结果，白细胞数和血小板数不低于参考区间下限值（表2-7）。

表2-7 放射工作人员血细胞分析参考区间

性 别	血红蛋白 / g/L	红细胞数 / $\times 10^{12}$/L	白细胞数 / $\times 10^{9}$/L	血小板数 / $\times 10^{9}$/L
男	120～175	4.0～5.8	4.0～9.5	100～350
女	110～150	3.5～5.1	4.0～9.5	100～350

注：高原地区应参照当地参考区间

2. 放射工作人员健康的特殊要求

（1）核动力厂操纵人员的特殊要求：在日常状态和紧急情况下，核动力厂操纵人员的体质与体能应能够保证安全地履行其职责；无妨碍设施安全运行的重大身体及心理缺陷，尤其是在应急状态下具有良好的心、肺功能，保证具有持续性履行其职责的能力。不存在因佩戴矫正装置而限制个人活动或妨碍穿戴防护用品和设备等影响安全操作的情况。不存在任何可能导致思维、语言和运动功能突然丧失的健康问题。感知能力未见异常，并能进行快速而有效的沟通。情绪稳定或具有自我控制情绪的能力，在正常、异常或紧急情况下能正常地履行工作职责。嗅觉正常；听觉纯音听力电测听平均阈值 $\leq$ 30 dB；任一裸眼视力 $\geq$ 4.7且矫正视力 $\geq$ 5.0，周围视野 $\geq$ 120°或更大，有正常的立体视觉和色觉；通过触摸能分辨各种形状的控制按钮和手柄等。

（2）放射性厂矿和内照射的放射工作人员的特殊要求：胸部X射线照片和心肺功能正常，电测听功能正常；肝肾功能正常；痰中细胞检查和尿中放射性核素检查正常。

放射工作单位不得安排未经上岗前职业健康检查或者不符合放射工作人员健康要

求的人员从事放射工作。

上岗前职业健康检查应评价工作人员的健康状况和对预期从事工作的适任性，还应确定哪些工作人员需要在工作过程中采取特别防护措施。应系统、仔细及准确地询问职业史和进行医学检查并详细记录，以便为上岗后定期健康检查或者事故健康检查提供基础信息。

3. 上岗前职业健康检查项目

上岗前职业健康检查项目包括必检项目和选检项目，检测项目如下。

（1）必检项目：医学史、职业史调查；内科、外科和皮肤科常规检查；眼科检查（色觉、视力、晶体裂隙灯检查、玻璃体和眼底）；血常规和白细胞分类；尿常规；肝功能；肾功能；外周血淋巴细胞染色体畸变分析；胸部X射线摄影（在留取细胞遗传学检查所需血样后）；心电图；腹部B超。

（2）选检项目：耳鼻喉科、视野（核电厂放射工作人员）；心理测试（如核电厂操纵员和高级操纵员等对心理素质有较高要求的岗位人员）；甲状腺功能；肺功能（放射性矿山工作人员，接受内照射、需要穿戴呼吸防护装置的人员）。需要时，可根据要求增加选检或其他检测项目。

4. 适任性评价

依据上岗前职业健康检查结果，由主检医师对受检者提出下列之一的适任性意见。

（1）可从事放射工作。

（2）在一定限制条件下可从事放射工作（例如，不可从事需要采取呼吸防护措施的放射工作，不可从事涉及非密封源操作的放射工作）。

（3）不宜从事放射工作。

（二）在岗期间职业健康检查

在岗期间职业健康检查的目的是判断放射工作人员对其工作的适应性和发现就业后可能出现的某些辐射效应和其他疾病。

1. 放射工作人员在岗期间职业健康检查的周期

放射工作人员在岗期间职业健康检查周期1～2年，但不得超过2年。核电厂操纵员在岗期间职业健康检查每年1次。必要时，可适当增加检查次数。

2. 在岗期间定期职业健康检查项目

（1）必检项目：同上岗前检查，区别在于将外周血淋巴细胞染色体畸变分析、心电图和腹部B超作为选检项目；增加外周血淋巴细胞微核试验为必检项目。

（2）选检项目：甲状腺功能；血清睾酮；痰细胞学检查或肺功能检查（放射性矿山工作人员、接受内照射和需要穿戴呼吸防护装置的人员）；使用全身计数器进行体内放射性核素滞留量的检测（从事非密封源操作的人员）。

从事放射工作后的情况，应记录：① 从事放射工作的工种、起始时间、操作方式和工作量；② 对放射工作的适任情况；③ 从事放射工作后，患过何种疾病及治疗、转归情况；④ 有无受到医疗照射、过量照射、应急照射和事故照射等情况；⑤ 上岗后至本次检查期间的累积受照剂量。

根据放射工作人员的职业史、医学史、症状及体征、放射工作类型、方式及靶器官的不同，在岗期间定期职业健康检查时应适当增加有针对性的检查项目。例如，疑有内污染可能，可根据放射性核素的理化性质和代谢特点进行相关的器官功能检查和核素测定；对于长期吸烟而且在粉尘和（或）放射性气体、微粒暴露环境作业的放射工作人员可增加胸部X线摄影检测次数；对同时接触其他危险因素或超过相关限值的工作人员应安排特殊检查和评价。

3. 检测结果处理

放射工作人员在岗期间检查结果中如出现异常，可与上岗前进行对照、比较，以便判断放射工作人员对其工作的适任性，对需要复查和医学观察的放射工作人员，应及时予以安排，并指导放射工作人员采取适当的防护措施。

4. 适任性评价

依据在岗期间职业健康检查，由主检医师对受检者提出下列之一的适任性意见。

（1）可继续原放射工作。

（2）在一定限制条件下可从事放射工作（例如，不可从事需要采取呼吸防护措施的放射工作，不可从事涉及非密封源操作的放射工作）。

（3）暂时脱离放射工作。

（4）不宜继续原放射工作。

对于暂时脱离放射工作的人员，经复查符合放射工作人员健康要求，主检医师应提出可返回原放射工作岗位的建议。

（三）离岗时职业健康检查

放射工作人员脱离放射工作岗位时，放射工作单位应当及时安排其进行离岗时的职业健康检查，以评价其停止放射工作时的健康状况。

放射工作人员离岗时，职业健康检查项目中的必检项目同上岗前，选检项目根据职业受照的性质、类型和剂量等及受检者的健康损害状况选检。需要复查时，可根据复查要求增加相应的检查项目。

放射工作人员离岗时，职业健康检查结果中出现职业相关的异常，如白细胞数、血小板数低于正常参考区间，甲状腺功能2项及以上异常，或辐射敏感器官异常等情况，建议其到相关医疗机构进一步检查。检查结论可依据在离岗时职业健康检查，由主检医师对受检者提出下列之一的意见：① 可以离岗；② 转相关医疗机构进一步检查。

（四）应急照射或事故照射的健康检查

对受到应急照射或事故照射的放射工作人员，放射工作单位应当及时组织健康检查和必要的医学处理。

应急照射或事故照射的职业健康检查的基本项目，可根据受照和损伤的具体情况，参照相应的标准，选择必要的检查项目，估算受照剂量，实施适当的医学处理。

二、过量受照人员的医学检查

根据中华人民共和国国家职业卫生标准《过量照射人员医学检查与处理》（GBZ 215—2009）的要求，对小于1.0 Gy过量受照人员的医学检查，应包括早期医学检查（指受照后即刻、数日、数周或6个月内所进行的医学检查）和远期医学随访（指受照6个月以后或数年，甚至数十年后才出现的变化，包括对受照者本身及其后代所进行的检查）。

（一）早期医学检查

对全身受照剂量＞0.1 Gy的人员，应做管理方面的调查，要在当地医疗机构进行医学检查；对受照剂量＞0.2 Gy的人员，应做详细的医学检查和观察。

1. 照射史

照射史包括受照人员时间、地点、受照者所处体位、姿势与放射源距离、停留时间、放射源的种类和强度、受照方式及受照剂量和剂量率，有无复合伤、有无放射性核素污染以及有无屏蔽和防护措施等。

2. 病　史

受照人员的病史包括接触射线及其他理化毒物史；婚姻史、生育史和家族病史；子女健康情况。

3. 临床医学检查

注意观察受照后人员精神状态、皮肤红斑、恶心和呕吐等出现时间、持续时间及程度等；有无复合伤及其他自觉症状。临床各科检查包括内科、外科、神经精神、皮肤、眼（特别注意晶体）、耳鼻咽喉、口腔及妇产科等一般常规检查及必要的特殊检查。

4. 实验室检查

血液及骨髓检查包括血常规、血小板计数和异常血细胞等。特别注意，受照后人员1～2 d内外周血淋巴细胞及中性粒细胞计数及波动情况；必要时，做骨髓及精液检查，可增加免疫学、内分泌学、染色体畸变率和微核率等检查。

5. 中子受照者的检查

如有中子受照，应采集头发、痰、口和鼻拭子以及皮肤损伤、伤口污染物、血、尿和粪等样本，以供检查；并进行全身和器官剂量监测，包括物理和生物剂量测定。

6. 内照射者的检查

如受过量内照射人员，应增加X射线胸片、呼出气、痰细胞、肺功能、肝肾功能及体内（尿）放射性核素等检查。

（二）远期医学随访

1. 随机性效应

注意观察和发现受照人员各型急慢性白血病、甲状腺癌、乳癌、肺癌、多发性骨髓瘤及其他恶性肿瘤。受照人员有无流产、剖宫产、早产、死胎、畸胎、多胎、新生儿死亡和不育等。其子女有无先天性畸形、遗传性疾病、染色体异常和痴呆等。

2. 确定性效应

注意观察受照人员全身小剂量照射的生物效应和大剂量照射所致不同类型不同程度的放射病及局部组织器官受照所致的损伤，如骨髓、甲状腺、肺脏、眼晶体、皮肤和性腺损伤。

3. 检查其他有关项目

检查受照人员有无血细胞减少、骨髓增生障碍和各种血液病；精子数减少、活动度减低及畸形精子增多和生育能力减退等；宫内受照可发生致死性效应、发育障碍、畸形和智力低下等；一般，< 1.0 Gy过量照射不会发生放射性白内障。必要时，可做晶状体检查，观察晶体有无混浊、空泡等；注意有无皮肤、黏膜损伤及复合伤。

4. 远期效应检查的频度

患者受照后5年以内，每年检查1次；受照后5年，每2～3年检查1次。

第三节 外照射慢性放射病

慢性放射病（chronic radiation sickness, CRS）是指机体在较长时间内连续或间断受到超剂量限值的电离辐射作用，引起以造血系统损伤为主的全身性疾病，如由外照射所致的则称为外照射慢性放射病（chronic radiation sickness from external exposure）。

一、概　述

1937年，德国Hans Maier报道了欧美15个国家168例射线损伤者的损伤情况，其中因射线损伤致死者119例。后藤五郎报道了日本1954年7月1日以前由于职业性射线损伤而死亡者25例。虽然两者均未提出慢性放射病这一名词，但是慢性照射可致人体损伤甚至死亡是公认的。国际放射防护委员会（ICRP）和联合国原子辐射效应科学委员会（UNSCEAR）等早期文件都未提到慢性放射病一词，已将某些损伤划入确定性效应（非随机性）之中，如白内障、皮肤损伤和造血系统损伤；而另一些损伤，如皮肤癌变和白血病列入随机效应中。日本国家劳动部1976年颁发的《电离辐射导致疾病的判断标准》，慢性照射所致损伤只包括慢性放射性皮肤损伤和造血器官放射损伤（白血病和再生障碍性贫血除外）。欧美等国也把相似条件下射线导致的损伤归为确定性效应。苏联有关学者首先提出慢性放射病这一病名。我国有关慢性放射病的报道始于1963年，1980年制定慢性放射病国家诊断标准，以后陆续进行了几次修订。1990年，俄罗斯有关学者陆续公开苏联核企业早期过量受照人群发生数以千计的慢性放射病的资料，引起了国际上的关注。UNSCEAR在1994年的报告书中开始使用慢性放射病一词，日本放射线影响研究所（RERF）的学者也提到"俄罗斯学者在长期接触较高剂量的人员中看到一个新病种，即慢性放射性综合征"。自此，慢性放射病的存在已取得更多人的共识。

　　慢性放射病的报道源自苏联有关学者，其命名既反映了该病的致病因素和发病特点，又反映了慢性照射所致损伤已达到一定严重程度，即已出现了多系统综合征，构成了全身性疾病。慢性放射病既可区别于某些局部损伤，又与急性和亚急性放射病相对应，也符合疾病分类学命名的原则。

二、病　因

（一）职业性照射

　　1946年，苏联在距离莫斯科以东约1 450 km乌拉尔山的车里雅宾斯克，建立了制造第一颗原子弹钚分离工厂，即苏联Mayak联合企业（PA），包括反应堆厂（A厂）和放射化学分离厂（B厂）两部分。PA职工中发生了1 596例慢性放射病，工作期间的总剂量分别为2.64 Sv（A厂）和3.4 Sv（B厂），最大年剂量分别为1.27 Sv（A厂）和1.5 Sv（B厂）。

　　总结我国慢性放射病的发病情况，主要是20世纪50 - 60年代参加射线工作的人员，80年代后仅有个别病例报告，近80%是从事医用X射线诊断工作。

　　对国内29例慢性放射患者剂量估算值（表2-8）统计结果显示，引起慢性放射病的平均红骨髓吸收剂量为1.3 Gy，平均年剂量0.17 Gy。

表2-8　29例慢性放射患者剂量估算值

射线种类	n	胸部表皮累积剂量 /Gy		红骨髓吸收剂量 /Gy		平均年剂量 /Gy	
		均　值	范　围	均　值	范　围	均　值	范　围
X	25	3.5	3.0～4.0	1.2	1.1～1.4	0.10	0.06～0.14
γ	4	3.6	1.7～5.5	1.7	0.8～2.6	0.64	0.10～1.20
合　计	29	3.5	3.1～4.0	1.3	1.1～1.5	0.17	0.09～0.26

　　介入放射学是融放射诊断学和临床治疗学于一体的学科，特别是心脏导管介入术可能成为较高的受照来源，这种方法不仅包含X射线照相和荧光透视法，有时还需要X

射线影像照相术。在实施X射线影像照相术时，桌面的空气比释动能率可达到0.2~1 Gy/min。虽然一次检查的X射线影像照相时间可能仅需要30~40 s，但对工作人员的总体剂量可能是较高的。杨新芳等调查了10家医院的介入放射学工作者，介入工作者无防护时主要器官均接受较高剂量照射，超出国家标准限值的10余倍，年受照剂量范围为0.96~62 mSv/a；介入放射工作者的血象和免疫功能都出现异常。已经发现，有些介入放射工作人员，因多年超剂量照射，导致血常规值很低，再加上其他症状，被迫脱离了工作岗位。因此，从事介入放射工作的人员有发生慢性放射病的可能，需引起重视。

（二）事故性照射

Mayak联合企业在1949－1956年间约有11.1×10^{16} Bq（3 mCi）废物排入得恰河（Techa），使沿岸12.4万人受到γ射线外照射，以及从食物及水源而来的亲骨性核素^{90}Sr和^{137}Cs混合性慢性内外照射，确诊慢性放射病66例。红骨髓累积剂量约8%（2 000人以上）超过1.0 Gy，最高照射的村（Meltino）居民，平均有效剂量当量1.7 Sv，个别上限达5.0 Sv。由于事故性照射引起的慢性放射病，这是国际社会唯一的病例。

三、临床表现

（一）自觉症状

本病以无力型神经衰弱综合征为主要表现，多数患者有乏力、头昏、头痛、睡眠障碍、记忆力减退、食欲不振、易激动和心悸等症状。随着病情进展，可出现性功能障碍、出血倾向及脱发等症状。

（二）体　征

本病患者由于毛细血管脆性增加等原因引起齿龈出血、鼻出血、皮下瘀点和瘀斑等出血倾向。束臂试验多为阳性。患者皮肤干燥、脱屑粗糙、角化过度无弹性、指纹模糊及指甲改变。少数较重者，可见早老现象。少数患者，眼部晶体可见混浊点。患者心电图可见低电压、心动过缓等。

（三）实验室检查

1. 造血系统

患者造血系统改变是慢性放射病最常见的客观改变，外周血象的改变早于骨髓象，尤以白细胞变化为最早，可能与慢性放射病初期骨髓增生、分化功能正常以及骨髓贮存池释放障碍或边缘池分布增多有关。

本病患者白细胞总数的改变，有以下3型：① 白细胞数增高型：接触射线后，白细胞总数逐渐增多，直至高于正常值，维持数月至数年，此型少见；② 白细胞数波动型：接触射线后，先白细胞数增多以后逐渐减少，在正常范围内或在3.5×10^9/L上下波动；③ 白细胞数减少型：接触射线后逐渐减少，白细胞数持续低于正常范围以下。这3型血象变化可能并不独立存在，为血液学变化的不同阶段所致。

本病患者白细胞分类的主要改变是中性粒细胞比例减少，淋巴细胞数相对增多，嗜酸粒细胞数和单核细胞数亦可增多。此外，白细胞形态出现异常。血小板和红细胞早期无变化，晚期可见到血小板数减少和贫血。

患者骨髓检查早期无明显改变；稍晚出现粒细胞系统成熟障碍、增生不良；晚期粒细胞、红细胞及巨核细胞系统均再生低下。

2. 内分泌系统

患者内分泌系统早期临床化验检查无明显改变，稍晚期部分患者可出现甲状腺功能减低。其表现为促甲状腺激素（TSH）增高，T3和T4降低，吸碘率及基础代谢率降低。

3. 生殖系统

男性（雄性）患者可见精子数量减少、精子活动度减弱、死精子和畸形精子增多；女性（雌性）患者可见雌激素水平降低，卵巢功能减退。

4. 免疫系统

患者细胞及体液免疫功能均低下。

5. 细胞遗传学检查

淋巴细胞染色体畸变分析对慢性放射病具有辅助诊断价值。一般认为，染色体畸变率超过3%或双着丝粒 ≥ 1%；稳定性畸变 ≥ 1%；断片 ≥ 3%时，3项指标中有2项成立，即有诊断意义。微核率和微核细胞率对诊断亦有辅助诊断价值。

四、诊　断

慢性放射病的诊断是一项专业性、技术性较强的工作，本病的诊断由于目前缺乏特异性指标，必须根据超剂量照射史、个人剂量档案、受照累积剂量、临床表现和实验室检查，排除其他疾病才能诊断。慢性放射病可分Ⅰ度和Ⅱ度。

（一）诊断依据

1. 受照史和受照剂量

患者具有较长时间（一般 ≥ 5年）连续或间断受到较高年剂量的职业受照史，年剂量率 ≥ 0.25 Gy/a且全身累积剂量 ≥ 1.5 Gy。

2. 症状体征

患者接触射线以前体检合格，接触数年后出现明显的乏力、易疲劳、睡眠障碍和肌肉酸痛等神经衰弱症状或出血倾向。

3. 辅助检查

（1）血细胞分析：接触射线前血细胞检测结果在正常值范围，接触射线一定时间后，经多次动态检测显示白细胞数持续减少，以粒细胞的数量减少为主，可有血小板数减少。

（2）骨髓检查：骨髓增生活跃或增生低下。骨髓改变主要包括髓系细胞成熟的延迟，有时伴有网状细胞和浆细胞的增生。

（3）可伴有免疫、性腺、甲状腺、神经、心血管及消化系统的功能障碍。

（4）外周血淋巴细胞染色体畸变分析可见染色体型畸变率增高。

（二）分度诊断

1. 慢性放射病Ⅰ度

除符合受照史、受照剂量和症状体征外，具有下列情况者，可诊断为Ⅰ度慢性放射病。

（1）白细胞数持续 $< 3.5 \times 10^9/L$。

（2）脱离射线和积极治疗后可减轻或恢复。

2. 慢性放射病Ⅱ度

除符合受照史、受照剂量和症状体征外，具有下列情况者，可诊断为Ⅱ度慢性放射病。

（1）有较持久的自觉症状和明显的出血倾向。

（2）白细胞数持续 $\leqslant 3.0 \times 10^9/L$，伴有血小板数减少。

（3）骨髓增生不良。

（4）伴有免疫、性腺、甲状腺、神经、心血管及消化系统中至少一个系统的功能障碍。

（5）脱离射线及积极治疗后恢复缓慢。

此外，外周血淋巴细胞染色体型畸变率显著增加和外周血淋巴细胞微核率显著增加；有慢性放射性皮肤损伤或放射性白内障，可作为诊断的参考指标。

在慢性放射病的诊断过程中，估算人累积剂量有一定难度，而临床表现和实验室检查又缺乏特异性，故必须与其他相似临床表现的疾病相鉴别。造血系统的改变应与血小板减少症、再生障碍性贫血骨髓增生异常综合征和脾功能亢进等相鉴别。临床症状应与神经衰弱、内耳眩晕症和更年期综合征等疾病相鉴别。

白细胞减少症：化学毒物、药物、物理、感染和肿瘤等因素均可导致患者白细胞数减少，如苯及其化合物、氯霉素、磺胺类、氨基比林和硫氧嘧啶等多种化合物或药物和病毒感染所致的白细胞减少症等，且大多难以确定其准确病因。可根据职业受照史、受照剂量、临床发病过程和实验室检查与白细胞减少症鉴别诊断。

再生障碍性贫血：再生障碍性贫血为多种因素所致的造血功能障碍，以全血细胞减少为主要表现的一组综合征。Ⅱ度外照射慢性放射病应与原发性和其他继发性再生障碍性贫血相鉴别，除照射史和受照剂量外，其外照射慢性放射病病程进展缓慢，首先以白细胞数减少为主，病情逐渐进展出现血小板数减少，可根据临床发病特点鉴别诊断。

骨髓增生异常综合征：骨髓增生异常综合征（myelodysplastic syndrome, MDS）是起源于造血干细胞的一组异质性髓系克隆性疾病，其特点是髓系细胞分化及发育异常，表现为无效造血、难治性血细胞减少和造血功能衰竭。其临床表现以贫血为主，可合并感染和出血倾向，外周血表现一系、两系或三系血细胞数减少，骨髓大多增生活跃，少数病例增生不良，有两系或三系病态造血。MDS高风险向急性髓系白血病（acute myelogenous leukemia, AML）转化，故曾命名为白血病前期。

脾功能亢进：脾功能亢进是一种综合征，引起脾大原因有多种，包括感染性疾病、免疫性疾病、淤血性疾病、血液系统疾病以及各类急、慢性白血病、淋巴瘤和骨髓增生性疾病等所致的浸润性脾大、脾的疾病和不明原因的原发性脾大患者。临床表现为脾大，血细胞数减少，可出现贫血、感染和出血倾向。脾切除后血象正常或接近正常，症状缓解。

五、治 疗

根据病情，暂时或长期脱离放射性工作。患者应正确对待疾病，消除恐惧心理，适当体育锻炼，补充营养及多种维生素，以增强机体抵抗力，并在此基础上采用中西医结合方法进行治疗。

（一）对症治疗

对头晕、头痛者，可给予镇脑宁、天麻胶囊药物。失眠、多梦和睡眠障碍者，用镇静安定调节自主神经功能药，如艾司唑仑、谷维素、吡硫醇及中药用酸枣仁、五味子、茯神和远志等药物。疲乏无力者采用五味子、黄芪、党参、白术、茯苓、熟地和当归等药物。食少和腹胀者用多种维生素、多酶片和健脾丸等药物。

（二）特殊治疗

1. 白细胞减少的治疗

轻者，可给肌苷片、辅酶B_{12}、叶酸、维生素B_4、利血生和鲨肝醇药物；中成药可用参芪片、贞芪扶正胶囊。对白细胞数明显下降者，可选用核苷酸、肌苷、碳酸锂和654-2等药物。此外，丙酸睾酮、司坦唑醇等也有一定疗效。长效丙酸睾酮250 mg/d肌注，每周2次，可用2～3个月。白细胞数减少至2.0×10^9/L时，可考虑应用造血刺激因子，如GM-CSF和G-CSF，应用后近期疗效好，但远期效果欠佳。贫血者必要时补铁剂。

2. 内分泌和性腺功能减弱的治疗

男性性欲减退者，首选十一酸睾酮或丙酸睾酮。中药可用肾气丸或左和右归饮加减。甲状腺功能低下者，服用甲状腺片。

3. 提高免疫功能

对这类患者可静注丙种球蛋白2.5 g，每月1～2次；胸腺素40 mg加入10%葡萄糖盐水500 mL静滴，每日1次，14 d为1疗程。

4. 控制感染

患者多见呼吸道和泌尿系反复感染，病原体可见病毒、细菌和真菌，可根据细菌培养指导用药。禁用对造血功能有影响的药。

5. 改善微循环降低血黏度

可用复方丹参和黄芪注射液等药物，改善微循环。

（刘丽波）

主要参考文献

[1] 刘涵笑, 邓大平, 李洁清, 等. 介入放射工作人员血液指标调查分析[J]. 中国辐射卫生, 2020, 29(3):211-214.

[2] 那向杰, 付丽丽, 单铁梅, 等. 介入放射工作人员染色体畸变和微核观察[J]. 中国辐射卫生, 2020, 29(1):13-16.

[3] 中华人民共和国国家卫生健康委员会. 中华人民共和国国家职业卫生标准 (GBZ 98—2020). 放射工作人员健康要求及监护规范. 2020.10.13发布, 2021.5.1实施.

[4] 中华人民共和国国家卫生健康委员会. 中华人民共和国国家职业卫生标准 (GBZ/T 164—2022). 核动力厂操纵人员健康标准. 2022.10.26发布, 2023.3.1实施.

[5] 中华人民共和国卫生部. 中华人民共和国国家职业卫生标准 (GBZ 215—2009). 过量受照人员医学检查与处理原则. 2009.3.6批准, 2009.12.1实施.

[6] 牛丽梅, 刘刚, 张荣, 等. 5家省级医院介入放射工作人员职业健康现状分析[J]. 工业卫生与职业病, 2019, 45(5):390-392,396.

[7] 刘亚奇, 于夕荣. 介入放射工作人员健康状况调查分析[J]. 中国辐射卫生, 2020, 29(3):218-220.

[8] 中华人民共和国国家卫生和计划生育委员会. 中华人民共和国国家职业卫生标准 (GBZ 105—2017). 职业性外照射慢性放射病诊断. 2017.10.27发布, 2018.5.1实施.

[9] 王优优, 卞华慧, 陈炜博, 等. 外照射急性、亚急性及慢性放射病的诊疗专家解析[J]. 中国辐射卫生, 2020, 28(4):355-350.

[10] 周继文, 孟德山, 谭绍智, 主编. 放射性疾病诊断标准应用手册[M]. 北京: 中国标准出版社, 2002:86-89.

[11] 卫生部卫生标准委员会, 编. 放射性疾病诊断标准应用指南[M]. 北京: 中国质检出版社和中国标准出版社, 2013.

[12] 叶根耀. 外照射慢性放射病的诊断历史回顾[J]. 中华放射医学与防护杂志, 1999, 19(4):227-228.

[13] 王敬英, 常世琴. 外照射慢性放射病的临床特点和诊断依据[J]. 中华放射医学与防护杂志, 1999, 19(4):236-238.

[14] 高增林, 周立人, 主编. 核工业放射工作人员健康管理[M]. 北京: 原子能出版社, 1999: 45-47,57-60.

[15] 赵士义, 郭平. 外照射慢性放射病诊断中个人剂量分析[J]. 中国工业医学杂志, 2002, 15(4):237-238.

[16] 白玉书. 细胞遗传学指标在慢性放射损伤诊断中的意义[J]. 中华放射医学与防护杂志, 2000, 20(6):444-445.

[17] 邢志伟, 姜恩海, 赵欣然, 等. GBZ105《外照射慢性放射病诊断标准》存在问题和修订建议[J]. 中华临床医师杂志, 2012, 6(12):3452-3453.

[18] 联合国原子辐射效应科学委员会. 电离辐射源与效应 — 2000年向联合国大会提交的报告及科学附件,卷Ⅰ: 辐射源[M]. 太原: 山西科学技术出版社, 2002:552.

[19] 杨新芳, 商希梅, 陈文华, 等. 十家医院介入放射学工作者辐射剂量与效应分析[J]. 中国辐射卫生, 2000, 9:177-178.

[20] 芦春林, 阮明, 贾德林, 等. 介入放射学医疗照射与职业照射量水平[J]. 中国辐射卫生, 2000, 9:230-231.

[21] 姜恩海, 王桂林, 龚守良, 主编. 放射性疾病诊疗手册[M]. 北京: 原子能出版社, 2012:42-48.

第三章　放射性核素内污染和内照射放射病

第一节　放射性核素内污染及内照射损伤特点

自然情况下，机体内有某些宇生放射性核素（如^{14}C和^{3}H）和原生（天然的）放射性核素（如^{40}K和铀系、钍系及氡的衰变产物）两种，因其数量极微，对机体的危害基本忽略不计。由于某种原因，由外界进入机体内的放射性核素超过自然存在的量时，即称为放射性核素内污染（internal contamination with radionuclide）。由进入体内过量的放射性核素作为辐射源对机体产生的照射，称为内照射（internal exposure），由此引起的全身性损伤，既有电离辐射作用所致的全身性表现，也有该放射性核素靶器官的损害，称为内照射放射病（radiation sickness from internal exposure）。放射性核素内污染是引起内照射损伤的基础或前提，但放射性核素内污染并非内照射损伤。

一、放射性核素内污染来源

放射性核素内污染来源主要有：核工业的铀、钍矿开采、冶炼及后处理厂中钚的分离提取与冶炼；生产或试验性反应堆、核电站等核设施的运行和维修；放射性核素的生产、分离和纯化；工农业、医学和科研部门应用的放射性核素等。这些部门的从业者遭受放射性核素内污染，主要是设施或操作者的意外事故、防护措施不完善、违章操作、放射源丢失及放射性废物处理不当等原因所致。此外，战时核袭击后，在污染区或放射性落下灰沉降区停留过久，核恐怖袭击后的放射性核素污染等，也可造成放射性核素内污染或内照射损伤。

放射性核素进入机体内的途径，对职业人员主要是呼吸道和伤口，其次是消化道；而对公众主要是消化道。在临床医学上，用放射性核素诊疗疾病时，还可经注射进入体内。因此，放射性核素进入体内的途径不同，其吸收量有很大的差异，对机体造成的后果也有明显的不同。

放射性核素吸收率最高的是碱金属元素（钠、钾、铯）和某些非金属元素（碘、碲），可达90%以上；其次是碱土金属元素（锶、钡）为10%～40%；镧系和锕系元素的吸收率最低，约为0.01%～0.1%。

二、放射性核素内污染与内照射损伤发生概况

（一）事故性内污染

在生产和应用放射性核素过程中，造成人体内污染的情况时有发生，但严重污染者较少，重大的内照射损伤事故亦不多，致死病例极少。1955－1977年，在世界范围内发生过16起重大的内照射事故，23例受到照射，其中15例在工作中受到过量照射，8例为误服放射性药物，有2例死亡。另外，有2例成年男子分别口服^{137}Cs和^{226}Ra自杀。

表3-1列举了11例急慢性内照射损伤病例，分4种情况：① 口服放射性核素自杀者2例（例4、9）；② 医疗事故1例（例8），为一患红骨髓增生的老年妇女，做肝扫描时误静注大于常用量1000倍的^{198}Au，事故后1周外周血粒细胞降到0.5×10^9/L以下，事故后3周血小板降至最低值，受照后68 d死亡；③ 长期吸入超限量氚3例（例5、6和7）；④ 其他生产性事故5例：^{170}Tm吸入1例（例10），^{210}Po吸入1例（例1），^{137}Cs和^{134}Cs吸入1例（例2），烧伤面吸收硝酸铀酰致急性铀中毒1例（例11），^{137}Cs由创面吸收和呼吸道吸入致中度急性放射病1例（例3）。

表3-1　放射性核素内照射损伤病例

病例	性别	年龄	污染核素	进入途径	进入剂量/MBq	估计剂量/Gy	病情摘要
1	男	17	^{210}Po	吸入	0.37	肝脏2.7，肾脏7，脾脏1.4，全身0.3	肝大，肝功轻度异常，白细胞开始上升，以后下降至正常下限，未诊断为放射病
2	男	25	^{134}Cs, ^{137}Cs	吸入	185±37	2	轻度急性放射病，白细胞减少（$2.2 \sim 4 \times 10^9$/L）
3	男	25	^{134}Cs	吸入创面吸收	污染量18 500	未测	中度急性放射病，白细胞减少（1.5×10^9/L）、血小板减少（70×10^9/L），出血综合征、肝大
4	男	23	^{226}Ra	经口	75	胃0.55，小肠0.5，骨髓30，大肠8.1～16.4	中度急性放射病，后转为慢性，出现再生障碍性贫血、放射性骨炎、骨肉瘤和恶病质，经过4年10个月死于心肺功能衰竭
5	男	37	^{3}H	吸入	351 500	12 Sv	重度急性放射病，出现再生障碍性贫血、出血综合征，发病5个月后恢复工作，25个月后复查，恢复正常
6	男	60	^{3}H	吸入		3 Sv	尿^{3}H 7 770～68 450 kBq/L，Hb降至5.86 g，发病11个月死于骨髓衰竭

续表

病例	性别	年龄	污染核素	进入途径	进入剂量 / MBq	估计剂量 / Gy	病情摘要
7	男	成年	^{3}H	吸入		10 Sv	尿 ^{3}H 2 590 ～ 6 845 kBq/L，发病 4 年 3 个月死于骨髓衰竭
8	女	73	^{198}Au	静注	7 400	肝脏 70 ～ 80，骨髓 4 ～ 5	极重度急性放射病，出现急性再生障碍性贫血、出血综合征，发病 68 d 死于硬膜下和蛛网膜下腔出血
9	男	31	^{137}Cs	经口	148	2.4	中度急性放射病，发病半年后转为慢性，最后死于再生障碍性贫血
10	男	26	^{170}Tm	吸入	18.5	肺脏 1.36	中度急性放射病，出现放射性肝炎、放射性喉炎和放射性皮炎，治疗 3 个月后恢复
11	男	19	硝酸铀酰	烧伤面吸收	100 mg	全身 3.3 mGy，肾脏 7.5 mGy，骨 420 mGy	急性铀中毒，出现急性肾功衰竭、肝功能异常，经治疗后恢复

1959 - 1988年间，我国核工业系统发生的194起辐射事故中，涉及工作人员内照射事故17起，受照78人次。内污染的主要核素是钚、氚和核裂变产物，其中最主要的是钚。在全部内污染的集体剂量当量贡献中，钚占92.6%。工作人员内污染的主要途径是呼吸道，其次是伤口和皮肤，没有发生一次单纯消化道内污染事故。

造成工作人员个人剂量最大的辐射事故发生在1976年10月20日，某厂1名工作人员在清理金属钚和氧化钚残渣时，由于失误引致右前臂伤口钚污染。事故后19 d就诊。估计初始伤口 ^{239}Pu污染量10^7 ～ 10^8 Bq，吸入体液^{239}Pu总量2.1 × 10^5 Bq，待积有效剂量当量为7.7 Sv，性腺、红骨髓、骨骼表面和肝脏待积剂量当量分别为3.6、10、120和34 Sv。13年医学随访，除染色体畸变率明显高于正常人外，无其他异常。

一般性事故不会涉及公众，但1983年12月，墨西哥华雷斯城，一商人将^{60}Co γ射线治疗机运输至外地，总放射性37 TBq（1 000 Ci），含有6 010块^{60}Co小球（1 mm直径）。当拆开放射源容器时，放射源散落各处；其余大部分被当作废旧钢材，冶炼成新钢材，做成支架等出售到美国和墨西哥5个州。使4 000人受照（其中，5人受照2 ～ 5 Gy），3万个支架和6千吨加固杆遭到污染，814座特区建筑部分或全部拆除。

1987年9月，巴西戈亚尼亚市发生一起^{137}Cs污染事故。因一私人诊所使用的^{137}Cs治疗机被盗走，源头被敲碎，使50.8 TBq（1 375 Ci）的^{137}Cs粉末散布各处，造成11.2万人受到监测，249例受到^{137}Cs内外照射，高于10 kBq者87例；4例在入院后4周内死亡，接受至少5 Gy全身照射。

（二）职业性内污染

职业性放射性内污染包括发光涂料作业工人、放射性化学工作者和铀矿工人。

放射性核素始于1913年用作发光涂料，即夜光粉，最早应用镭粉相当广泛，以后被^{147}Pm和氚取代。以前，从事描绘夜光表盘的工人、精选和制备镭剂的化学工作者，由于防护措施不完备，数以千计的人受到不同程度的放射性内污染。据美国的不完全统计，夜光粉描绘工人就有2 000余人，镭化学工作者约有500至数千人。后来发现，受到严重污染的人发生了骨骼损伤。

井下作业的铀矿工人，当防护设施不完备或通风不良时，受到铀尘及氡的内污染。长期在氡（radon）浓度较高的矿井下作业的矿工，因为氡子体的内照射可引起肺癌（图3-1）。捷克和美国等铀矿工肺癌流行病学调查资料表明，在数百个工作水平月（working level month，WLM）范围内，矿工肺癌发生率与氡子体累积照射量呈明显的线性无阈关系。近年来，由于加强防护工作，改善设备，职业性铀尘及氡的污染事例已少见。

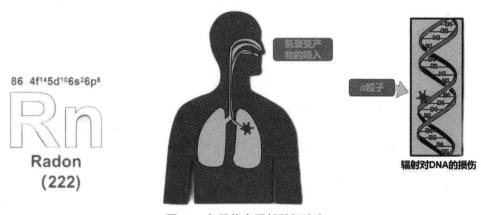

图3-1 氡子体内照射引起肺癌

左图：世界上有1/5的肺癌患者与氡（radon, Rn）有关，除吸烟外，氡是引起肺癌的第二大元凶，被WHO列为致癌的19种物质之一；右图：人体不仅吸入放射性气体氡，也可以吸入氡衰变产生的放射性固体，而这些固体物被吸入后可以黏附在气道中，破坏DNA，导致细胞异常增殖，增加患上肺癌的概率

（三）医源性内污染

医源性内污染系指在医学实践中以诊断或治疗疾病为目的，将放射性药剂引入患者体内。有的是误将医嘱的放射性活度增大或将放射性药剂错给另外患者的过失而致。

1.镭的体内污染

1910年起，某些国家用镭制剂治疗疾病。例如，美国1926－1930年间有数千患者接受^{226}Ra制剂治疗；在德国，1940 – 1951年间约有2 000余例接受^{224}Ra制剂治疗。以后，在这些镭疗患者中，陆续发现罹患骨坏死、骨髓炎和骨癌的人增多。德国对900例骨结核和强直性脊椎炎患者静注^{224}Ra制剂治疗，发生53例骨肉瘤。

2. 钍的体内污染

1928年起，在德国、葡萄牙、丹麦、日本和美国等世界各地广泛用氧胶钍（thorotrast，含20% ThO$_2$）做X射线造影剂。以后，对这些患者进行流行病学调查发现，在注入氧胶钍后20年内，肝脏累积吸收剂量约5 Gy，肝癌发生率5%。据报道，至1978年止，全世界受氧胶钍注入的人中已死亡2 942例，其中，因钍致肿瘤者占很大比例。

自发现镭、钍剂的危害，这两种放射性药剂就已被禁用。上述镭和钍剂的致害效应与剂量密切相关。此类人群的流行病学调查资料成为制定辐射防护标准的依据。

（四）放射性落下灰内污染

在核爆炸后形成并在重力作用下逐渐沉降的含放射性核素的微尘和（或）核设施释放所形成并借重力作用而沉降的含放射性核素的微尘，统称为放射性落下灰（radioactive fallout）。

1. 比基尼岛核试验落下灰造成的内污染

1954年3月1日，美国在比基尼岛进行氢弹试验，放射性落下灰使日本"福龙丸5号"渔船上23名船员和马绍尔群岛居民遭受放射性落下灰伤害。其中，灰分的主要核素为^{131}I，其次为^{90}Sr和稀土族放射性核素（如^{144}Ce、^{144}Pr等）。23名船员均有肝功能障碍，17例出现黄疸，其中1例在事故后207 d死亡。经研究认为，死者与放射性落下灰的污染有关。

马绍尔群岛受害的居民，在当时出现轻度和中度放射病症状及皮肤β射线烧伤，未出现放射性碘内照射症状。事故后第9年（1962年）起，陆续出现甲状腺病变。

2. 切尔诺贝利核电站事故内污染

1986年4月，切尔诺贝利核电站（Chernobyl Nuclear Power Station）事故释放放射性总活度约为12 EBq，放射性核素以^{131}I、^{134}Cs和^{137}Cs为主，其次有惰性气体（如^{133}Xe、^{85}Kr）、^{239}Pu和^{242}Cm等20余种核素，飘落到苏联西部广大地区和国家。206例患者体内^{131}I致甲状腺癌剂量为：0 ~ 1.2 Sv 173例；1.2 ~ 3.7 Sv 18例；3.7 ~ 8.6 Sv 8例；8.6 ~ 13.4 Sv 4例；15.9 ~ 23.2 Sv 3例。有关甲状腺癌流行病学研究表明，在照后4 ~ 20年内甲状腺癌发生率明显增加，这是该地区唯一由辐射诱发的肿瘤。

3. 日本福岛核事故内污染

2011年3月11日，日本大地震引发的海啸，导致福岛第一核电站事故，产生了深远的影响（图3-2、图3-3）。3月24 – 30日，日本原子能灾害对策现场本部（LNERH）对3地1 149名0 ~ 15岁儿童进行了甲状腺剂量率的简易测量，其中1 080名获得准确测量结果均远低于日本原子能安全委员会（NSC）预设的0.2 μSv/h筛查水平（相当于1岁儿童甲状腺当量剂量100 mSv），被视为"无须关切的水平"。5－6月间，日本厚生劳动省调查中，福岛县21名哺乳妇女中有7例母乳含有1.9～13.1 Bq/kg放射性铯。7月2－8日，Koizumi等采集距福岛第一核电站20～70 km范围内的食品、饮用水、牛奶和蔬菜样品，所测结果进行推算，通过吸入和食入途径所致该区域内成年居民放射性铯内照射年有效剂量最大为160 μSv。

　　2017年3月11日是日本大地震的六周年纪念日，这场9级大地震及随之而来的海啸夺去了16 000人的性命，还有数千人的生命从此被改变；而这场灾难引起的福岛第一核电站泄露，导致核电站周围20 km区域的人群被紧急撤离，6年里日本政府尽可能在当地推动建筑工程以减少核电站泄露带来的环境污染。

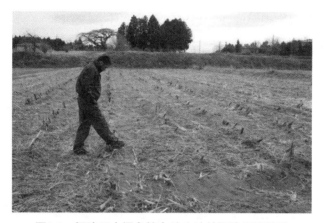

图3-2　探访日本福岛核电站土地被污染无法种地

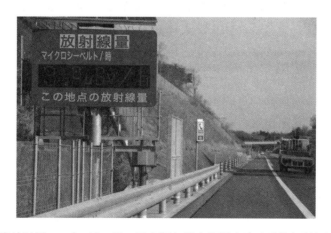

图3-3　当地时间2017年2月22日，日本福岛县大能冒高速路边的辐射探测计数器

（五）贫铀武器内污染

贫铀亦称贫化铀（depleted uranium，Du），是指^{235}U含量（天然铀中^{235}U含量

0.711%）低于天然铀的铀，美国军队曾使用的贫铀中^{235}U含量为0.2%～0.3%，其主要成分是^{238}U，含量为99.75%，是供核反应堆或核武器用铀的废料；其放射性比活度约为天然铀的60%，主要为α辐射。金属贫铀呈暗黑色，密度为铅的1.7倍。

铀除了核裂变特性之外，20世纪50年代末人们利用贫铀密度高、强度大、穿透力强及在高速度下可以自燃的特性，开始探讨将贫铀用于各种武器弹头的贯穿体。贫铀除用于穿甲弹外，同时被大量用于坦克和武装直升机的防弹装甲，还可用于防X射线和γ射线辐射的屏蔽材料，放射性废物储藏罐、放射源的运输容器等。

美国自20世纪70年代开始研制贫铀武器，1991年海湾战争中首次实战应用。以后，在科索沃战争中也使用了贫铀武器。同时，造成了人员体内及环境的贫铀污染，参战人员发生海湾战争综合征（Gulf War syndrome），出现疲劳过度、关节肌肉酸痛等症状，是由多种因素复合作用引起的，其中包括贫铀环境污染。

贫铀武器进入体内途径：① 经呼吸道吸收，此途径在战场上是主要的接触方式，贫铀弹燃烧后20%～70%的弹头被氧化成小颗粒，即贫铀尘，其中50%～96%为可吸入性，后者的17%～48%为可溶性，52%～83%为不溶性；可溶性铀尘从肺进入血液，后再进入全身组织器官重新分布，不溶性铀尘沉积在肺内长期滞留；② 经伤口污染和贫铀弹碎片击中滞留在体内，不断吸收入血，造成尿铀持续升高；③ 经消化道吸收，通过摄入被污染的食物或饮用水而吸收，尤其是儿童；④ 通过皮肤吸收的剂量很小，一般认为不太重要。

贫铀武器伤害调查：在海湾战争中，受贫铀弹片击伤且有贫铀弹碎片残留体内的33名士兵，在3、4年后尿中贫铀的浓度分别是未被击伤参战士兵的100和600倍，但临床检查无异常。2001年4月，世界贸易组织（World Trade Organization, WTO）组织各国科学家进行一次专题讨论会，对贫铀影响人体健康的危害做了估计。2001年11月，联合国环境规划署（United Nations Envirenment Programme, UNEP）组织14人专家组，对科索沃11个贫铀袭击地区进行调查。总的结论是，贫铀对局部地表造成了污染，居民长期吸入贫铀尘和食入污染的食物和水源是对当地居民最大的威胁。但食物和水源的污染可在若干年后发生，要注意随访观察。目前，被污染地区的贫铀化学毒性和放射毒性作用的意义不大，不建议对居民进行大规模调查，但以后仍要对环境和人体健康的远期效应进行观察。

（六）核恐怖袭击引起内污染

近年来，由于全世界地区冲突的增加，使恐怖活动逐渐增多。放射性及核恐怖活动类型主要包括以下3种。

1. 辐射扩散装置（俗称脏弹）

放射性物质以粉末形式通过常规爆炸方法扩散，造成人员伤亡、环境污染。放射性废物也可用于制造脏弹。一些大型放射性废物库通常有较严密的保安措施，但是由一些企业、大学或医院产生的低水平放射废物的贮存或转运，保安措施并不严密，可能被恐怖主义分子利用制造脏弹，应引起注意。除此以外，也有恐怖主义分子采用投放低水平放射源的方法，引起公众恐慌，如将放射源置于公众聚集场所或散布于建筑物通风系统、城市饮用水源等。

2. 攻击核设施

攻击核设施包括大型辐照装置，从地面或空中袭击（核电厂）、研究用反应堆及乏燃料贮存处辐照装置，导致放射性物质释放。

3. 核武器

目前，已有多个国家拥有核武器，人们担心，如果在核武器保管上失控，被恐怖主义分子利用，将构成对目标国家的威胁并将产生灾难性后果。此外，恐怖主义分子利用窃得的钚及高浓缩铀在"家庭作坊"条件下制作核装置或称"粗糙核武器"，可对目标国家构成严重威胁。

核恐怖的不良后果：产生急性辐射和远期辐射效应，使居民产生核恐惧心理，造成严重心理效应，导致社会不稳定。

我国对恐怖袭击事件制定的原则：预有准备，快速反应；统一指挥，密切协同；综合应对，科学行动；有效控制，确保安定。

（七）室内氡所致内污染

近年来，发现氡对公众肺癌危险所带来的影响越来越受到关注。室内氡的来源为：① 建筑物地基和周围土壤；② 建筑材料；③ 室外空气中的氡；④ 家用燃料和供水。从全世界平均值前三者占室内氡总来源分别为60.4%、19.5%和17.8%。

20世纪50年代以来，世界各国进行的大量矿工肺癌与氡暴露关系研究，几乎无一例外地说明氡子体是诱发矿工肺癌的危险因子。在矿工暴露量范围内，矿工肺癌的相对危险（RR）与累积氡子体暴露量符合线性关系，说明在居室内低水平氡暴露也有一定诱发肺癌危险。在总暴露量低于50 WLM的条件下，肺癌危险随剂量率下降和照射时间的延长而增加，长时间低剂量率暴露比短时间高剂量率暴露更有害，肯定了室内低氡暴露也是肺癌的危险因子。根据目前的矿工和居民室内氡研究结果，估计在室内氡浓度为150 Bq/m³时，肺癌的RR值在1.30以下。

对甘肃省平凉、庆阳两地区进行病例对照研究，该地区居民稳定而室内氡水平较高，肺癌病例居室平均氡浓度为230.4 Bq/m³（$n = 768$），对照组氡浓度为222.2 Bq/m³（$n = 1\,659$），居民肺癌危险度随室内氡水平的增高有所上升（$P < 0.001$）。研究结果证明，室内氡照射会增加肺癌危险度，增加值等于或超过从矿工数据外推的结果。总结大量研究结果可以认为，室内氡具有低的肺癌超额危险。

三、放射性核素内照射损伤的特点

放射性核素内照射损伤，由于受核素自身衰变类型、半衰期及能量等辐射特性、理化性质、生物转运、摄入方式以及剂量在空间和时间分布等因素的影响，与外照射损伤相比具有以下特点。

（一）病程分期不明显

放射性核素在体内滞留或沉积的过程中，按其衰变规律持续地释放粒子或射线，组织或器官剂量是逐渐累积或叠加的过程，因此病程分期不明显，临床症状逐渐出现，原发反应不明显或无反应，潜伏期长短悬殊，极期较长但症状不典型。例如，口服^{226}Ra的患者，在照后2.5年时外周血白细胞数仍低于2×10^9/L，骨髓细胞仍处抑制状态，以后转成慢性损伤。

（二）损伤部位的选择性

放射性核素进入体内后，往往选择性地滞留或沉积在某组织或器官（称源组织或源器官），因此，其所致损伤具有一定部位的特异性：① 亲骨性分布的核素（如Ca、Sr、Ba、Ra、Y和Pu等）对骨髓造血功能和骨骼的损伤严重，常引起持续性的中性粒细胞减少，骨坏死和贫血症状很突出，还可引起关节病变和骨肿瘤等；② 亲网状内皮系统分布的核素（如Ac、Th、Am、La和Ce等）对肝脏、脾脏和淋巴结等损伤严重，故淋巴细胞减少明显，可发生急性弥漫性中毒性肝炎及肝坏死，晚期可引起肝肿瘤；③ 亲肾性分布的核素（如U、Ru）可引起严重的肾损伤，如中毒性肾炎、肾功能不全和肾硬化等；④ 亲甲状腺的放射性碘浓集于甲状腺内，引起该腺体严重损伤。

（三）进入和排出途径的局部损伤

一些放射性核素常在进入或排出途径滞留或沉积较长时间，引起明显的局部损伤。例如，大量核素经吸入和呼出方式进出体内时，可引起咽喉炎、鼻炎、支气管炎和肺炎，甚至肺癌；经胃肠进入和排出时，常发生胃肠功能紊乱，黏膜出血、炎症、溃疡和坏死性病变；伤口污染时，可延缓愈合过程，伤口易感染和出血，严重时可形成经久不愈合的溃疡和皮下组织肿瘤。

此外，放射性核素内污染的剂量估算中不确定因素较多，如在体内的生物转运过程复杂，估算中参数多，变异大等。故在诊断内照射损伤及估计其危害后果时应慎重从事。

第二节　放射性核素内污染人员的医学处理

疑有放射性核素内污染，应尽快收集样品和有关资料，进行有关分析和测量，以确定污染放射性核素的种类和数量；应尽快清除初始污染部位的放射性核素，阻止人体对其吸收，加速体内放射性核素的排出，减少其在组织和器官中的沉积；对放射性核素可能超过2倍年摄入量限值以上的人员，应认真估算摄入量和剂量，追踪观察；治疗时应权衡利弊，既要减少放射性核素吸收和沉积，又要防止加速排出可能给机体带来的毒副作用。

一、放射性核素内污染量的确定和受照剂量的估算

（一）内污染检测

1. 疑有内污染发生

当疑有内污染发生时，应立即进行体内外污染检测，收集有关样品，对放射性核素摄入量作出初步估计，摄入量估算参照GB/T 16148—2009《放射性核素摄入量及内照射剂量估算规范》的规定执行。

2. 污染物检测

对污染物（例如，衣物、口罩、皮肤、食品和空气等）进行检测，做鼻拭子的检测，并应在淋浴前进行，发现异常时应进行特殊监测。

3. 收集和处理尿样

收集和处理尿样，进行总α放射性和总β放射性的测量，并对污染放射性核素进行分析（参照国家职业卫生标准GBZ/T 269—2016《尿样中总α和总β放射性检测规范》）。

4. 体内污染超过年摄入量限值

当体内污染超过年摄入量限值时，对能进行体外（全身或局部）直接测量的放射性核素，应进行体外直接测量。

（二）内污染受照剂量的估算

对于内污染受照剂量，应按国家标准GB 18871—2002《电离辐射防护与辐射源安全基本标准》、GBZ 129—2016《职业性内照射个人监测规范》和GB/T 16148—2009《放射性核素摄入量及内照射剂量估算规范》规定的方法，进行放射性核素摄入量及剂量的估算和评价。

二、减少放射性核素的吸收

（一）减少放射性核素从呼吸道吸收

为了减少放射性核素从呼吸道吸收，首先用棉签拭去鼻孔内污染物，剪去鼻毛，向鼻咽腔喷洒血管收缩剂；然后，用大量生理盐水反复冲洗鼻咽腔。必要时，给予祛痰剂。

（二）减少放射性核素经胃肠道吸收

为了减少放射性核素经胃肠道吸收，首先进行口腔含漱，机械或药物催吐；必要时，用温水或生理盐水洗胃，放射性核素进入体内3～4 h后可服用沉淀剂或缓泻剂。对

某些放射性核素可选用特异性阻吸收剂。阻吸收药物见表3-2。

表3-2　放射性核素的阻吸收和促排药物

核　素	阻吸收药物	促排药物
锕（Ac）、镅（Am）、锫（Bk）、锎（Cf）、铈（Ce）、铬（Cr）、锔（Cm）、锿（Es）、铕（Eu）、铟（In）、铱（Ir）、镧（La）、锰（Mn）、镎（Np）、铌（Nb）、钚（Pu）、钷（Pm）、钪（Sc）、钇（Y）、锌（Zn）和锆（Zr）	吸附剂，抗酸剂	首选 Ca-DTPA（二乙烯三胺五乙酸三钠钙）；如无 Ca-DTPA，可用 Zn-DTPA
锑（Sb）、砷（As）、汞（Hg）、金（Au）和镍（Ni）	吸附剂，轻泻剂	首选二巯基丙磺酸钠
钡（Ba）	硫酸盐	首选硫酸镁或硫酸钠，利尿剂
铋（Bi）、镉（Cd）和铅（Pb）	吸附剂	首选二巯基琥珀酸
钙（Ca）	磷酸钙	首选硫酸镁或硫酸钠，利尿剂
铯（Cs）、铷（Rb）和铊（Tl）	普鲁士蓝	普鲁士蓝
钴（Co）	钴　盐	首选 Co-EDTA（钴 - 乙二胺四乙酸），葡萄糖酸钴
铜（Cu）、钙（Ca）和钯（Pd）	–	二甲半胱氨酸
氟（F）	–	氢氧化铝
碘（I）	碘化合物	碘化钾
铁（Fe）	吸附剂	首选去铁胺，磷酸铝胶体
磷（P）	磷酸铝	磷酸盐
钋（Po）	抗酸剂，吸附剂	二巯基丙磺酸钠
钾（K）		利尿剂
镭（Ra）	褐藻酸钠	首选氯化铵，其次硫酸钡
钌（Ru）和钍（Th）	吸附剂	硫酸铝胶体，适用于食入情况
钠（Na）	–	利尿剂或 0.9% NaCl
锶（Sr）	褐藻酸钠	首选氯化铵，其次褐藻酸钠
硫（S）		硫代硫酸盐
锝（Tc）	–	高氯酸钾
氚（^{3}H）	大量饮水	水利尿
铀（U）	吸附剂	碳酸氢盐

注：药物的选择参考了GBZ 96—2011、WS/T 467—2014和文献[9]～[13]

（三）减少健康体表放射性核素吸收

1. 水清洗

为了减少健康体表放射性核素吸收，用约40℃温水加中性肥皂或洗涤剂冲洗，或用软毛刷刷洗。洗涤应遵循以下顺序：先洗涤轻污染部位，后洗涤重污染部位，从身体上面到下面，特别注意皮肤皱褶和腔隙部位的清洗。上述程序可重复进行2～3次。

2. 专用去污剂清洗

经上述初步清洗后，对残存污染部位，宜针对不同的放射性核素污染采取专用去污剂清洗：① 对于稀土元素、钍和超钍元素的污染，建议用1%二乙烯三胺五乙酸（DTPA）的酸性溶液（pH 3～5）或稀盐酸溶液（pH = 1）清洗；② 铀污染宜用1.4%碳酸氢钠等渗溶液清洗；③ 对难以去除的不明放射性核素污染，可采用5%次氯酸钠、乙二胺四乙酸（EDTA）肥皂或DTPA肥皂清洗；6.5%高锰酸钾水溶液刷洗或浸泡污染部位后，再用新配制的5%亚硫酸氢钠溶液（或10%～20%盐酸羟胺溶液）刷洗脱色。

（四）减少创伤体表放射性核素的吸收

1. 冲洗伤口

为减少创伤体表放射性核素的吸收，尽快用蒸馏水或大量清水冲洗伤口，用生理盐水更好，但不要延误时间。对稀土元素、钍或超钍元素污染的伤口，宜用弱酸性（pH 3～5）的Ca-DTPA溶液冲洗。

2. 污染测量或采样测量

对创伤部位进行污染测量或采样测量，以确定放射性核素种类和污染水平。

3. 伤口清创

必要时，用2%利多卡因局麻下伤口清创。擦破伤口结痂处时，残留放射性核素可能留在痂皮内，应扩创清除。对刺破伤位于深部污染物，要进行多维探测定位取出，对撕裂伤要清整伤口及清除破损组织。

4. 清创手术

除遵循一般外科手术原则外，清创手术尚应遵循放射性污染手术的处理规程，每进一刀或更换刀片，应测量污染程度，避免因手术器械导致污染扩散。

5. 严重伤口污染

对于严重伤口污染，应留尿样分析放射性核素或进行整体测量。对钍或超钍元素及稀土元素等污染，术中要用1 g的Ca-DTPA和2%利多卡因10 mL加入100 mL生理盐水中冲洗。对一切清除的组织、纱布和初期冲洗液均应留存，待取样分析。

6. 锶污染伤口

对于锶污染伤口，可在创伤部位撒布玫琼酸钾。对含可转移性放射性核素的严重伤口污染者，宜静脉给予螯合剂。

（五）其　他

眼部污染时，应用生理盐水或2%碳酸氢钠溶液清洗。剪除污染的毛发。对仍未清除的局部皮肤污染，宜用对皮肤无刺激的湿纱布或胶条封盖，以保护皮肤并避免污染扩散。对严重创伤污染，特别是高毒性放射性核素的污染者，需进行长期随访观察。

三、加速排出体内放射性核素

放射性核素加速排出药物见表3-2。药物使用注意事项参照WS/T 467—2014《核和辐射事故医学响应程序》。

加速排出治疗前、中、后，应测量放射性核素的排出量，根据测量结果判断后续的处理措施。

不同药物的给药方法和剂量见表3-3。

表3-3　药物给药方法和剂量

药物或治疗方法	给药方法和剂量
去铁胺	静脉输注 1 g，至少用 100 mL 生理盐水稀释，缓慢输注，15 mg/（kg·h）；或肌肉注射 1 g，然后每 4 h 给予 500 mg 肌肉注射，2 次，之后每 12 h 1 次肌肉注射 500 mg，连用 3 d
二巯基丙磺酸钠	静脉输注，5 mg/kg，首日每 4～5 h 1 次，第 2 日起每日 2～3 次，以后每日 1～2 次，7 d 为 1 疗程
硫酸铝胶体	口服 100 g，含硫酸铝 12.5 g
Ca-DTPA	成人：静脉输注 1 g，5% 葡萄糖溶液或乳酸林格液或生理盐水稀释至 250 mL，静脉滴注 30 min 以上；儿童：14 mg/kg，静脉滴注，总剂量不超过 1 g；雾化吸入：1 g，无菌水或生理盐水 1∶1 稀释
Co-EDTA	静脉注射 0.6 g（40 mL），缓慢注射后立即注射 50 mL 高渗葡萄糖溶液
葡萄糖酸钴	0.9 mg，舌下含服，不能稀释
青霉胺	每日两餐之间和睡前口服，250 mg/ 次，每日总剂量可达到 4～5 g
氯化铵	口服 6 g，分 3 次服用
硫酸钡	单次口服 300 g
褐藻酸钠	口服 10 g（5 g/100 mL）
磷酸盐	以口服片剂每片含 250 mg 磷为例：成人：250～500 mg，每日 4 次；4 岁以上儿童：250 mg，每日 4 次；口服需多饮水
碘化钾	尽量在吸入 4 h 内给予碘化钾口服 成人＞40 岁，甲状腺剂量 ≥ 5 Gy 者；成人 18～40 岁，甲状腺剂量 ≥ 0.1 Gy 者；孕妇或哺乳期妇女，甲状腺剂量 ≥ 0.05 Gy 者：每日口服 130 mg；3～18 岁儿童和青少年，甲状腺剂量 ≥ 0.05 Gy 者，每日口服 65 mg；1 个月至 3 岁，甲状腺剂量 ≥ 0.05 Gy 者，每天口服 32 mg；新生儿至 1 个月婴儿，甲状腺剂量 ≥ 0.05 Gy 者，每日口服 16 mg

药物或治疗方法	给药方法和剂量
普鲁士蓝	成人：口服每次 1 g，每日 3 次；儿童：口服每日 1～1.5 g，分 2～3 次给药
氢氧化铝	60～100 mL，单次口服
二巯基琥珀酸	口服，初始剂量：10 mg/kg 或 350 mg/m², 1 次 /8 h，连用 5 d；降低剂量：10 mg/kg 或 350 mg/m², 1 次 /12 h，连用 14 d；19 d 为 1 疗程
水利尿	口服，每日 3～4 L，分数次饮用
1.4% NaHCO₃ 等渗溶液	静脉缓慢输注 250 mL，根据污染严重程度确定持续输注天数

注：表中的给药方法和剂量参考了 WS/T 467—2014、文献[9]和[10]

第三节　内照射放射病

一、受照史及核素摄入量

放射性核素 1 次或较短时间（数日）内进入机体，或在相当长的时间内，放射性核素多次、大量进入机体，体外直接测量（全身计数器）器官、组织或间接测量（由测量尿、粪、空气和其他环境样品）分析推算证实，放射性核素摄入量达到或超过阈值摄入量（表3-4）。

表3-4　放射性核素摄入导致严重确定性健康效应的剂量阈值

效　应	靶器官	照射类型	RBE	30 d 待积 RBE 加权吸收剂量 $AD_{T·05}(\Delta^b)$/Gy-Eq
造血损伤	红骨髓	α 辐射体吸入或食入	2	0.5～8
		β/γ 辐射体吸入或食入	1	
肺　炎	肺脏（肺泡）	α 辐射体（S 或 M 型）吸入	7	30～100
		β/γ 辐射体（S 或 M 型）吸入	1	
消化道损伤	结肠	α 辐射体吸入或食入	—	—
		β/γ 辐射体吸入或食入	1	20～24
急性甲状腺炎	甲状腺 a	吸入或食入放射性核素	0.2～1	60
甲状腺功能衰退				2

a 甲状腺产生确定性效应，外照射的效能比 ¹³¹I 内照射高出 5 倍，所以 ¹³¹I 的 RBE 为 0.2，而其他放射性核素的 RBE 为 1；b Δ 为待积 RBE 加权吸收剂量的时间段，表中 Δ = 30 d

二、临床表现

内照射放射病的临床表现以与外照射急性放射病或亚急性放射病相似的全身性表现为主，或以该放射性核素靶器官的损伤为主，并往往伴有放射性核素初始进入体内途径和经过的代谢途径（如肺脏、肠道和肾脏）的损伤表现。

（一）内照射放射病初期反应

内照射放射病初期反应症状不明显或延迟，恶心、呕吐和腹泻仍为其主要临床表现。但放射性核素以吸入途径进入机体时，一般无腹泻出现。呕吐出现时间和严重程度与放射性核素摄入量密切相关。

（二）均匀放射性核素分布

均匀或比较均匀地分布于全身的放射性核素引起的内照射放射病，其临床表现和实验室检查所见与外照射放射病相似，可有不典型的初期反应、造血障碍和神经衰弱综合征。

（三）选择分布的放射性核素

选择分布的放射性核素则以靶器官的损害为主要临床表现，同样伴有神经衰弱综合征和造血功能障碍等全身表现。

靶器官的损害因放射性核素种类而异：① 放射性碘引起甲状腺功能低下、甲状腺结节形成等；② 镭和钍等亲骨性放射性核素引起骨质疏松、病理性骨折等；③ 稀土元素和以胶体形式进入体内的放射性核素引起网状内皮系统的损害。

三、实验室检查和处理原则

实验室检查主要有三个方面：① 常规检查，包括血常规、淋巴细胞微核率和染色体畸变率检查等；② 放射性核素检测，包括体外测量和生物样品分析；③ 针对放射性核素在体内选择性蓄积的脏器，做相应的脏器功能检查。

处理原则包括：① 对有过量放射性核素进入体内的人员进行及时、正确的初期医学处理；② 加强营养、注意休息，需要时应有计划地进行放射性核素的加速排出和综合对症治疗；③ 脱离放射性核素接触。

（赵银龙）

主要参考文献

[1] 王红波, 张庆召, 张震, 等. 核医学科工作人员职业性内照射研究进展[J]. 中国辐射卫生, 2016, 25(2):251-254.

[2] 王红波, 张松辉, 黄晨旭, 等. 基于生物监测的内照射剂量估算的不确定度概况[J]. 职业与健康, 2021, 37(24):3448-3451, 3456.

[3] 黄丽华, 郑琪珊, 张燕, 等. 接触^{131}I放射性核素工作人员内照射剂量估算方法的初步研究[J]. 中华放射医学与防护杂志, 2021, 41(12):898-905.

[4] 中国国家标准化管理委员会. 中华人民共和国国家标准 (GB/T 16148—2009). 放射性核素摄入量及内照射剂量估算规范. 2009.10.15发布, 2009.12.1实施.

[5] 中华人民共和国国家卫生和计划生育委员会. 中华人民共和国国家职业卫生标准 (GBZ/T 269—2016). 尿样中总α和总β放射性检测规范. 2016.6.28发布, 2016.11.1实施.

[6] 中华人民共和国国家质量监督检验检疫总局. 中华人民共和国国家标准 (GB 18871—2002) 电离辐射防护与辐射源安全基本标准. 2002.10.8发布, 2003.4.1实施.

[7] 中华人民共和国国家卫生和计划生育委员会. 中华人民共和国国家职业卫生标准 (GBZ 129—2016). 职业性内照射个人监测规范. 2016.6.28发布, 2016.11.1实施.

[8] 中华人民共和国国家卫生和计划生育委员会. 中华人民共和国卫生行业标准 (WS/T 583—2017). 放射性核素内污染人员医学处理规范. 2017.10.27发布, 2018.5.1实施.

[9] 中华人民共和国卫生部. 中华人民共和国卫生行业标准 (GBZ/T 216—2009). 人体体表放射性核素污染去污处理规范. 2009.3.6发布, 2009.12.1实施.

[10] 中华人民共和国国家卫生和计划生育委员会. 中华人民共和国卫生行业标准 (WS/T 467—2014). 核和辐射事故医学响应程序. 2014.10.24发布, 2015.4.1实施.

[11] 中华人民共和国卫生部. 中华人民共和国国家职业卫生标准 (GBZ 96—2011). 内照射放射病诊断标准. 2011.11.23发布, 2012.5.1实施.

[12] NCRP Report No. 161, Management of Persons Contaminated with Radionuclides, 2008.

[13] The Radiation Emergency Assistance Center, The Medical Aspects of Radiation Incidents. Oak Ridge, 2013.

第四章 放射性皮肤疾病

第一节 概 述

放射性皮肤疾病（radiation skin diseases）是指电离辐射对皮肤直接作用所引起的疾病，或称为放射性皮肤损伤（radiation skin injury）、放射性皮肤烧伤（radiation skin burn）。皮肤是人体受到电离辐射时最先接触的器官，也是研究射线对机体作用最早受到关注的器官。早在1895年Roentgen发现X射线和1896年Becquerel发现天然铀的放射性后不久，放射线很快在科学研究和临床医学中得到应用。1896年，X射线球管制造者Grubbe在无防护措施的条件下进行研究工作，手部发生了皮炎。1896年，Stevenn及Leppin相继最先报道了X射线对皮肤的损伤。1897年，Gilchrist报道了23例X射线性皮炎。1901年，Becquerel及Curie最早报道了镭致皮肤效应。1902年，Condman报道了172例X射线引起的皮肤烧伤；同年，Frieben发现X射线所致皮肤溃疡继发了皮肤癌。

随着科学技术的发展，核技术已经广泛地用于许多领域，由此造成的损伤也日益增多。通常放射性皮肤损伤多见于核工业生产、辐照加工、工业探伤、放射性实验室、原子反应堆及核电站等意外事故；也常见于应用放射线诊断和治疗某些疾病过程或由此引发的意外事故。另外，放射性皮肤损伤也见于核武器爆炸和核恐怖事件中。在核战争条件下，主要是体表受到放射性落下灰沾染而引起的皮肤放射性损伤。在核恐怖事件中，主要是使用能释放放射性物质的装置或袭击核设施引起放射性物质的释放，使人体皮肤表面受到放射性物质的沾染而致皮肤损伤。1945年8月，日本广岛和长崎原子弹爆炸后，出现了首批核武器照射所致人类皮肤放射性损伤。1949年，Knowlton详尽地描述了在太平洋恩尼威托克岛核试验时受到放射性落下灰污染后β射线对人的皮肤损伤情况。1954年，比基尼岛热核武器试验时，马绍尔群岛居民，受到不同程度的落下灰沾染，发生β射线皮肤放射损伤。引起皮肤放射损伤的常见的射线有β射线、X射线、γ射线、高能电子束和中子等。

一、放射性皮肤疾病的致病原因

（一）事故性照射

1986年4月26日，苏联切尔诺贝利核电站严重事故中，受伤者为核电站工作人员和消防战士，多数为25～35岁男性，由于污染的灭火液体和粉尘附着在衣服、鞋和液体喷溅，使人体受到β射线和γ射线照射，在体表和口唇、口腔黏膜、结膜和咽喉等部位受到不同程度的放射性损伤。β粒子沉积在皮肤和衣服引起烧伤，加重了急性放射病的病情，约有50%放射病患者伴有皮肤损伤（IAEA 1986，UNSCEAR 1988）。全身照射超过4 Gy的患者都有放射性皮肤损伤。在56例放射性皮肤损伤患者中，有20例死亡，其主要致命原因是皮肤损伤（超过体表面积40%）；有些死亡者有严重皮肤损伤，但是全身放射病不严重，同样在照后14～18 d死亡。

我国核工业系统从1959－1988年发生194起辐射事故，造成工作人员皮肤损伤的事故有31起，约占16%，涉及60例；其中，2例手部功能严重障碍，丧失劳动力，为Ⅰ～Ⅲ度，皮肤吸收剂量为5～196 Gy，以手部皮肤损伤最为多见。最严重事故发生在1988年2月10日，某单位一台电子辐照加工装置，由于违章运行，造成8名工作人员皮肤44.5～196 Gy过量受照，导致皮肤辐射损伤，造成Ⅲ度损伤者4例。

1996年1月5日上午，吉林某公司民工"文"在建筑工地捡到一枚^{192}Ir放射源，将其放在右裤袋内，其放射性活度为2.765 TBq。"文"于照后第2天入院治疗，估算全身剂量2.9 ± 0.3 Gy，左手腕8.3 Gy，右下肢68.9～3 737.8 Gy（贴近放射源处），左大腿10～15 Gy。照后2 h右下肢麻木抽搐，4 h红斑，20 h严重肿胀，48 h出现水疱。照后早期，做了右大腿、左前臂截肢手术，右手修复手术。1年后，左下肢膝关节出现挛缩、畸形和溃疡，肌肉纤维化，进行截肢处理。

2014年5月7日上午，王某在南京某厂区打扫卫生时，捡到^{192}Ir放射源装入工作服上衣右侧口袋（位置较低，站立时源恰好处于右侧大腿外侧），后将其丢弃。事发时放射源活度为26.12 Ci（966.4 GBq），王某接触放射源时间约3.5 h。受照后第5天入院接受治疗，患者的生物剂量估算结果为急性局部不均匀照射，全身等效剂量为1.51 Gy（95% CI: 1.40～1.61），物理方法估算结果为右手5.87 Gy，右下肢皮肤最大剂量值约为4 100 Gy，诊断为右手Ⅱ度急性放射性皮肤损伤、右下肢Ⅳ度急性放射性皮肤损伤。最终，经过378 d的精心救治出院，右下肢Ⅳ度急性放射性皮肤损伤伤口愈合，但仍存在活动障碍。

（二）医疗性照射

放射性皮肤损伤是接受肿瘤放射治疗中常见的不良反应，多见于肉瘤、乳腺癌、肛门癌、外阴癌和头颈癌患者。据国外研究报道，接受放射治疗的恶性肿瘤患者中高达95%会出现不同程度的放射性皮肤损伤，头颈部恶性肿瘤放射治疗患者中放射性皮肤损伤发生率大约占90%～95%。此外，介入性放射学是近年来发展起来的新技术，在计算机新技术和生物工程新材料的基础上采用放射诊断学手段进行临床诊断和治疗。在一些放射性介入操作中，患者可能接受大剂量照射，引起皮肤和眼晶体损伤。引起高剂量照射的原因主要是荧光照射时间长、X射线拍片数量多和采用管电压较低。有报道，经过多次冠状血管造影和冠状血管扩张术病例，14例中有3例受5.6～9.5 Gy剂量照射而出现皮肤色素沉着、毛细血管扩张。另外，也有引起皮肤溃疡、坏死病例的报道。

（三）职业性照射

长期接触超剂量当量限值的照射可致皮肤放射损伤。例如，医院放射科工作人员在X射线透视及骨科医生在整骨、复位或取异物时，接受超剂量当量限值的照射；早期镭疗的镭源清洗装配和植入镭医务人员；核工业中的反应堆、核燃料后处理及放射性同位素生产使用中，不注意防护而造成的损伤。从我国核工业1955 – 2001年从业人员职业病调查，发生物理因素职业病89例；其中，β射线引起的放射性皮肤烧伤85例，占95.5%。这些职业性照射，20世纪80年代以前主要发生在核工业生产、辐照加工，以后则多发生于核技术转民应用的开发中。

（四）核武器爆炸及核试验

在核武器爆炸和核试验时，γ射线或中子流外照射或放射性落下灰污染体表，如果不及时洗消体表，放射性落下灰中裂变产物照射皮肤，可引起放射性皮肤损伤。

根据国内181例放射性皮肤疾病统计，其致伤原因参见表4-1。从中可见，事故性照射占首位，其次是放射治疗时的合并症和职业性照射。

表4-1　放射性皮肤疾病病因

致伤原因	例　数	百分比 / %
^{60}Co γ 射线、X 射线和加速器操作事故	41	22.6
肿瘤患者放射治疗	40	22.1
皮肤病放射治疗	33	18.2
反应堆、核燃料后处理的意外照射	28	15.5
X 射线、镭疗医务工作者职业性照射	24	13.3
X 射线透视下取异物及骨折复位	10	5.5
X 射线检查食品罐头	3	1.7
注射胶体金外溢	2	1.1

二、放射性皮肤疾病的分类

（一）按临床经过分类

1.急性放射性皮肤损伤

身体局部受到一次或短时间（数日）内多次大剂量（X射线、γ射线及β射线等）外照射所引起的急性放射性皮炎（acute radiation dermatitis）及放射性皮肤溃疡（acute radiation dermal ulcer），称为急性放射性皮肤损伤（acute radiation skin injury）。此外，在较长时间内，大剂量分次局部照射，如X射线、γ射线或β粒子治疗恶性肿瘤或皮肤良性疾病的并发症，由于临床特征与大剂量一次照射类似，故一起进行阐述；但是，在照射间隔期内，由于皮肤损伤的修复，这类损伤与较大剂量一次照射比较病变轻而浅，亦有人将其分为亚急性放射性皮肤损伤（subacute radiation skin injury）。

2.慢性放射性皮肤损伤

由急性放射性皮肤损伤迁延而来，或由小剂量长期照射（职业性或医源性）后引起的放射性皮炎及放射性皮肤溃疡，称为慢性放射性皮肤损伤（chronic radiation skin injury），常见于从事放射性工作人员或急性放射性皮肤损伤迁延所致。

（二）按接触放射源的性质分类

按接触放射源的性质分类分为：① X射线和γ射线照射引起的放射性皮肤损伤；② β射线照射引起的放射性皮肤损伤。

第二节　放射性皮肤疾病的病理变化及发病机制

电离辐射作用于组织后，使组织细胞内的物质代谢、酶的活性、染色体的形态和功能都受到影响和损害，产生一系列生物效应，从而使组织细胞呈渐进性、持久性和不可逆的退行性改变和坏死。

一、病理变化

电离辐射对皮肤的损伤主要是射线造成组织细胞的直接损害和微血管的广泛损伤。局部皮肤辐射损伤组织的早期主要为上皮的生发层和皮下血管的变化，晚期（慢性）除了进行性血管损害的变化外，还有血管壁周围的炎性细胞浸润，形成瘢痕，加重损伤。

（一）皮肤上皮细胞和附属器

皮肤上皮细胞和附属器的上皮细胞对放射线是比较敏感的组织，受到一定剂量照射后，可发生一系列渐进性改变。受到小剂量（≥ 3 Gy）照射后，表皮和毛囊的基底细胞分裂减少，并有轻度肿胀；表皮下乳头血管扩张，真皮层出现水肿。受到大剂量（≥ 10 Gy）照射后，上皮细胞多呈空泡变，细胞核增大或缩小，真皮层肿胀；久之，细胞可发生崩解，可见细胞层次减少，有时也可出现区域性棘细胞层肥厚，汗腺和毛囊上皮萎缩、退变或消失。近年，通过电子显微镜观察，皮肤局部放射性溃疡的病变特点为成纤维细胞和毛细血管明显减少，成纤维细胞变性；病程在6个月以内者，主要是粗面内质网减少、扩张和脱颗粒；病程在6个月以上者，主要是粗面内质网及核蛋白体全面和极度减少，线粒体空泡化，同时微管和微丝减少。受到更大剂量照射后（≥ 20 Gy），深部组织（皮下组织、肌肉和骨骼等）细胞发生变性、坏死。

（二）血管及其周围组织

血管内皮细胞对电离辐射较为敏感，损伤早期，真皮毛细血管充血、扩张，血流瘀滞，血管通透性增加；小血管壁肿胀，出现玻璃样变性，纤维素样坏死，胶原纤维和嗜银细胞肿胀和崩解等血管内膜炎改变。继之，造成血管壁增厚、管腔狭窄或闭塞、血液循环障碍及血管壁周围的炎性浸润；久之，形成纤维化瘢痕，压迫血管，又加重血管损伤。随着微血管系统损害的逐渐加重，血管数目减少，组织内因微循环障碍而缺血、缺氧，进而使组织受到破坏，由此加重了组织细胞的变性坏死。

二、发病机制

随着细胞生物学和分子生物学的发展，对放射性皮肤损伤的认识已经由形态学和病理生理学逐步深入到分子水平。放射性皮肤损伤的分子机制涉及多种因素，辐射诱导的DNA链断裂、炎症反应以及活性氧（reactive oxygen species, ROS）被认为是辐射诱发组织损伤的触发因素。目前认为，放射性皮肤损伤难愈合与照射后产生大量自由基、炎症反应以及凋亡相关基因、生长因子和信号通路改变密切相关。机体细胞受到电离辐射作用产生大量ROS，ROS可损伤DNA，激活p53基因表达，改变Bcl-2/Bax比值，进而导致细胞周期阻滞、DNA损伤无法修复，诱导细胞进入凋亡状态，同时受照后皮肤组织过度炎症反应抑制细胞增殖及肉芽组织生长，导致创面难以愈合。早期炎症反应主要由促炎细胞因子，如IL-1、IL-3、IL-5、IL-6、肿瘤坏死因子（TNF-α）、趋化因子（如IL-8、嗜酸性粒细胞趋化因子）、酪氨酸激酶受体及黏附分子（ICAM-1、VCAM和E-选择蛋白）等引起，而慢性放射性皮炎的发生发展与转化生长因子β（TGF-β）相关。

第三节　放射性皮肤疾病的影响因素

一、射线的种类与能量

射线种类和能量不同，引起皮肤损伤的程度有差别。射线照射皮肤后，只有能量被皮肤吸收才能产生皮肤生物效应。能量较低、电离密度较高及穿透力较弱的软射线易被皮肤浅层组织吸收。相反，能量较高、电离密度较低及穿透力较强的硬射线，易透过皮肤达深层组织，最大剂量可达皮肤表层下3～5 cm深度，引起深层组织损伤。

β粒子能量在0.1 MeV时，组织半吸收厚度在0.08 mm处，其最大射程为0.158 mm，相当于人体皮肤的表皮层，空气中为10.1 cm；能量在0.2～0.6 MeV时，其最大射程为0.49～2.46 mm，相当于皮肤的真皮层；软β射线组织射程大约1～8 mm。硬β射线（能量在2 MeV以上）可引起皮下组织损伤，β射线在组织中射程一般为8～11 mm。因此，要造成皮肤损伤，就必须距辐射源很近或直接接触皮肤（图4-1）。

γ射线电离密度低、穿透力强，次级射线角的分布主要向前、向周围散射少，多达深层组织，一般组织射程5～7 cm；皮肤一旦损伤，伤区较深，愈合后形成的瘢痕也较重。中子组织射程为2～5 cm。

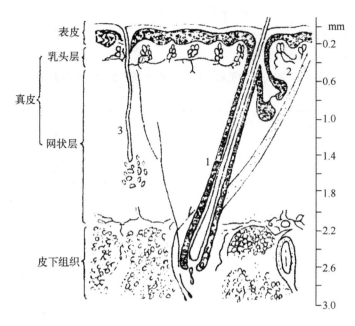

1.毛囊；2.皮脂腺；3.汗腺

图4-1　皮肤结构模式图

X射线情况较复杂，X射线球管阴极所发出的电子能量与电压成正比，一般X射线机（除加速器外）大约98%的能量转为热能，2%转为电磁波辐射。电磁波的能量与电子能量成正比，故与所加电压亦成正比。电压愈高，则X射线的能量愈大，穿透力亦愈强。临床诊断用X射线为80～100 kV。临床治疗用X射线机，根据能量高低分为临界X射线（6～10 kV）、接触X射线（10～60 kV）、浅层X射线（60～160 kV）、深层X射线（180～400 kV）、高压X射线（400 kV～1 MeV）和高能X射线（2～5 MeV），主要由加速器产生。< 20 kV的X射线，在组织射程为1～5 mm，仅引起皮肤损伤，出现红斑、水疱，基本无后遗症。40 kV的X射线约50%的能量是在组织3 mm深度吸收。100 kV的X射线0.8%在组织1 mm处吸收。随电压加大，电子能量亦增大，对皮肤损伤亦加深，可达组织深层3～5 cm，不仅引起表皮损伤，而且引起真皮、皮下组织损伤，甚至引起肌肉和骨骼损伤。

二、剂量、剂量率与间隔时间

照射剂量及剂量分割方式与皮肤损伤程度有关。同一种射线，能量相等情况下，随剂量加大，损伤加重（表4-2）。许多临床研究资料证实，肿瘤大分割放疗（hypofractionated irradiation，HFI）与常规分割相比疗效相当，但能有效减轻皮肤损伤的程度。Kawaguchi等研究报道，乳腺癌患者保乳手术后应用大分割全乳房放疗（41.6 Gy/16 F）与常规分割全乳房放疗（50 Gy/25 F）比较，HFI发生2级以上放射性皮肤损伤和乳房疼痛的发生率明显降低。

表4-2　各类射线引起急性放射性皮肤损伤的分度与剂量

（单位：Gy）

皮肤损伤程度	软 X 射线（≤100 kV）	硬 X 射线（>100 kV）	γ 射线	β 射线
Ⅰ度脱毛	≥3	≥5	≥5	≥3
Ⅱ度红斑	≥5	≥8	≥8	≥5
Ⅲ度水疱	≥10	≥15	≥15	≥10
Ⅳ度溃疡坏死	≥15	≥20	≥20	≥15

照射剂量率与皮肤损伤程度有关。剂量率愈大，照射的间隔时间愈短，皮肤的损伤愈重。例如，用^{90}Sr β射线照射大鼠皮肤，当剂量率为2 Gy/48 h，总剂量达120 Gy时，仅偶见红斑反应；当剂量率为10 Gy/24 h时，总剂量60 Gy，80%受照部位发生湿性脱屑，全部出现干性脱屑。

照射间隔时间的长短（不同的照射方式）也影响皮肤损伤程度。X射线或γ射线使人皮肤在10 cm^{2}照射野内产生生物效应的剂量值，依照射方式不同而异。产生皮肤红斑，一次照射为6~8 Gy，分次照射可达30 Gy；造成干性脱屑、湿性脱屑和组织坏死的剂量也随着分次照射而增高。

三、受照面积

用相同的剂量照射皮肤，受照面积大，因散射线的作用，皮肤损伤重，恢复也慢。而受照面积小，周围健康组织多，越容易从周围正常组织修补，恢复快。照射野直径（L）与等效剂量（D）的关系如下：

$$D \propto \frac{1}{\sqrt[3]{L}}$$

照射野直径越大，面积增大，则等效剂量越小。大致估计二者关系，照射野面积增加为原先10倍，剂量减至一半，但照射野面积超过400 cm^2，皮肤表面积变化几乎无影响。

在临床上，一般认为，要防止皮肤损伤，就必须随着照射野面积的增大而减少剂量。例如，^{90}Sr/^{90}Y源，在其直径为5 mm时，70 Gy照射后才能在照射野50%的面积上引起湿性脱皮，而当源的直径为23 mm或达40 mm时，仅27 Gy就可引起变化。

四、生物和理化因素

（一）生物因素

1. 性别、年龄和皮肤颜色

皮肤放射敏感性，女性高于男性，但亦有人认为性别间无差异。儿童皮肤较成人敏感；60岁以上老年人皮肤对射线反应迟钝。因此，在皮肤疾病用同位素敷贴治疗时，儿童剂量要相应减少，以免引起皮肤损伤。但是，由于皮肤损伤修复能力随年龄增长而降低，所以损伤后遗症逐渐增多。电离辐射诱发超额皮肤癌的危险受到紫外线（ultraviolet ray, UV）的影响，与皮肤色素沉着程度有关。白种人危险最大，人种之间易感性相差50倍。

2. 皮肤结构和解剖部位

在皮肤及附属器中，以皮脂腺（sobaceous gland）、毛囊（hair follicle）及表皮（epidermis）基底层细胞对射线较敏感。皮脂腺对射线最敏感，照射后由于皮脂腺分泌抑制或破坏引起皮肤干燥，皮脂腺损伤持续时间较长。在毛囊中，尤其头发和阴部毛囊最敏感，其次是腋毛、眉毛、胸腹部和暴露部位汗毛。毛囊的放射敏感性与毛发生长率有关，生长愈活跃的毛囊，放射敏感性愈高。在皮肤结构中，男性表皮层平均厚度大约 $50 \sim 120~\mu m$；不同部位厚度有很大差异，手掌约 $500 \sim 650~\mu m$，足底 $940 \sim 1~400~\mu m$。真皮层约 $1~100 \sim 2~600~\mu m$。女性比男性薄。据估算，绝大多数严重损伤的深度为 $300 \sim 500~\mu m$，相当于皮肤真皮层。因此，表皮和真皮的损伤是放射性皮肤损伤的主要靶区。照后早期，表皮基底层细胞破坏；晚期，血管内皮细胞损伤（主要在真皮层），都是放射性皮肤损伤的主要病变。汗腺（sweat gland）敏感性较低。Borak在1936年指出，高压X射线使表皮和皮肤附属器官上皮致死的剂量为：皮脂腺12 Gy，毛囊16 Gy，表皮20 Gy，汗腺25 Gy。

放射敏感性与解剖部位有关。潮湿和压迫摩擦的皮肤部位敏感性高，其顺序为：① 颈前部、肘窝和腋窝部；② 四肢屈侧、胸部和腹部；③ 色素浅的面部；④ 背部和四肢伸侧；⑤ 色素深的面部；⑥ 颈后部；⑦ 头皮；⑧ 手掌和足底。敏感性不同的原因之一，可能由于表皮细胞动力学和表皮厚度不同，细胞更新活跃，表皮薄的部位射线敏感性高。此外，血管分布少，氧供应差的部位射线敏感性较低。

3. 机体生理和病理状态

妊娠期或月经期放射敏感性高。某些疾病，如患肾炎、结核病、心脏病、高血压、各种皮炎以及代谢性、内分泌性疾病（糖尿病、甲亢等）时，皮肤敏感性增高。引起高血压患者皮肤红斑的剂量要较一般正常人少10%～20%，糖尿病患者减少30%～40%；银屑病患者只需正常人皮肤红斑剂量的60%～80%，即可产生明显的红斑。

（二）理化因素

热、光、紫外线以及能引起皮肤充血的化学物质（如碘、酸和碱等），能提高皮肤对射线的敏感性，在受照射前曾经日晒的部位所发生的红斑比较明显；压迫、寒冷和冻伤等引起血液循环不良时，皮肤对辐射的抵抗力降低，放射治疗时应加以考虑。肿瘤再程放疗时，皮肤已经过1个疗程照射，对射线的耐受性大大降低；若行再程放疗，更易产生严重并发症。另外，在肿瘤治疗中，同期放化疗（包括同步放化疗、诱导化疗后的放疗及放疗结束后的巩固化疗等）增加患者发生皮肤损伤的概率。

五、放射性落下灰损伤皮肤的影响因素

由于核武器爆炸、核试验及核恐怖活动等原因引起核爆炸时产生的大量放射性核素，在高温下气化，分散于火球内，当火球冷却成烟云时，与烟云中微尘以及由地面上升的尘土凝结成放射性微粒，受重力作用向地面沉降，称放射性落下灰（radioactive fallout）。

（一）放射性落下灰理化性质

放射性落下灰本身成分可刺激皮肤，如比基尼岛核试验的落下灰含有大量氧化钙（CaO）成分，可刺激皮肤加重损伤，刺激眼睛流泪。放射性落下灰中可溶性成分约占10%～20%，能紧密地与皮肤接触，经正常皮肤吸收。距离爆心越近，受到大颗粒放射性落下灰污染多，下降快，放射性活度高，皮肤放射性损伤越严重。

（二）射线的性质和剂量

放射性落下灰中主要为β射线，核爆炸早期，平坦表面的β粒子大约是γ射线辐射剂量的140倍。但实际情况，β射线辐射剂量低于预计值。距裂变产物污染1 m远处，β∶γ比值为2～3∶1。在表皮分布不均匀，损伤多为点状且浅表。β粒子平均能量为0.1 MeV的约占50%～80%，能量在表皮被吸收，可引起表皮损伤；其余20%～50%，平均能量为0.6 MeV，可引起真皮层损伤。因此，由落下灰污染引起的皮肤损伤深度也是不等的，这主要由落下灰中射线的性质和能量决定。落下灰中β射线在短时间达6 Gy以上时，可引起β射线皮肤烧伤，此剂量高于X射线或γ射线致皮肤损伤的剂量。

（三）体表防护情况

人体皮肤直接受到放射性落下灰沾染，或直接接触到严重污染的物体才能发生皮肤损伤。因此，通常见于人体表暴露部位，如手、面和颈部；以及易积垢、多汗部位，如头、腰围、腋窝和肘前窝等。当放射性落下灰沉降时，位于室内的居民不发生皮肤损伤，有遮挡的部位，皮肤损伤也较轻，暴露部位损伤则较重。因此，事先隐蔽在室内或穿戴好衣裤、帽子、手套和遮挡颜面，可避免严重皮肤放射损伤。当放射性落下灰污染皮肤，可附着在皮肤并持续一定时间。大部分粒子预计维持2 h（1 000 μm直径粒子）至7 h（50 μm粒子直径）不等。污染越严重、持续时间越长，皮肤受照剂量越大，损伤越重。早期去除落下灰污染，可明显减轻放射性皮肤损伤。

第四节　临床表现

一、急性放射性皮肤损伤

急性放射性皮肤损伤是一次大剂量射线照射，或短时间多次照射，或在较长时间内大剂量分次照射皮肤后所引起，临床分成4度。下面以一次大剂量照射典型临床经过予以介绍，其他照射方式可参照本文进行评定。

（一）Ⅰ度急性放射性皮肤损伤

低LET辐射，单次短时间照射3～5 Gy，能引起暂时性脱毛；7～10 Gy为永久性脱毛。在数周内分次照射50～60 Gy，可引起永久性脱毛。

1. 初期反应期

受照射当时，皮肤局部无任何症状，24 h后可出现轻微红斑，但很快就消失。

2. 假愈期

假愈期时，受照射皮肤局部无任何症状。

3. 基本反应期

基本反应期也称临床症状明显期。皮肤受照射3～8周后出现毛囊丘疹和皮肤附属器受损引起的暂时脱毛等症状。

4. 恢复期

恢复期时，受照射皮肤局部无任何改变，毛发可再生。

（二）Ⅱ度急性放射性皮肤损伤

低LET辐射，单次照射5～10 Gy，分次照射30 Gy时，即可出现Ⅱ度急性放射性皮肤损伤。在此剂量照射下，皮肤附属器及皮肤本身均受损伤，其病程具有分期性。

1. 初期反应期

受照射当时，皮肤局部可以无任何症状，经3～5 h后，皮肤局部仅出现轻微的瘙痒和灼热感继而逐渐出现轻度肿胀和充血性红斑，1～2 d后红斑和肿胀暂时消退。

2. 假愈期

受照射后2～6周，皮肤局部通常无任何症状。

3. 基本反应期

经过2～6周的假愈期后，局部皮肤又出现轻微的瘙痒、灼热和潮红，并逐渐加重，直到又出现明显红斑和轻微灼痛，一般持续4～7 d后转为恢复期。

4. 恢复期

皮肤受照射后出现的上述症状逐渐减轻，疼痛缓解，红斑逐渐转为浅褐色，出现粟粒状丘疹，皮肤稍有干燥、脱屑和脱毛，或伴有轻微的瘙痒等症状。以上症状一般在

2～3个月可以消失，毛发可再生，无功能障碍或不良后遗症。

（三）Ⅲ度急性放射性皮肤损伤

Ⅲ度急性放射性皮肤损伤，又称湿性脱皮（moist desquamation）或湿性皮炎（wet epithelitis）。低LET辐射，一次照射10～20 Gy，分次照射总剂量20～40 Gy或以上时，即可发生Ⅲ度急性放射性皮肤损伤。

1. 初期反应期

受照射当时，皮肤可出现一过性灼热、麻木感，24～48 h后相继出现红斑灼痛和肿胀等症状。

2. 假愈期

皮肤受照射24～48 h后，上述症状逐渐减轻乃至消失，无明显临床症状。但此期较Ⅱ度损伤稍短，为1～3周。

3. 基本反应期

经过假愈期，受照射皮肤局部再次出现红斑、色泽较前加深，呈紫红色，肿胀明显，疼痛加剧；并逐渐形成水疱，开始为小水疱，3～5 h后逐渐融合成大水疱，疱皮较薄，疱液呈淡黄色，水痕破溃后形成表浅的糜烂创面。如果是放射治疗等分次照射引起的损伤，可无明显水疱，表现为表皮松解、创面糜烂和渗出较多等湿性皮炎反应。

4. 恢复期

因放射性皮肤损伤引起的水疱或创面经适当的处理后，如无感染，一般4～5周后上皮开始生长，但较缓慢，新生上皮菲薄、弹性差。经过一段时期后常转为慢性改变，如皮肤变薄、毛细血管扩张和皮肤色素减退与沉着相间，呈"大理石"样；毛发脱落，不再生长；皮脂腺、汗腺萎缩，排汗功能障碍；久之，局部组织纤维化。如受外界刺激，易反复破溃；如继发感染，常形成溃疡，很难愈合。

（四）Ⅳ度急性放射性皮肤损伤

低LET辐射一次照射20 Gy以上，分次照射总剂量40～120 Gy时，即可产生Ⅳ度急性放射性皮肤损伤，其损伤的临床经过急剧而严重。

1. 初期反应期

于受照射当时或数小时后，皮肤即出现明显的灼痛、麻木、红斑及肿胀等症状，且逐渐加重。

2. 假愈期

此期较短，一般为数小时或10 d以内；大多数仅于受照射后1～2 d局部红斑、肿痛等症状稍有减轻，但不能完全消失，通常2～3 d后即进入基本反应期；重者可以无明显假愈期。

3. 基本反应期

在基本反应期，红斑反应明显，红斑颜色逐渐加深，常呈紫褐色，肿胀加重，疼痛剧烈，并相继出现水疱和皮肤坏死区，坏死的皮肤大片脱落，形成溃疡。局部淋巴结显著肿大，特别是在继发感染时，淋巴结肿大更为明显。病情严重，患者主诉全身无力、精神不佳、食欲减退、恶心呕吐或有腹泻等。白细胞显著减少，易并发脓毒血症及败血症而危及生命。整个皮肤层及附属器均严重损伤，毛发永不再生。严重者发生缺血性坏疽，可导致死亡。

4. 恢复期（慢性期）

面积较小（直径 ≤ 3 cm）或相对较浅的溃疡，经一段时期的换药及应用其他辅助治疗后可望愈合，但新生的上皮极不稳定，稍遇刺激易发生皲裂或破溃。面积大而深的溃疡逐渐扩大、加深，容易继发细菌感染；重者可累及深部肌肉、骨骼、神经干或内脏器官。放射性溃疡愈合极为缓慢，有的完全不能愈合，溃疡基底及周围形成瘢痕；位于功能部位的严重损伤，常伴有功能障碍；毛囊、皮脂腺均破坏，不再恢复。

在放射事故及在核武器爆炸时，常发生放射性皮肤损伤和全身照射损伤。放射性皮肤损伤可能是加重全身照射造血障碍的复合因素或致命性因子；反过来，全身照射又延缓和影响到皮肤损伤的愈合。各度急性放射性皮肤损伤的剂量估计值及临床特点参阅表4-3。

表4-3　急性放射性皮肤损伤临床特征

分　　度	Ⅰ度脱毛	Ⅱ度红斑（干性皮炎）	Ⅲ度水疱（湿性皮炎）	Ⅳ度溃疡，坏死
参考阈值 / Gy	3 ～	5 ～ 30	10 ～（20 ～ 40）	20 ～（40 ～ 120）
初　　期	照后皮肤轻度发红，瘙痒	照后 3 ～ 4 d 初期红斑，瘙痒，灼痛	照后 2 d 内明显初期红斑，麻木肿胀疼痛	受照当时或 1 d 内红肿显著，剧痛，瘙痒，烧灼感和麻木
假愈期（周）	2 ～ 4	2 ～ 3	1 ～ 2	< 1 或无
基本反应期	毛囊角化性丘疹，毛发脱落，轻度灼热或瘙痒持续 2 ～ 3 周	初为淡红色斑，后变深红色，毛发脱落，皮肤干燥烧灼样痛，瘙痒，持续 2 ～ 4 周	红斑加深，明显水肿，毛发脱落，形成水疱破后出现创面，烧灼疼痛，持续 1 ～ 2 个月	明显红肿，水疱破裂形成溃疡可深达肌肉、骨骼，常合并感染，疼痛剧烈，可有全身中毒症状，持续半年以上
恢复期	皮肤脱屑，轻度色素沉着，2 个月后毛发再生	红斑区干性脱皮，色素沉着	新生上皮薄，弹性差，干燥脱屑，色素沉着或脱失，毛细血管扩张，可留有疤痕	溃疡边缘可有新生上皮，大溃疡长期不愈，形成疤痕，易破溃，色素脱失，周边色素沉着，毛细血管扩张，遗留功能障碍
处理原则	不需治疗	局部保守治疗	局部保守治疗，大疱可减压，对症治疗	局部保守治疗无效时，早期手术，植皮

*括号内为分次照射剂量值

二、慢性放射性皮肤损伤

慢性放射性皮肤损伤多见于局部皮肤长期受到超过年剂量限值的照射；或由急性放射性皮肤损伤迁延而来的患者。

（一）慢性放射性皮肤损伤

慢性放射性皮肤损伤根据临床表现轻重不同分为以下3度。

1. Ⅰ度慢性放射性皮肤损伤

Ⅰ度慢性放射性皮肤损伤，轻者损伤区皮肤干燥、粗糙，轻度脱屑，皮肤纹理变浅或紊乱，轻度色素沉着和毛发脱落；重者局部皮肤萎缩、变薄和干燥，并可见扩张毛细血管，色素沉着与脱失相间，呈"大理石"样改变，瘙痒明显，皮下组织纤维化，常出现皲裂或疣状增生。手部慢性放射性皮炎除皮肤病变外，还常伴有指甲灰暗、纵嵴、质脆和黑色素带状指甲。

2. Ⅱ度慢性放射性皮肤损伤

Ⅱ度慢性放射性皮肤损伤，多见于四肢，常发生在照射后6个月或数年，受损部位皮肤周围色素沉着，中央区色素减退，皮肤萎缩变薄，失去弹性。局部皮肤常逐渐出现非凹陷性水肿，触之有坚实感，深压时又形成不易消失的凹陷，有时局部疼痛明显。手部皮肤萎缩或角化过度，有较多的疣状突起物或皲裂，指纹紊乱或消失。由于损伤区小血管出血、栓塞和干涸，如小煤渣样，称煤点，临床上可见大小两种，大煤点直径1～2 mm，小煤点针尖大小。指甲质脆、增厚、变形或指甲边缘展平外翻呈舟状甲。

3. Ⅲ度慢性放射性皮肤损伤

Ⅲ度慢性放射性皮肤损伤，受照射局部皮肤在上述病变的基础上出现大小不一、深浅不等的溃疡，其轻重与照射量和感染程度有关。此类溃疡的特点是溃疡边界清楚，呈潜行性；底部凹凸不平，肉芽生长不良、污秽，常有一层黄白色纤维素样物覆盖；此类溃疡多伴有不同程度的细菌感染。溃疡四周色素沉着，皮肤及深层组织纤维化，形成瘢痕，使局部硬似"皮革状"。溃疡周围的皮肤可看到逐渐移行的不同程度的损伤，一般紧靠溃疡周围的皮肤脱色而苍白、干燥发亮，再外层皮肤因色素沉着而呈深褐色，萎缩菲薄，然后逐渐移行到正常皮肤。此种溃疡及其周围皮肤的改变为放射性溃疡的特点。晚期放射性溃疡多在某些外界刺激下诱发，如手部皮肤受冻皲裂、摩擦、抓破以及外科手术等。一般，在破溃前常有皮肤瘙痒，个别有针刺样疼痛。一旦破溃，创面很难自行愈合，有时溃疡面上形成假性痂皮，痂下溃疡继续向深层发展，甚至波及骨组织呈坏死性骨髓炎。创面常并发感染，多为绿脓杆菌。溃疡创面因神经末梢受刺激常疼痛难忍，伴有功能障碍。指端严重角化可与指甲融合，或合并肌腱萎缩，关节变形强直。

（二）软组织纤维化

50～60 Gy以上大剂量（累积剂量）照射后，皮下0.5 cm处剂量集中，皮下结缔组织、肌肉和软组织受损更多，照后逐渐出现成纤维细胞增生、肌肉组织纤维化，部分血管退行性改变（图4-2），使软组织的弹性变差而发硬，严重者硬如木板。有时，因合并小静脉和淋巴管堵塞致局部水肿。临床检查局部软组织坚实多有指压痕，故又称"硬结性水肿"。软组织严重纤维化可压迫局部神经组织，产生疼痛和神经支配肌肉发生萎缩等。若发生在关节可影响其活动功能。放疗后1～2年，颈肌纤维化使颈部活动受限，头部肿胀、斜颈等；下肢照射引起下肢或阴囊水肿。

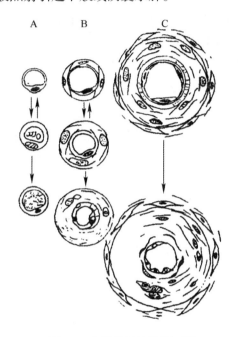

图4-2 血管放射性损伤图解

A.毛细血管；B.细小动脉；C.小动脉

照射开始，毛细血管或细小动脉扩张、渗透性增加，以后呈内腔狭窄，管壁坏死，血栓形成，引起内腔闭塞；小动脉由于壁厚初期无扩张，以后呈进行性狭窄、闭塞

三、β射线皮肤损伤的临床特点

（一）发生情况

我国核工业企业发生的放射性皮肤损伤中，大部分是β射线皮肤损伤。体表沾染的核素β辐射体或以β辐射为主的放射性核素，沾染严重且未能得到及时去污，以至于引起放射性皮肤损伤。β射线皮肤损伤常见于以下情况：① 发生核反应堆事故时，会释放许多放射性很强的、主要发射β射线和γ射线的裂变产物（如^{131}I、^{95}Zr、^{94}Nb和^{90}Sr等），以气溶胶的形式污染现场空气。应急救援时，还有各处散落的裂变产物碎片、经反应堆照射过的燃料元件碎片和工艺、处理事故用的工具等都可成为放射源。因此，如不注意防护，会使应急救援人员受到大剂量β射线照射；② 平时，核电站和核反应堆设备维修，

核燃料后处理厂的裂变产物（如^{90}Sr、^{137}Cs、^{144}Ce和^{147}Pm等）的分离提取和制备，放射性核素药物的生产以及在工农业生产、医疗和科研工作中使用β辐射源时，由于操作不慎、防护不当或出现意外事故时，也会造成β射线皮肤烧伤；③ 在核试验或核武器爆炸时，放射性落下灰中含有大量不同能量的β辐射体，早期落下灰中大部分是^{131}I和稀土元素，晚期落下灰主要是裂变产物^{90}Sr和^{137}Cs等，都是造成急性β射线皮肤烧伤的重要原因。

慢性β射线皮肤损伤多发生于长期接触β射线辐射源而又不注意防护的工作人员，或由急性β射线皮肤烧伤的迁延未愈而来。

（二）损伤特点

1.β射线多在直接接触时发生损伤

由于β射线射程短、穿透力弱，故多在直接接触时发生损伤，常发生在身体暴露部位，如手部、面部和颈部等，其中手部最常见。国内统计核工业中67例β射线皮肤损伤，发生在手部的有53例，其余在足部、腿部及背部。放射性落下灰引起的β射线皮肤损伤多发生在头、面和颈部。

2.β射线所致皮肤损伤表浅，轻重不一

由于β粒子能谱不等及距离不同（距离近者剂量大）、污染程度不等，身体各部位受照剂量不均，其皮肤各部位的临床表现也不一致。皮肤损伤比较表浅，轻重不一，除高能β射线外，损伤达不到皮下组织。

3.急性β射线皮肤损伤临床表现与急性放射性皮肤损伤相似

急性β射线皮肤损伤临床表现与急性放射性皮肤损伤相似，Ⅲ度和Ⅳ度急性β射线皮肤损伤病例多数迁延发展为慢性放射性皮肤损伤。

4.电子束皮肤损伤的临床变化与β射线等照射引起的皮肤损伤具有共同的特点

由于近年来电子静电直线加速器在国内广泛应用，电子束造成皮肤损伤已有报道。电子束皮肤损伤的临床变化与X射线、γ射线及β粒子照射引起的皮肤损伤具有共同的特点。因为电子束的性质与β粒子物理性质相近，故有人将电子束损伤看成是皮肤β射线损伤的不同来源，所不同的是，电子束能量单一，皮肤损伤同时常伴有全身或局部X射线照射。

四、特殊类型放射性皮肤损伤

既往文献上曾报道，照射后引起皮肤丘疹、斑丘疹、丘鳞疹、荨麻疹、麻疹样或猩红热样疹等，各种年龄患者在接触射线过程中或在接触以后都可发生。皮疹可发生于照射区，也可发生在照射区以外的部位。有时，可伴有体温升高。其发生的原因可能是射线作用后而引起内分泌功能紊乱或皮肤变态反应。也有在放疗后4～6个月，累积剂量达60 Gy时，皮肤发生痤疮样及粉刺样病变，可能与结缔组织基质退行性变和毛囊角化物填塞有关，目前已少见。

五、放射性皮肤癌

放射性皮肤癌（radiation-induced skin cancer）是指在电离辐射所致皮肤放射性损伤的基础上发生的皮肤癌，其发病率为0.6%～30%不等，一般可达20%～30%。诱发放射性皮肤癌的剂量，一般在10 Gy以上，近期实验表明，小至1 Gy时也有发生皮肤癌的超额危险。有人认为，中等剂量（30～60 Gy）产生亚致死损伤细胞多，这种细胞易发生癌变。

（一）发病机制

目前，放射性皮肤癌发生机制有两种学说：① 电离辐射直接致癌学说：辐射致癌的靶分子是DNA，引起DNA双螺旋结构复制发生紊乱和错误，细胞突变而发生癌肿，大多数癌症都存在单细胞（单克隆）突变起点，通常认为即使不到百万分之一癌的起动细胞残留下来，也会发展到癌，由此可导出辐射致癌无阈的观点；② 慢性刺激学说：认为慢性放射性溃疡长期受到炎性刺激，可能既是一种致癌因素，又是一种促癌因素。溃疡边缘鳞状上皮反复退变和再生，既可诱发鳞状上皮的突变，也可促使原有突变基础的细胞癌变，最终演变成癌。近年，应用免疫组化方法对慢性放射性溃疡和放射性皮肤癌的研究中发现，p53蛋白功能异常可能与溃疡的反复发作、经久不愈，最后癌变的机制有关。

（二）病理改变和潜伏期

放射性皮肤癌的病理类型除常见的鳞状上皮细胞癌和基底细胞癌外，还有纤维肉瘤和骨肉瘤等。面部多为基底细胞癌，四肢和躯干多为鳞状上皮细胞癌。

从受照开始至发生皮肤癌的时间，即放射性皮肤癌的潜伏期平均20～25年。从出现慢性放射性皮炎到癌变的时间，即放射性皮肤癌的发展期平均10年左右。

（三）临床特征

职业性照射主要是在慢性皮肤损伤的基础上发生癌变，表现为受损部位皮肤萎缩变薄、粗糙、角化过度、皲裂、角质突起或形成溃疡反复发作经久不愈。

放疗后诱发的恶性肿瘤，主要表现为照射野内皮肤出现经久不愈的溃疡，表面一层较厚的干痂，痂下时有渗出物溢出，溃疡边缘出现高低不平结节状新生物，也有表现为疣样增生。病理不同于原发肿瘤的组织学分类，以鳞状细胞癌、肉瘤多见。

放射性皮肤癌，肿瘤细胞分化程度高，恶性程度较低；又因局部组织严重纤维化，血管淋巴管闭塞，癌细胞向周围浸润和转移缓慢。文献报道，头面部皮肤癌颈淋巴结转移占1/5，死亡率7%～10%。

第五节 诊断与鉴别诊断

放射性皮肤损伤诊断可依据明确的受照史、射线的种类、吸收剂量和临床表现，参考辅助检查、组织病理学，排除其他因素所致的皮肤疾病而作出诊断。

一、射线接触史及剂量估算

确切的射线接触史是诊断的可靠依据。注意详细询问患者职业和病史，包括近期或更长时间接触电离辐射情况，如射线种类、受照射时间、皮肤与放射源距离，应用防护用具及体表污染情况。估算受照剂量，必要时模拟现场情况估算，绘制等剂量曲线图，对诊断及指导治疗都有重要意义。

二、症状与体征

（一）急性放射性皮肤损伤

放射性皮肤损伤的临床经过与热烧伤不同，受照射后有一定假愈期，皮肤损伤出现慢。临床上凡有以下症状与体征及经过者应考虑为急性放射性皮肤损伤：① 接触放射性物质过程中或接触后数天内，接触部位皮肤出现红斑、灼痛、肿胀或麻木等；② 上述症状持续1～3 d后红斑逐渐消失，肿、痛减轻或完全消失；③ 继初期红斑消退或症状减轻、消失之后再次出现红斑（二次红斑）、肿胀和灼痛等，并逐渐加重。重症患者，继皮肤红斑后逐渐出现水疱、坏死、糜烂或溃疡等。

急性放射性皮肤损伤的分度诊断主要根据患者的受照史、吸收剂量和逐渐显示出来的皮肤表现作出诊断。不同分度急性放射性皮肤损伤均有其典型的临床表现，因其射线种类、射线能量、吸收剂量、剂量率、受照部位、受照面积和全身情况等而异。可依据3个不同时期的临床特征，特别是临床症状明显期的皮肤表现，并参考局部皮肤吸收剂量值做损伤深度的分度诊断（表4-4、4-5；图4-3～图4-8彩图附后287～288页）。

红斑、水疱及湿性皮炎出现的时间、程度和范围等早期临床诊断指标对放射性皮肤损伤分度诊断尤为重要。红斑是病变严重程度的早期特征，其出现早晚和程度与照射剂量呈正相关，照射剂量大，红斑出现早、颜色较深，假愈期短，二次红斑出现亦早。水疱和溃疡出现的早晚和程度也与照射剂量呈正相关。多数学者认为，假愈期在1周以内者，多发生溃疡坏死，2周内者发生水疱，3周以上者仅产生红斑。

表4-4　皮肤黏膜初期反应与照射剂量关系

皮肤反应		眼睑皮肤		结膜反应	
剂量 / Gy	反应和时间	剂量 / Gy	反应和时间	剂量 / Gy	反应和时间
3	2～3周色素沉着、丘疹、瘙痒和脱毛	2	12～15 h出现红斑	1～2	1 d 后充血
5	3～4 d瘙痒、充血和红斑	4～6	6～8 h出现红斑、水肿、出血和脱毛	3～6	6～7 h充血
>10	1～2 d(通常24 h内)灼痛、红斑和水肿	6～10	1～3 h出现红斑、水肿和脱毛	7～10	1～3 h充血、水肿、分泌物增多和出血点
		>10	坏死、脱毛		

表4-5　急性放射性皮肤损伤分度诊断标准

分度	初期反应期	假愈期（周）	临床症状明显期	参考剂量 / Gy
Ⅰ			毛囊炎、丘疹和暂时脱毛	≥3
Ⅱ	红　斑	2～6	脱毛、红斑	≥5
Ⅲ	红斑、烧灼感	1～3	二次红斑、水疱	≥10
Ⅳ	红斑、麻木、瘙痒、水肿和刺痛	数小时～10 d	二次红斑、水疱、坏死和溃疡	≥20

（二）慢性放射性皮炎

局部皮肤长期受到超剂量限值照射，累积吸收剂量（或分割照射剂量）大于15 Gy，由急性损伤迁延而来的剂量大于5 Gy，受照数年后皮肤及其附件出现慢性病变或急性放射性皮肤损伤6个月以后可迁延为慢性改变者，应诊断为慢性放射性皮炎（表4-6；图4-9～图4-14 彩图附后288～289页）。

表4-6　慢性放射性皮炎分度诊断标准

分度	临床表现	参考剂量 / Gy	
		急性迁延	累积剂量
Ⅰ度	皮肤色素沉着或脱失、粗糙，指甲灰暗或纵嵴、色条甲	≥5	≥15
Ⅱ度	角化过度、皲裂或皮肤萎缩变薄，毛细血管扩张，指甲增厚变形	≥10	≥30
Ⅲ度	坏死溃疡、角质突起，指端角化融合，肌腱挛缩，关节变形，功能障碍（具备其中1项即可）	≥20	≥45

放射性溃疡除临床经过有一定特点外，主要根据溃疡周围皮肤临床特点与其他原因引起的溃疡进行区别。放射性溃疡常在慢性退行性变基础上发生，如皮肤萎缩、变薄、色素沉着和毛细血管扩张，疼痛剧烈，无湿疹、毛囊炎等改变。

（三）放射性皮肤癌

放射性皮肤癌诊断：① 肿瘤发生在受电离辐射损害部位皮肤，并排除皮肤转移癌的可能性；② 有潜伏期，长短不一，一般为10～20年，最长可达30年；③ 癌变前表现为射线所致的慢性皮炎、角化过度和长期不愈的放射性溃疡；④ 有病变皮肤病理组织学证实，或具有与原发肿瘤不同的组织学类型，或有依据排除转移的可能性。见图4-15和图4-16，彩图附后290页。

三、特殊检查

（一）物理检查

物理检查主要有热和放射性同位素测定两种方法，可以提供照射区皮肤血流量信息。用这两种方法测定照射区和对照区皮肤温度和血液循环。另外，采用CT和磁共振成像检查也可预测病变的范围和病情进展，对急性皮肤放射损伤诊断有一定意义。

1. 红外线热成像仪

局部受照后，应用红外线热成像技术检查可作为诊断局部损伤程度和范围的参考依据。

红外线热成像技术原理与方法：依据人体体表各部位红外线辐射量多少，即表面皮肤温度的变化大小，以红外线摄像机准确地捕捉这些红外线，再通过计算机测温分析系统将其转换成图像显示出来。以此推断出局部损伤程度，从而作出正确诊断。

温度变化与照射剂量和皮肤损伤程度相关。急性放射性皮肤损伤早期的红斑水肿期温度升高明显，照射区与对照区皮温可相差8℃，如病区皮温超过对照区2℃就应当考虑有损伤；水疱坏死区温度降低；温度升高越早，提示损伤越重；后期的坏死、溃疡阶段温度降低，温度降低越明显，提示损伤越重；这些温度改变的区域与损伤范围基本一致。见图4-17和图4-18，彩图附后290～291页。

2. 放射性同位素法

静脉注入$^{99}Tc^m$ 300～800 MBq标记红细胞后，用荧光闪烁图像仪观察血流的变化，从闪烁图像缺失和密度降低能反映组织损伤程度，可借此判断损伤范围。

红外线热成像技术和放射性同位素检查方法可相互补充，在皮肤损伤早期可以帮助判定损伤部位和范围，特别在临床表现不明显时更有意义。临床明显期可以判定治疗效果。恢复期血流减少，温度降低，如果又出现温度增高，血流量增多，可预示复发或出现晚发效应。病变进入慢性期测定皮肤温差，判定局部皮肤血供受阻范围，指导手术切除的界限。伤侧皮肤温度比健侧低4～6℃或以上。

3. CT和磁共振成像

深层组织受到损伤，如肌肉、血管、骨髓缺损和水肿时，CT和磁共振成像（magnetic resonance imaging, MRI）显示密度降低，但对表层损伤无意义。

（二）甲皱微循环检查

甲皱微循环的变异和皮肤变化大体一致，与慢性放射性皮肤损伤病变程度有关。在镜下，可见到甲皱毛细血管数减少，管袢变窄、长度缩短和畸形管袢增多等。

（三）其他临床实验室检查

对受照人员应做全身损伤情况或内污染检查，如白细胞计数、淋巴细胞绝对值、淋巴细胞染色体畸变、精液分析和内污染监测等，如头部皮肤损伤应进行眼晶状体追踪观察。

四、鉴别诊断

（一）急性放射性皮肤损伤

急性放射性皮肤损伤主要应与热烧伤区别，本病临床经过有分期性，皮肤红斑可反复出现，持续时间长，创面炎症反应不强烈，疼痛剧烈持久，合并脱毛反应和毛囊性丘疹。热烧伤临床表现急剧，无假愈期，持续时间短，炎症反应明显、疼痛。主要参照有无照射史即可诊断本病；其次，应与日晒性皮炎、过敏性皮炎和丹毒等鉴别。

（二）慢性放射性皮炎

慢性放射性皮炎应与霉菌性疾病、扁平疣和接触性皮炎、神经性皮炎、慢性湿疹和慢性溃疡等皮肤疾病鉴别。其检查方法是：① 霉菌检查；② 甲皱微循环检查；③ 病变区有超剂量照射史再结合临床特点判定；④ 必要时可做病理检查。

第六节　治　疗

一、急性放射性皮肤损伤的治疗

（一）全身治疗

对于急性放射性皮肤损伤患者，应立即脱离放射源，消除放射性沾染，避免重复照射。皮肤损伤面积较大、较深时，不论是否合并全身外照射，均应卧床休息，给予全身治疗。

放射性皮肤损伤早期综合治疗包括以下几个方面：① 加强营养，给予高蛋白和富含维生素及微量元素的饮食；② 加强抗感染措施，应用有效的抗生素类药物；③ 给予维生素类药物，如维生素C、E、A及B族；④ 给予镇静止痛药物，疼痛严重时可使用哌替啶类药物；⑤ 注意水、电解质和酸碱平衡，必要时可输入新鲜血液；⑥ 根据病情需要，可使用各种蛋白水解酶抑制剂、自由基清除剂和增加机体免疫功能的药物，如超氧化物歧化酶（SOD）、α2-巨球蛋白（α2M）和丙种球蛋白制剂等，丙种球蛋白及胎盘组织制剂等可增强机体免疫力、促进坏死组织分离和肉芽组织生长；⑦ 必要时，可使用活血化瘀、改善微循环的药物，如复方丹参、低分子右旋糖酐等；⑧ 如合并外照射急性放射病时，应按照急性放射病的治疗措施进行处理；⑨ 如合并放射性内污染时，应按照内照射放射病治疗措施进行处理。

（二）局部保守治疗

1. Ⅰ～Ⅳ度放射性皮肤损伤在皮肤出现水疱之前的治疗

Ⅰ～Ⅳ度放射性皮肤损伤在皮肤出现水疱之前，应注意保护局部皮肤。必要时，可用抗组织胺类或皮质类固醇类药物。局部肿胀、疼痛明显时可适当应用糖皮质激素，以减轻血管通透性，从而减轻局部肿胀和疼痛。

2. Ⅲ度和Ⅳ度放射性皮肤损伤出现水疱时的治疗

Ⅲ度和Ⅳ度放射性皮肤损伤出现水疱时，可在严密消毒下抽去水疱液，可选用有效抗菌外用药物，结合使用含维生素B_{12}的溶液（维斯克溶液、贯新克溶液等）及抗菌敷料覆盖创面，加压包扎，预防感染。

3. 疱皮有放射性核素沾污时的治疗

疱皮有放射性核素沾污时，应先行去污，再剪去疱皮。

4. Ⅳ度放射性皮肤损伤出现溃疡的治疗

Ⅳ度放射性皮肤损伤，水疱破溃形成浅表溃疡，可使用含维生素B_{12}的溶液外敷，预防创面感染。如创面继发感染，可根据创面细菌培养的结果，采用敏感的抗生素药物湿敷。进入恢复期后适时手术。

二、慢性放射性皮肤损伤的治疗

（一）全身治疗

加强营养，给予高蛋白和富含维生素及微量元素的饮食；间断应用改善微循环及抗自由基的药物；如合并外照射慢性放射病时，应按照外照射慢性放射病治疗措施进行处理。

（二）局部保守治疗

对于慢性放射性皮肤损伤的慢性期，主要是保护创面，减少刺激，防止破溃，增强新生上皮抵抗力。

1. Ⅰ度皮肤损伤的治疗

Ⅰ度皮肤损伤无须特殊治疗，可用润肤霜、膏，保护皮肤。使用滋润皮肤的中性油质药物，如止痒清凉油、蛋黄油、氢地油和溃疡油等。

2. Ⅱ度皮肤损伤的治疗

Ⅱ度皮肤损伤具有角质增生、脱屑和皲裂，使用含有尿素类药物的霜或膏软化角化组织或使用刺激性小的霜膏保护皮肤。有过度角化和疣状增生时，可用中药泡洗。

3. Ⅲ度皮肤损伤的治疗

Ⅲ度皮肤损伤早期或伴有小面积溃疡，局部可使用含维生素B_{12}的溶液或含有超氧化物歧化酶（SOD）、表皮细胞生长因子（EGF）、成纤维细胞生长因子（FGF）及Zn的抗生素类霜、膏，促使创面加速愈合。创面出现长期不愈合或反复破溃者，应及时手术治疗。郁海香软膏对不同深浅的慢性放射性皮肤溃疡均有较好的疗效，其主要成分为蛇麻草和维生素B_{12}，可通过扩张血管平滑肌改善局部血循环，故具有生肌、抗感染，加速创面愈合，减少瘢痕形成等功效。

三、放射性皮肤损伤的手术治疗

对于局部严重的急慢性放射性皮肤损伤，采用修复与重建外科的原则进行治疗取得了疗效。采用局部扩大切除后，施行组织移植修复的方法是治疗局部严重放射性皮肤损伤的重要手段之一。

（一）手术适应证

放射性皮肤损伤的手术治疗适应证：① 各部位的Ⅳ度急性放射性皮肤损伤和Ⅲ度慢性放射性皮肤损伤，坏死和溃疡超过3 cm以上者；② 功能部位（如手、足和关节）的急性放射性皮肤损伤Ⅲ度和慢性放射性皮肤损伤Ⅱ度，早期手术，可以防止关节畸形，以保护和促进功能恢复；③ 大面积急性放射性皮肤损伤Ⅲ度伴有全身放射病内脏损伤或全身中毒反应明显时，早期切除坏死组织、封闭创面，有利于减轻复合伤，减少并发症发生；④ 有恶性变者应及时采取手术治疗。

（二）手术时机

临床实践证明，对于急性放射性皮肤损伤，可以根据局部所受照射剂量，结合临床表现及红外线热成像等特殊检查来判断损伤深度和范围，水疱和坏死反应期达高峰后，一般在受照射后1个月左右施行手术较好。因为此阶段局部放射损伤的反应期开始进入稳定阶段，局部坏死、溃疡的界线和深度基本清楚；而且，放射病的极期病情也开始趋于平稳，血象（白细胞、血小板等）开始回升，病情允许手术。对于大面积皮肤或四肢的严重放射性损伤，如受照射量确实非常大（>100 Gy），可在极期（反应期）之前封闭创面或截肢处理，争取在放射病极期之前使创面或伤口痊愈或大部分愈合，为放射病的治疗创造良好的条件；同时，也是防止发生多脏器功能损害的重要措施之一。

对于慢性放射性溃疡，只要全身情况允许，应尽快手术切除，及时修复；否则，溃疡长期不愈，容易继发细菌感染，产生严重并发症。

（三）切除范围

对于需要手术的放射性损伤皮肤切除的范围要足够大，手术时尽量将所有的受照射区域内萎缩、变薄及有色素改变的损伤组织全部包括在内，并且应当超出损伤边缘1~2 cm。这是因为在一定受照射范围内，无论其中心还是其周围组织受照射的剂量基本上是一致的，虽然创面周围有时有一些上皮生长，但新生上皮菲薄，稍遇刺激就破溃，难以愈合。因此，以一次彻底切除为好；否则，损伤边缘组织供血不足，使移植的皮片或皮瓣与创缘愈合不良而发生术后裂开等并发症，影响愈合。

（四）切除深度

对于需要手术的放射性损伤皮肤，理想的切除深度应该包括所有受照射后的变性组织，这适合于由β射线损伤后的浅表性溃疡；但临床上往往难以做到彻底切除，而采用"生物切除法"。这是因为：① 深部X射线和γ射线所造成的损伤深且严重，其深层均为变性、纤维化的组织，重者可伴有肌肉和骨骼的变性、坏死，甚至与深部脏器贯通或粘连；② 现代放射治疗技术和先进设备（如直线加速器等）虽然对皮肤损伤小，但由于其穿透力强，造成皮下及深层组织损伤大；当皮肤出现溃疡时，其深层组织损伤甚为严重。因此，对此类溃疡采用一般的外科手术方法切除和使用皮片移植的方法修复难以奏效。对于较深的放射性溃疡或伴有大血管、神经干及骨骼外露者，甚至波及深部脏器者，只能采用"生物切除法"。其方法是适当控制切除深度，仅将明显的坏死组织切除至略有出血的瘢痕组织层；若伴有骨损伤时，清除死骨，搔刮至活跃渗血为止；遇有大血管、神经干、胸膜或心包时，仅搔刮清除其表面的坏死组织即可；然后，必须采用血液循环丰富的皮瓣和肌皮瓣等组织移植、修复。

（五）组织移植修复

放射性皮肤损伤区域及溃疡切除后，大多数创面都不能直接缝合，常需要采用组织移植的方法来修复，可根据创面的大小、损伤的深浅及患者的全身状况等合理选择最佳方案来修复缺损区。目前，常采用的组织移植主要有皮片、各种皮瓣（或皮管）、肌皮瓣或肌肉瓣等。

四、放射性皮肤癌的治疗

（一）全身治疗

加强营养，避免皮肤破损的感染，适当使用提高免疫力药物；全身抗肿瘤药物的使用；如合并外照射慢性放射病时，应按照外照射慢性放射病治疗措施进行处理。

（二）局部保守治疗

不适合手术治疗的放射性皮肤癌患者应给予局部保守治疗。局部治疗方法如下：① 局部肿瘤浸润皮肤部位，涂抹润肤霜、膏，保护皮肤，防止出现皮肤破损；② 已经形成癌性创面的需要局部涂抹抗生素乳膏防止局部感染，必要时全身使用抗生素；

③ 癌性创面紧邻大血管、神经、骨骼及关节，需要积极保护比邻器官功能；④ 放射性皮肤癌对常规化疗药物不敏感，应对切除的肿瘤组织进行细胞培养后筛选敏感的抗肿瘤药物进行全身治疗；⑤ 有条件时可应用免疫调节剂治疗。

（三）手术治疗

尽早采用手术治疗，切除癌变组织外，还应连同放射损伤病变皮肤一并切除，应用皮肤皮片移植或皮瓣转移修复创面。发生在四肢（或指）的放射性皮肤癌考虑截肢（指）时，应慎重。若肿瘤未侵犯骨膜尽量避免截肢（指）。怀疑有淋巴结转移时，应进行淋巴结活检手术，一旦证实有淋巴结转移应行淋巴结清扫手术。检查发现其他器官有肿瘤转移可能，应行手术或穿刺活检证实，若转移病灶影响重要器官功能，应予以手术切除。

第七节　预防与护理

一、预　防

（一）放射治疗时应注意防护措施

防护措施：① 注意采用多野照射技术，尽可能地减少同一部位皮肤照射剂量，而且在设计多野照射时，必须注意防止两野相邻边界的重叠而致皮肤的超剂量照射，调强放射治疗（intensity modulated radiation therapy, IMRT）和容积旋转调强放射治疗（volumetric-modulated arc therapy，VMAT）相较于二维放疗可降低皮肤反应的发生率；② 组织间插植近距离照射时，必须注意保持参考点要与皮肤有足够的距离，注意避免皮肤的高剂量照射；③ 禁止对皮下转移癌灶或浅淋巴结转移灶使用后装源隔着皮肤进行贴敷近距离照射；④ 常规远距离照射时，耳郭后、腋下、腹股沟、会阴和臀沟等处皮肤皱褶部位容易发生湿性皮炎，故对这些部位放疗时要注意保持局部皮肤的清洁和干燥。

（二）健康宣教

加强健康宣教，包括心理疏导、皮肤护理和饮食指导等。在放疗期间和放疗结束后的一定时间内，需要尽量减少辐照区域内的皮肤刺激、摩擦及过度日晒，避免穿着高领、紧身衣物，推荐低领上衣，尽量保持照射区皮肤裸露、清洁及干燥，可使用温水或中性肥皂进行局部清洗。避免在放疗区域皮肤使用酒精、香水和婴儿爽身粉。对有需要的人群可使用止汗剂/除臭剂。不推荐无危险因素的患者放疗前常规使用外用保湿剂、凝胶、乳液或敷料。

（三）药物防护

近年来，已有很多有关放射性皮肤损伤防护药物的研究的报道。在照射前或照射后几小时内，可应用抗组织胺软膏、普鲁卡因封闭、植物杀菌素及鲨鱼脂肪等。中国肿瘤放射治疗联盟于2023年3月发布的放射性皮炎的预防与治疗临床实践指南中推荐，对放射性皮肤损伤有高危因素患者的照射野使用低至中效外用糖皮质激素1～2次/d（如0.1%糠酸莫米松或0.1%丁酸氢化可的松乳膏）。重组人粒细胞巨噬细胞刺激因子（GM-CSF）、超氧化物歧化酶、硅酮成膜凝胶敷料、银离子敷料/乳膏、三乙醇胺（比亚芬）和表皮生长因子等也可用于预防放射性皮炎。

二、护 理

（一）急性放射性皮肤损伤

Ⅰ度放射损伤需要密切观察受照部位毛发脱落及毛囊丘疹的表现及变化。Ⅱ度放射损伤需要密切观察红斑出现的时间以及颜色、范围的变化，观察皮肤瘙痒、灼热和灼痛的变化，以及皮肤有无干燥、脱屑和脱毛等症状。避免皮肤遭受摩擦、搔抓等机械性刺激；输液时避开皮肤损伤部位。Ⅲ度放射损伤需要密切观察受照射局部红斑色泽变化、瘙痒、烧灼感、肿胀及疼痛程度。出现小水疱时按照Ⅳ度损伤需要密切观察红斑、水疱、溃疡和组织坏死的范围及程度。对于小于3 cm的溃疡面，遵医嘱使用抗感染治疗，可用促进上皮细胞生长的药物局部湿敷，并给予镇静、止痛药物控制疼痛；坏死、溃疡超过3 cm者，用0.9%生理盐水局部冲洗，必要时清创。Ⅲ度和Ⅳ度放射损伤者，有条件时最好安置在保护性隔离环境中，实行全环境保护。

（二）慢性放射性皮肤损伤

Ⅰ度放射损伤需要观察损伤区皮肤干燥、脱屑和瘙痒症状，干燥、瘙痒明显时局部使用润肤霜、膏，既滋润皮肤又减轻痒感，避免因搔抓皮肤加重皮肤损伤；脱屑明显时用温开水清洁皮肤，及时更换床单，保持床单清洁。Ⅱ度放射损伤需要观察受损部位皮肤色素沉着情况，有无弹性、水肿及疼痛情况，局部有过度角化、脱屑和皲裂时使用软化组织的霜或膏；水肿明显时，抬高患肢；疼痛时，给予对症处理。Ⅲ度放射损伤早期或者伴有小面积溃疡时，使用促进创面愈合的霜、膏，或者根据溃疡渗出物细菌培养和药物敏感试验结果选用有效的抗生素溶液湿敷；局部疼痛剧烈时，可局部使用止痛药物。若创面较深、经久不愈，待感染基本控制后，进行进一步治疗。

（三）放射性皮肤癌

1. 术前护理措施

（1）术前训练患者床上大小便，指导患者及家属正确使用便器，防止术后尿潴留、便秘；指导患者深呼吸和咳嗽，预防术后呼吸道并发症发生。

（2）术前创面或者溃疡区根据细菌培养结果遵医嘱选用有效抗生素进行湿敷，每日1～2次；取皮区常规备皮。

2.术后护理措施

（1）去枕平卧6 h，头偏向一侧，以防呼吸道并发症。持续心电监护，严密观察病情变化。禁食水6 h，可用清洁棉签湿润口唇。术后6 h禁食水，待麻醉反应完全消失后给予适量流食，逐渐过渡到半流食、普食。患者术后卧床时间较长，易引起便秘、腹胀，应多食含纤维素高的食品，并鼓励多饮水。

（2）注意观察术区切口、移植物（皮瓣、皮片）的温度、色泽变化以及术区渗出情况，如渗出较多及时更换敷料，保持术区清洁。若术区留置负压引流管，注意观察引流液的颜色、性质和量。保持床单清洁、干燥和平整，用软枕衬垫改变体位，骨隆突部位敷贴皮肤保护膜，防止局部长期受压，翻身时避免拖拽、推拉，必要时使用防压疮气垫床。

（3）及时评估患者疼痛情况，根据疼痛程度给予镇痛措施，必要时遵医嘱给予镇痛药。

3.康复训练

（1）对于手术去除病变肢体致残者给予心理疏导，协助生活护理，加强功能锻炼，提高患者出院后的生活自理能力。

（2）四肢功能部位手术者切口愈合后及时进行功能锻炼，特别是关节屈伸功能训练，由被动到主动锻炼。

（3）术后根据医嘱督促患者早期下床活动、锻炼，防止血栓形成，促进身体康复。

（朴春姬）

主要参考文献

[1] 中华人民共和国国家卫生健康委员会. 中华人民共和国国家职业卫生标准GBZ 106—202002. 职业性放射性皮肤疾病诊断. 2020.4.3发布, 2020.10.1实施.

[2] 龚守良, 主编. 医学放射生物学[M]. 第4版. 北京: 原子能出版社, 2015.

[3] 杨志祥, 姜恩海, 傅宝华, 主编. 放射性皮肤疾病图谱[M]. 北京: 人民军医出版社, 2013.

[4] 王优优, 刘玉龙, 卞华慧, 等. "南京事故"放射损伤人员的临床救治经验[J]. 辐射防护, 2018, 38(5):434-438.

[5] 高增林, 谢满廷, 段志凯, 等. 核工业46年职业病调查概况[J]. 辐射防护通讯, 2004, 24(1): 19.

[6] 姚泽欣, 程飚. 不同放化疗方案致放射性皮肤损伤的研究进展[J]. 医学研究生学报, 2020, 33(8):861-866.

[7] 姜恩海, 王桂林, 龚守良, 主编. 放射性疾病诊疗手册[M]. 北京: 中国原子能出版社, 2012:78-83.

[8] 姜恩海, 龚守良, 曹永珍, 等主编. 电离辐射损伤与临床诊治[M]. 北京: 人民军医出版社, 2015.

[9] Singh M, Alavi A, Wong R, et al. Radiodermatitis: A review of our current understanding[J]. Am J Clin Dermatol, 2016, 17(3):277-292.

[10] 刘玉龙, 王优优, 余道江, 等. 南京 "5.7" ^{192}Ir源放射事故患者的临床救治[J]. 中华放射医学与防护杂志, 2016, 36(5):324-330.

[11] Ingargiola R, De Santis MC, Iacovelli NA, et al. A monocentric, open-label randomized standard-of-care controlled study of XONRID®, a medical device for the prevention and treatment of radiation-induced dermatitis in breast and head and neckcancer patients[J]. Radiat Oncol, 2020, 15(1):193-204.

[12] 杨小玉, 杨晓虹, 纪辉, 等. 实尔康软膏对放射治疗致皮肤损伤的预防作用[J]. 中华放射医学与防护杂志, 2006, 26(5):504-505.

[13] 吴淑荣, 杨晓虹, 纪辉, 等. 维斯克对放射性皮肤损伤的治疗作用和毒理学研究[J]. 中华放射医学与防护杂志, 1997, 17(4):266-268.

[14] 杨文峰, 杨志祥, 金增强. 放射性皮肤损伤临床诊断与治疗[J]. 中国辐射卫生, 2020, 29(1):1-6.

[15] 王萍, 范莉, 田梅. 放射性皮肤损伤机制的研究进展[J]. 中国辐射卫生, 2022, 31(4):524-529.

[16] 武晓丹, 王治国, 战莹, 等. ^{32}P-β射线致急性放射性皮肤损伤模型的建立及损伤机制[J]. 中国组织工程研究, 2024, 28(14):2173-2179.

[17] Kawaguchi H, Tsujino K, Miki M, et al. Patient preference study comparing hypofractionated versus conventionally fractionated whole-breast irradiation after breast-conserving surgery[J]. JPN J Clin Oncol, 2019, 49(6):545-553.

[18] 范铭, 冯梅, 袁双虎. 放射性皮炎的预防与治疗临床实践指南[J]. 中华肿瘤防治杂志, 2023, 30(6):315-323.

第五章　其他局部放射性疾病

在放射损伤中，局部放射性疾病（local radiation disease）是较早发现的放射性疾病，较为多见，且几乎可以发生在身体的任何部位。1899年，Gassman观察到了放射性肾病。1922年，Hines报告了2例放射线引起的肺纤维化。1930年，Schmitz又证实了放射线可引起输尿管和膀胱病变。1930年，Fischer描述了第1例放射性脑损伤。1941年，Aholbom首次描述了放射性脊髓病。

就发病原因而言，局部放射性疾病大部分发生在放射治疗时，也有部分发生在核与辐射事故、核武器爆炸或职业性照射情况下。在本章中，仅重点介绍一些常见的、有较大临床意义的局部放射性疾病。

除了电离辐射诱发的局部组织器官的放射性肿瘤之外，局部放射性疾病多是由射线直接照射组织所引起的确定性效应，存在剂量阈值，称为阈剂量（threshold dose），其数值的高低与组织的辐射敏感性有关。超过阈剂量值后，放射损伤的严重程度随着受照剂量的增加而增加。

正常组织临床效应的定量分析（QUANTEC）工作组文件是关于放疗的器官特异性组织耐受性的重要文献，于2010年发表在*Int J Radiat Oncol Biol Phys*杂志上。该研究的部分分析结果见表5-1。这个表格有助于明确采用常规分割放疗方案（2 Gy/d）时的阈剂量，现专门列出，供学习本章时参阅。

表5-1　传统分割方案（1.8～2.0 Gy/次）全器官照射的近似剂量/容积/结果资料

器　官	终　　点	剂量（Gy）或剂量/容积参数	比率/%
脑	坏　死	Dmax＜60	＜3
		Dmax＝72	5
脑　干	神经病变或坏死	Dmax＜54	＜5
视神经/视交叉	神经病变	Dmax＜55	＜3
		Dmax＝55～60	3～7
脊　髓	脊髓病变	Dmax＝50	0.2
		Dmax＝60	6
耳　蜗	听力缺失	Dmean＜45	＜30
两侧腮腺	分泌唾液功能＜25%	Dmean＜25	＜20

续表

器 官	终 点	剂量（Gy）或剂量/容积参数	比率/%
咽	吞咽困难和误咽	Dmean < 50	< 20
喉	发音异常	Dmean < 44	< 20
		Dmax < 66*	
		V50 < 27%	
肺	肺 炎	V20 < 30%	< 20
		Dmean = 7	5
		Dmean = 13	10
食 管	食管炎3级 食管炎2级	Dmean < 34 V35 < 50% V25 < 10%	5～20 < 30
心 脏	心包炎	Dmean < 26	< 15
	远期死亡率	V30 < 46%	< 1
肝脏+	辐射诱发的肝脏疾病	Dmean < 30～32	< 5
肾 脏	肾功能不全	Dmean < 15～18	< 5
		V12 < 55%	
		V20 < 32%	
胃	溃 疡	D100 < 45	< 7
小 肠	3级急性毒性	V45 < 195 mL	< 10
直 肠	2级晚期毒性	V50 < 50%	≤ 15
	3级晚期毒性		< 10
膀 胱	3级晚期RTOG毒性	Dmax < 65	< 6
阴茎球部	勃起功能障碍	D60～70 < 70	≤ 55

注：Dmax，器官受到的最大照射剂量；Dmean，器官受到的平均照射剂量；Dx，X%器官热区受到的最小照射剂量；Vx，受到X剂量照射的器官容积；RTOG，肿瘤放射治疗协会；*器官部分照射，包括完整的脊髓横截面；+不包括之前患有肝脏疾病的患者

第一节 放射性脑损伤

放射性脑损伤（radiation encephalopathy）是指电离辐射照射后出现的脑部损伤，可以发生在照射后的任何时间，以照射结束后6～47个月最为常见。从广义上来说，放射性脑损伤是指电离辐射后神经细胞和颅内血管受损出现的一系列病理生理改变，影像

学检查可见脑部病灶。放射性脑损伤是头颈部肿瘤患者放疗后的严重并发症，偶发于核与辐射事故中。近年来，放射性脑损伤的确诊率总体呈上升趋势。

一、分　型

根据放射性脑损伤出现的时间分为急性型、早迟发反应型和晚迟发反应型三种。

（一）急性型

急性型放射性脑损伤常为急性放射病所致多器官损伤的一部分。该型常发生于放疗过程中或照射后数天至1个月，多数患者在照射初期表现为头痛、恶心、呕吐和记忆力减退等症状。严重者可迅速进展至意识障碍、定向障碍、共济失调和类似脑型外照射急性放射病的临床表现，部分患者可在数天内出现昏迷及死亡。

（二）早迟发反应型

该型常发生于照射后1~6个月，表现为嗜睡、恶心、呕吐、易怒和记忆力减退等症状，也可表现为一过性的疲劳感或局部神经系统症状的恶化，可见嗜睡综合征、脑干脑炎和肿瘤假性进展等临床亚型。

（三）晚迟发反应型

该型常发生于照射结束6个月之后，是放射性脑损伤最常见的临床类型，又称晚发性放射性脑损伤，常见于脑部累积照射剂量大于50 Gy者。根据影像学表现和特点，晚迟发反应型可分为无病灶期、水肿期、坏死期和囊变期，各期改变可能同时或先后出现在同一患者脑部的不同部位。

1. 无病灶期

患者在影像学上无可见病灶，但具有脑损伤的临床表现，包括头痛、认知功能障碍、癫痫发作和神经功能障碍（如肢体麻木）等电离辐射照射后新发脑损伤症状。

2. 水肿期

头颅影像学检查可见脑损伤病灶以脑白质水肿为主要特点，边界模糊。

3. 坏死期

脑组织病灶局部出现坏死，可伴有出血或渗血，头颅磁共振成像（magnetic resonance imaging, MRI）显示信号不均，增强扫描可见强化。

4. 囊变期

患者头颅MRI显示放射性脑损伤病灶边界清晰并囊性变，信号接近游离水信号，有或无占位效应。囊变期病灶可较长时间居于稳定，但也可能急性增大，引起脑疝，患者出现意识水平下降、昏迷，甚至死亡等情况。

二、放射性脑损伤分级

放射性脑损伤的分级目前常沿用美国国家癌症研究所不良事件通用术语标准

（National Cancer Institute Common Terminology Criteria for adverse events, NCI-CTCAE）推荐的放疗后不良反应评价标准。NCI-CTCAE将放射性脑损伤分为0～5级，具体标准：0级：无症状；1级：症状轻微；2级：中等症状，使用工具的日常生活能力受限；3级：严重症状，生活自理能力受限；4级：出现威胁生命的并发症，需要医疗手段介入；5级：死亡。

三、临床表现

（一）脑部局灶症状

脑部局灶症状与受累的脑区功能密切相关。大脑半球受累常表现为一侧运动、感觉障碍及失语等，脑干受累常表现为复视、头晕、构音不清、吞咽困难和走路不稳，神经系统检查显示眼球外展受限、眼球震颤、面神经瘫痪、舌肌萎缩、咽反射消失和肢体共济失调等脑桥及延髓受损征象，严重者出现呼吸肌麻痹和心搏骤停，导致死亡。

（二）皮层功能障碍

1. 认知功能障碍

认知功能障碍主要表现为记忆力减退，包括远近记忆力均受累，尤其是近事遗忘，严重者表现为重度痴呆。

2. 精神异常

精神异常表现为易激惹、退缩、呆滞及答非所问，个别病例出现视、听、嗅或触等幻觉。

3. 癫痫发作

当放射性脑损伤累及大脑半球时，癫痫发作是常见的临床症状。癫痫发作可表现为各种类型，包括部分性发作和全面性发作。药物治疗效果不佳或病情加重，有可能出现癫痫持续状态。

（三）颅高压症状

患者出现颅高压症状，轻者表现为慢性头晕、头痛，头痛性质常为紧箍性、压迫性或胀痛。病情进行性加重者，可出现剧烈头痛、呕吐、意识障碍甚至昏迷，进而危及生命。

（四）下丘脑垂体轴功能异常

放射性垂体功能减退是放射性脑损伤患者较常见的综合征之一，可导致生长激素缺乏症、性腺轴失调综合征、继发性肾上腺皮质功能减退症和继发性甲状腺功能减退症。放射性垂体功能减退的症状常隐匿存在，或被其他放射性脑损伤症状所掩盖，临床上需要定期监测。

四、影像学检查

放射性脑损伤的诊断主要依靠病史、临床表现和影像学检查，最终需病理诊断确诊。但因行脑活检风险较大，故目前病理诊断并不常用，主要的诊断方法还是依靠影像学检查。

（一）头颅CT

计算机体层显像（computerized tomography, CT）不建议作为放射性脑损伤的首选检测手段，在放射性脑损伤早期、脑干型或轻症患者头颅CT检查常无阳性表现。CT主要用于晚迟发反应型放射性脑损伤的急诊检查。晚迟发反应型典型者表现为照射野内脑白质内"指状"分布的低密度水肿，边缘较模糊，伴有不同程度的占位效应，两侧不对称性病变或单侧病变可导致脑室受压，中线向健侧或向病变程度较轻侧移位，增强扫描无强化或轻微周边强化。当病灶出现坏死或者出血时，脑损伤病灶平扫密度不均匀，在低密度区病灶内出现更低密度的坏死区域，或夹杂高密度的出血区，增强后病灶由于血脑屏障的破坏出现多种形态的环形强化。囊变期病灶在CT平扫上表现为圆形或椭圆形、边界较为光整的低密度区，其中心部分为液性，CT值接近脑脊液，此时占位效应多不明显，甚至出现脑实质萎缩、中线向病灶侧移位等表现，增强扫描没有强化或囊壁轻度强化。

（二）MRI检查

MRI检查放射性脑损伤的敏感度高于CT。放射性脑损伤早期MRI表现为损伤组织的照射野区脑肿胀，脑白质内"指状"分布的水肿，T_1加权像（T_1WI）呈低信号，T_2加权像（T_2WI）呈高信号。随着病变的进展出现坏死，由于坏死区血脑屏障的破坏，增强扫描时可见受损区强化，强化后的病灶形态多种多样，可呈斑点状、斑片状、花环样、泥沙样和不规则形强化。当病灶内合并出血或渗血时，MRI平扫病灶信号强度变得高低混杂，T_1WI和T_2WI上病灶内出现血肿的特征性信号，如T_1WI为高信号，T_2WI为低信号。晚期病变出现液化坏死，液化坏死部分T_1WI信号更低，T_2WI信号更高，与脑脊液相仿，囊变区病灶为低信号无强化区。液体衰减反转恢复序列（FLAIR）扫描能显示病灶脑水肿范围，从而帮助确定病灶囊变的范围。磁共振弥散加权成像（DWI）对放射性脑损伤更为敏感，可以作为早期监测的方法之一。

（三）正电子发射体层显像术

正电子发射体层显像术（postron emmision tomograph, PET）可用于区别放射性脑损伤和肿瘤复发。PET鉴别放射性脑损伤与肿瘤复发的灵敏度为80%～90%，特异性为50%～90%。

五、诊　断

放射性脑损伤的诊断首先需要明确相应的头面部照射史，结合临床表现和神经影像学结果作出综合判断，必要时做脑活检。

六、治　疗

（一）药物治疗

根据影像学表现和特点，晚迟发反应型放射性脑损伤可分为无病灶期、水肿期、坏死期和囊变期。水肿期及坏死期需要积极干预治疗，而无病灶期和囊变期则视随访过程的病灶进展情况确定是否积极干预。

1. 糖皮质激素治疗

应用甲泼尼龙冲击治疗，根据患者情况选择每天0.5～1.0 g，静脉滴注，每天1次，连续3 d，逐渐减量至停药。对于不能耐受冲击剂量患者，可予甲泼尼龙80 mg静脉滴注，每天1次，连续4 d，逐渐减量至口服维持剂量。

2. 贝伐珠单抗

贝伐珠单抗应用于放射性脑损伤于2008年被首次报道。推荐贝伐珠单抗5 mg/kg静脉滴注，每2周1次，共4个疗程；或贝伐珠单抗7.5 mg/kg静脉滴注，每3周1次，根据病情使用2～4个疗程。

3. 脱水药物

对于脱水药物，建议仅在放射性脑损伤患者出现病情急速进展，且影像学证实放射性脑损伤病灶存在急性占位效应时短期应用，疗程在5～7 d以内。

4. 脑保护治疗药物

脑保护治疗常用药物包括胞磷胆碱、神经节苷脂（GM-1）、注射用鼠神经生长因子和维生素B_1等。研究报道，注射用鼠神经生长因子有减轻动物血脑屏障受损、修复微血管等作用，在一定程度上能促进放射性脑损伤恢复。

5. 自由基清除剂

自由基清除剂包括艾地苯醌、超氧化物歧化酶和维生素E等，能清除自由基，减轻自由基损伤，改善放射所致的后期效应。有报道，依达拉奉作为一种新型自由基清除剂，可改善放射性脑损伤。艾地苯醌除了能激活线粒体功能，还具有较强的抗氧化和清除自由基的作用。

6. 高压氧治疗

规范的高压氧治疗有助于提高脑组织供氧，促进神经血管再生。常见的不良反应包括耳鸣、耳痛、癫痫发作和肿瘤进展风险增加等。因此，在做高压氧之前应该仔细评估患者的综合情况及风险，必要时由陪护人员陪同入舱，出现严重不良反应时立即中止治疗。

7. 对症支持治疗

对症支持治疗包括以下4个方面。

（1）抗癫痫治疗：放射性脑损伤继发癫痫属于继发性癫痫范畴，由于脑部存在明确且不可逆的病灶，癫痫大多容易反复发作。放射性脑损伤继发癫痫治疗也应遵循单药治疗的原则，如果一种一线药物已达最大耐受剂量仍不能控制发作，可加用另一种一线或二线药物，至发作控制或最大可耐受剂量后逐渐减掉原有的药物，转换为另一种单药。

（2）改善认知功能：放射性脑损伤患者常出现认知功能损害，症状程度不一，轻症者可有认知下降、注意力不集中、多项任务处理困难、记忆力下降及逻辑思维障碍，严重者可出现Alzheimer's样痴呆，表现为生活不能自理、尿失禁和步态障碍等，可予盐酸多奈哌齐或盐酸美金刚治疗。

（3）积极治疗精神情感症状：放射性脑损伤患者常伴发焦虑、抑郁等症状，严重者有偏执、激惹表现，必要时可给予相应的药物治疗。

（4）改善其他症状：头面部神经病理性疼痛是放射性脑损伤患者常见的症状，普瑞巴林能够有效缓解放射性脑损伤患者的头痛，且对情绪障碍和睡眠障碍也有治疗作用。

（二）手术治疗

目前，手术治疗被认为是放射性脑损伤治疗策略中的最后一步。放射性脑损伤的手术治疗主要是针对内科保守治疗无效、囊性变或者脑水肿等占位效应明显及颅高压症状或者相应神经功能障碍进行性加重的患者。

七、放射性脑损伤的影响因素

放射性脑损伤的影响因素主要包括放疗剂量、分割模式及体积限量。一般来说，脑组织能耐受的累积放疗总剂量为50～60 Gy，在此范围以外，放射性脑损伤的发生率随着累积放疗总剂量的增加而明显升高。在接受再程放疗的患者中，放射性脑损伤的5年累计发生率可达20%以上。放射性脑损伤与放疗分割模式也明显相关，高单次分割剂量明显增加了放射性脑损伤的发生风险，而且比放疗累积剂量对脑损伤的风险更大。因此，分割剂量是放射性脑损伤发生的危险因素之一。除了放射剂量和分割模式外，受照射体积也是影响放射性脑损伤的重要因素，全脑2/3体积接受50 Gy放疗剂量导致的脑损伤风险与全脑1/3体积接受60 Gy放疗剂量风险相当。放疗剂量对脑组织的影响存在个体差异，如在相同的放射治疗方案下，年老、年幼和有基础疾病的患者，脑组织可能对放射损伤更加敏感，尤其是儿童，脑组织辐射敏感性更强，年龄越小的患者，放疗引起的认知功能障碍越明显。而且，脑组织各个部位的放射损伤耐受情况也有所不同，神经传导束密集的脑白质，如脑干，对放射损伤更加敏感。此外，放射性脑损伤还受许多临床因素影响，包括患者年龄、性别、基础认知水平和教育水平等。

第二节　放射性口腔炎

放射性口腔炎（radiotherapy-induced oral mucositis, RTOM）是指电离辐射引起的急慢性口腔黏膜损伤，表现为口腔黏膜充血、红斑、糜烂、溃疡及纤维化等，患者出现疼痛、进食困难、口干和味觉障碍等。80%以上头颈部放疗患者在放疗过程中都会发生放射性口腔炎。

一、临床表现

放射性口腔炎根据症状出现时间可分为急性放射性口腔炎和慢性放射性口腔炎两种。急性放射性口腔炎常见于头颈部受分次照射20～30 Gy以上，出现黏膜充血、水肿、片状黏膜炎、炎性或血性分泌物、溃疡并伴有疼痛等症状；病变累及咽喉时可引起呼吸困难和进食障碍，合并霉菌感染时脓性分泌物增多（图5-1，彩图附后291页）。慢性放射性口腔炎常见于头颈部受分次照射，也可由急性放射性口腔炎迁延而来。照射6个月后，出现口腔黏膜萎缩、深浅不等的溃疡、黏膜下软组织和骨显露等症状。溃疡不易愈合，病情常反复发作，病程长，伴剧痛和全身症状。急、慢性放射性口腔炎的临床表现见表5-2。

表5-2　急、慢性放射性口腔炎的临床表现

	症　状		体　征	
	局　部	全　身	局　部	全　身
急性放射性口腔炎	口腔黏膜不适感至持续难忍的疼痛感，口干、口臭	进食困难、发热和头昏，失眠、厌食和脱发等	初始为口腔黏膜红肿，随后出现明显充血、糜烂和溃疡和假膜覆盖，严重者出现伴明显渗出的大面积溃疡	营养不良和体重减轻，激发感染等
慢性放射性口腔炎	口腔干燥，味觉异常	厌食、疲倦、头痛、记忆力下降和失眠等	口腔黏膜广泛萎缩、变薄和充血，萎缩性舌炎，白色念珠菌感染等	皮肤干燥、脱发、色素沉着和纤维化等

二、诊断及鉴别诊断

（一）诊　断

患者有明确的放射线暴露史，表现为照射野内的口腔黏膜充血、红斑、糜烂、溃

疡及纤维化等，出现疼痛、进食困难、口干和味觉障碍等，即可诊断放射性口腔炎。

（二）鉴别诊断

急性放射性口腔炎需与急性化脓性涎腺炎相鉴别，如疼痛明显，需与疱疹样阿弗他溃疡等进行鉴别诊断，后者无放射线接触史，有反复发作史和自身愈合倾向，损害以溃疡为主，口干不明显。

慢性放射性口腔炎因黏膜萎缩致黏膜干燥，应与干燥综合征相鉴别，后者无放射线接触史，干燥症状进行性加重，伴眼干等全身腺体萎缩。

三、预防和治疗

（一）风险评估

放射性口腔炎的危险因素主要包括患者自身因素以及与治疗相关的因素。患者自身因素包括不良的口腔卫生习惯、既往牙周疾病史、吸烟以及营养不良是目前比较公认的危险因素。而另一些因素包括年龄、体重、性别、心理因素、肿瘤的性质以及是否合并糖尿病等也可能影响口腔炎严重程度。治疗相关的危险因素包括放疗技术、放疗分割模式、剂量及放疗部位以及化疗药物（靶向药物）的使用等。调强放疗与二维放疗相比，能减少口腔黏膜的照射剂量，降低放射性口腔炎的严重程度。质子治疗头颈肿瘤的口腔黏膜炎的发生率明显低于光子调强放疗。与常规分割放疗相比，超分割和加速分割放疗均增加放射性口腔炎严重程度和持续时间。

（二）采用预防措施

针对患者自身相关因素和治疗因素，采取个性化的预防策略，尽早联合多种方法进行预防。

1. 非药物性预防

放疗前对患者进行口腔黏膜护理教育，营养指导，建议戒烟、戒酒，避免食用刺激性食物，糖尿病患者严格控制血糖。保持口腔卫生至关重要，推荐每天4～6次采用柔软的牙刷，使用不含氟的牙膏、牙线和不含酒精的生理盐水清洁口腔。放疗计划设计时，应尽可能降低口腔黏膜剂量。

2. 药物性预防

对于药物性预防，推荐采用碳酸氢钠液、盐酸苄达明漱口，或口服一些中药制剂。用含有重组人粒细胞巨噬细胞刺激因子（granulocyte-macrophage colony-stimulating factor, GM-CSF）、谷氨酰胺以及过饱和钙磷酸盐、抗生素、抗菌多肽和激素的溶液漱口也可能有一定作用。

（三）治　疗

1. 非药物治疗

口腔黏膜炎的非药物性治疗至关重要，需要从心理、营养和卫生习惯等多方面入手。医护人员应积极开展健康宣教，引导患者以积极的态度对待疾病。同时，帮助患者养成良好的口腔卫生习惯，根据口腔pH选择合适的漱口液。鼓励患者每日做张口、鼓腮和叩齿等锻炼，增加口腔黏膜皱襞与外界的气体交换，破坏厌氧菌的生存环境，防止继发感染。治疗期间避免食用辛辣食物，以防止对口腔黏膜的额外刺激。积极的营养支持治疗将增强口腔黏膜的抵抗能力，减少感染机会，促进放射性口腔炎修复。此外，低能量激光治疗能通过调节活性氧以及促炎性细胞因子的产生而起到治疗放射性口腔炎的作用。

2. 药物治疗

大多数放射性口腔炎在治疗结束后能痊愈，因此症状控制是关键，治疗措施以局部对症治疗为主，系统全身治疗为辅。除应用细胞因子、黏膜保护剂和中药外，镇痛和控制局部及全身的继发感染亦非常重要。

（1）细胞因子：除预防外，也有细胞因子GM-CSF和表皮生长因子（epidermal growth factor, EGF）等用于治疗放射性口腔炎的报道。

（2）镇痛剂：放射性口腔炎伴轻度疼痛时，可以使用利多卡因或吗啡等漱口液。

（3）抗生素治疗：放射性口腔炎合并感染需要抗生素治疗。治疗前，需要提取口腔黏膜拭子进行细菌和真菌培养及做药物敏感试验，指导抗菌药物使用。

（4）糖皮质激素：局部使用糖皮质激素能减轻水肿，抑制炎症反应，缓解患者的症状，但长期使用有增加口腔真菌感染的风险。全身使用糖皮质激素有减少放疗反应的趋势，但并不能降低放射性口腔炎的发病率和严重程度。在临床应用过程中，要注意权衡利弊。

（5）中医中药：中医药防治放射性口腔黏膜炎积累了较多经验，多种中药复方制剂，包括双花百合片、口炎清颗粒、康复新液和复方九节茶等均能在一定程度上降低放射性口腔炎的严重程度及缓解疼痛。

第三节　放射性甲状腺疾病

放射性碘（radioiodine）是人类最早用来诊断和治疗某些疾病的放射性核素之一，随着核技术在医学领域的发展和应用，放射性碘及其标记物的使用范围更加广泛，已经成为临床诊断、治疗某些疾病及医学、生物学等研究领域中必不可少的放射性核素。放射性碘进入人体，主要蓄积于甲状腺组织，超过一定剂量即可引起甲状腺损伤。长期接触低剂量照射的职业性人群可能发生甲状腺功能异常和甲状腺形态改变。应用放射性碘治疗甲状腺疾病及头颈部肿瘤放射治疗时，也可诱发不同类型的甲状腺损伤。核爆炸和反应堆事故早期最重要的核素之一也是放射性碘，并由此对人类健康构成潜在威胁。

放射性甲状腺疾病（radiation thyroid disease）是指电离辐射以内照射和（或）外照

射方式，作用于甲状腺和（或）机体其他组织，所引起的原发性或继发性甲状腺功能和（或）器质性改变。

放射性甲状腺疾病不只是一种疾病，而是一组综合征，根据损伤病情的性质及特点可分为下列五类：急性放射性甲状腺炎、慢性放射性甲状腺炎、放射性甲状腺功能减退症、放射性甲状腺结节和放射性甲状腺癌。

一、急性放射性甲状腺炎

急性放射性甲状腺炎（acute radiation thyroiditis）是指甲状腺短期内受到大剂量急性照射后所导致的甲状腺局部损伤及其引起的甲状腺功能亢进症。急性放射性甲状腺炎少见，多发生于早年使用大剂量^{131}I治疗甲亢的病例。目前，尚无外照射引起急性放射性甲状腺炎的报道。

急性放射性甲状腺炎应同时符合下述5项：① 有射线接触史，甲状腺剂量 ≥ 200 Gy；② 通常在照射后2周内发病；③ 甲状腺局部肿胀、压痛；④ 有甲状腺功能亢进的症状与体征，重症可出现甲状腺危象；⑤ T3、T4及甲状腺球蛋白（thyroglobulin, Tg）升高。

二、慢性放射性甲状腺炎

（一）定 义

慢性放射性甲状腺炎（chronic radiation thyroiditis）是指甲状腺1次或短时间（数周）内多次或长期受到电离辐射照射后导致的自身免疫性甲状腺损伤。

慢性放射性甲状腺炎需要同时符合以下4项方可作出诊断：① 有明确的射线接触史，甲状腺累积吸收剂量 ≥ 0.3 Gy；② 潜伏期 ≥ 1年；③ 超声提示甲状腺体积肿大，回声不均，可伴甲状腺结节等；④ 甲状腺过氧化物酶抗体（thyroid peroxidase antibody, TPOAb）和（或）甲状腺球蛋白抗体（thyroglobulin antibody, TgAb）阳性。

（二）鉴别诊断

慢性放射性甲状腺炎应与其他因素所致慢性淋巴细胞性甲状腺炎、结节性甲状腺肿和甲状腺癌相鉴别。

（三）治 疗

甲状腺功能异常者，需脱离放射工作；甲状腺功能减退症者，给予左甲状腺素替代治疗；甲状腺肿大伴疼痛时，可给予糖皮质激素治疗。

三、放射性甲状腺功能减退症

放射性甲状腺功能减退症（radiation hypothyroidism）是指甲状腺组织受到电离辐射作用后，诱发甲状腺功能或器质性损害而出现甲状腺功能低下。1年之内发生者称为早发甲状腺功能减退，1年以后发生者为晚发甲状腺功能减退；也可以根据有无临床症状和体征以及实验室检查，分为临床型甲状腺功能减退症和亚临床型甲状腺功能减退症。

（一）临床型放射性甲状腺功能减退症

临床型甲状腺功能减退表现为血清T3、T4值降低和TSH值升高，并有明显的甲状腺功能减退症状和体征。在具备亚临床型放射性甲状腺功能减退症的1和2项基础上，应同时符合以下2项方可作出诊断：① 血清T3、T4降低，TSH增高；② 有甲状腺功能减退的临床表现。

临床型放射性甲状腺功能减退症的处理原则：脱离放射工作；甲状腺素替代治疗，定期复查。

（二）亚临床型放射性甲状腺功能减退症

亚临床型放射性甲状腺功能减退症需要同时符合以下4项方可作出诊断：① 有明确的射线接触史，甲状腺受到1次外照射 ≥ 10 Gy或分次照射累积剂量 ≥ 25 Gy，或1次内照射 ≥ 20 Gy；② 潜伏期为受照后数月至数年；③ 血清三碘甲状腺原氨酸（triiodothyronine, T3）和甲状腺素（tetraiodothyronine, T4）正常，促甲状腺激素（thyrotropin, thyroid stimulating hormone，TSH）增高；④ 无明显的临床症状和体征。

亚临床型放射性甲状腺功能减退症的处理原则：暂时脱离放射性工作；密切观察病情，定期复查；可给予左甲状腺素治疗；甲状腺功能恢复后可继续从事放射工作。

（三）鉴别诊断

放射性甲状腺功能减退症均需要与其他因素引起的甲状腺功能减退症和低T3或低T4综合征相鉴别诊断。

四、放射性甲状腺良性结节

（一）定 义

放射性甲状腺良性结节（radiation benign thyroid nodule）是指甲状腺1次或短时间（数周）内多次，或长期受电离辐射照射后诱发的非恶性结节性病变。

（二）诊 断

诊断标准：明确的放射线接触史，甲状腺吸收剂量在0.2 Gy以上；潜伏期在10年以上；经物理学、甲状腺细针抽吸细胞学和临床化验检查综合判定为良性结节。外周血淋巴细胞染色体畸变率增高为参考指标。

需要注意的是，照射剂量是导致甲状腺出现确定性效应严重程度的决定因素，存在剂量阈值，但因照射条件、剂量估算的误差和个人敏感性不同，剂量阈值的差异很大。因此，诊断标准提供的剂量阈值仅为导致放射性甲状腺疾病的参考值。

（三）鉴别诊断

放射性甲状腺良性结节应与碘缺乏性甲状腺结节、其他因素引起的甲状腺结节及甲状腺癌相鉴别。通过病史、结节特点及临床表现可与缺碘性甲状腺结节及其他因素引起的甲状腺结节相鉴别；结合超声、核素扫描和针刺活检可与甲状腺癌相鉴别。

（四）治　疗

脱离射线及甲状腺制剂治疗，每年复查1次（禁用核素显像检查）。癌变者须手术切除。

五、放射性甲状腺癌

（一）定　义

放射性甲状腺癌（radiation thyroid cancer）是指甲状腺接受电离辐射照射后发生的与所受照射具有一定程度病因学联系的恶性肿瘤，属于电离辐射的随机性效应。

（二）诊　断

放射性甲状腺癌应同时符合以下4项：① 有明确的全身或甲状腺受照史；② 潜伏期 ≥ 4年；③ 原发性甲状腺癌诊断明确；④ 按"职业性放射性肿瘤判断规范GBZ 97—2017"计算甲状腺癌起因于所受照射的病因概率（probability of causation, PC），95%可信限上限的 PC ≥ 50%。

（三）治　疗

脱离放射工作；按甲状腺癌临床治疗原则处理。

第四节　放射性食管疾病

放射性食管疾病（radiation esophagitis disease）是指由电离辐射所致的食管黏膜充血、水肿、血管闭塞和组织坏死等损伤及食管狭窄、食管瘘和食管癌等并发症。多发生于颈胸部肿瘤，如食管癌、贲门癌、乳腺癌和纵隔肿瘤的放射治疗中；发生全身不均匀照射或以胸部局部照射为主的辐射事故时，若食管受照剂量较大时也有可能发生放射性食管损伤。

一、病理机制

受照初期由于电离辐射作用到食管上皮引起黏膜充血、炎细胞浸润和水肿，食管基底层有空泡形成并缺乏有丝分裂，同时角化的鳞状上皮细胞层变薄；照射野内可见水肿、溃疡和毛细血管扩张，受照21 d后食管黏膜完全再生，出现基底细胞层增生加速和鳞状细胞层增厚。

食管受照后期反映病理学变化主要涉及肌层。由于小动脉内膜纤维增生变窄，小血管内皮玻璃样变，形成缺血，有大量炎细胞及纤维细胞浸润，深肌层灶状凝固性坏死，黏膜下层纤维化，可导致食管壁变硬、增厚、挛缩和狭窄。

二、临床表现

（一）放射性食管炎

放射性食管炎（radiation esophagitis）是食管黏膜受到1次大剂量或分次照射累积到一定剂量引起的炎性病变。照后数周或3个月内出现吞咽困难、疼痛、胸骨后烧灼感和体重下降等表现，见图5-2（彩图附后291页）。

（二）放射性食管狭窄

放射性食管狭窄（radiation esophagus stricture）是大剂量照射后期由于食管黏膜纤维组织大量增生形成食管管腔狭窄性病变。大剂量照射后数个月至数年，出现进行性加重的吞咽困难、体重下降和消瘦等表现。

（三）放射性食管瘘

放射性食管瘘（radiation esophagus fistula）是大剂量照射急性反应期或后期，由于正常食管黏膜坏死脱落，正常组织未能修复而引起食管壁穿孔形成食管瘘。形成食管气管瘘时，表现为进食呛咳，部分食物和唾液可通过瘘管进入气管，引起吸入性肺炎；若形成食管纵隔瘘，发生纵隔炎，临床表现为体温升高、心率加快和胸背痛；若穿破血管，则会引起内出血。

（四）放射性食管癌

放射性食管癌（radiation esophagus cancer）是电离辐射后晚期所致的食管癌性病变。照射后多年（一般超过10年），出现进食后胸骨不适感、疼痛和进行性吞咽困难等症状。

三、诊断和治疗

诊断放射性食管疾病，必须根据照射史、受照剂量（有受照剂量记录或个人剂量档案）、临床表现和辅助检查等，并排除其他因素和疾病，加以综合分析方可作出诊断。

（一）放射性食管炎

1. 诊　断

（1）剂量阈值：1次局部照射剂量 ≥ 9 Gy；分次局部照射累积剂量 ≥ 20 Gy。

（2）临床表现：照后数周或3个月内出现吞咽困难、疼痛、胸骨后烧灼感和体重下降等症状。

（3）辅助检查：食管镜检查可见黏膜充血、水肿、糜烂和出血，黏膜表面凹凸不平，伴白色黏液覆盖，部分患者溃疡形成；活体组织病理学检查可见上皮细胞变性、空泡形成，部分细胞坏死脱落，毛细血管扩张充血、血管内血栓形成，间质水肿及大量炎性细胞浸润。

（4）分级诊断：放射性食管炎主要是按照吞咽疼痛的轻重、吞咽困难的程度、是否有食管狭窄及是否有窦道形成等进行分级评估。急性放射性食管炎的分级主要根据美国国立癌症研究所与放射治疗肿瘤协作组共同制定的放射损伤分级标准评级，具体见表5-3。

表5-3 放射性食管炎分级标准

0级	1级	2级	3级	4级
无症状	轻度吞咽困难或吞咽疼痛，需用表面麻醉药、非麻醉药镇痛或进半流饮食	中度吞咽困难或吞咽疼痛，需麻醉药镇痛或进流质饮食	重度吞咽困难或吞咽疼痛，伴脱水或体重下降 > 15%，需鼻饲或静脉输流补充营养	完全阻塞，溃疡、穿孔或瘘管形成

2. 治 疗

（1）一般治疗：采用高蛋白、高热量、高维生素并易消化无渣饮食，以流质、半流质饮食为主，应避免机械性和化学性刺激，如辛辣、过咸、过热和粗糙的食物；必要时，采用部分或全部静脉高营养支持疗法；睡前、晨起和饭后漱口，保持口腔卫生；可采用止痛药物或表面麻醉剂缓解疼痛；出血时，予以止血，必要时输新鲜血。

（2）药物治疗：主要是抗炎、止痛及对症处理，可明显改善症状，提高患者生活质量，其治疗药物包括黏膜表面保护剂、抗生素、麻醉剂、维生素和激素类药物。

（二）放射性食管狭窄

1. 诊 断

（1）剂量阈值：1次局部照射剂量 ≥ 18 Gy；分次局部照射累积剂量 ≥ 60 Gy。

（2）临床表现：大剂量照射后数月至数年，由于食管黏膜纤维组织大量增生形成食管管腔狭窄性病变而出现进行性加重的吞咽困难、体重下降和消瘦等症状。

（3）辅助检查：食管X射线钡剂检查可见食管局部边缘光滑的锥形狭窄；食管镜检查可见狭窄部位黏膜萎缩变薄、颜色苍白和毛细血管扩张，要注意观察狭窄的形态和程度，并且对肿瘤和其他原因引起的狭窄作出鉴别诊断。

（4）分级诊断：按表5-4作出分级诊断。

表5-4 食管狭窄分级标准

0级	1级	2级	3级
食管直径 > 1.0 cm，吞咽困难症状不明显	食管直径 0.6 ~ 1.0 cm，只能进半流食	食管直径 0.2 ~ 0.5 cm，只能进流食	食管直径 < 0.2 cm，只能勉强饮水或不能进任何食物

2. 治　疗

（1）早期可采用食管扩张术或术后放置食管支架。

（2）内窥镜直视下激光治疗或高频电切治疗。

（3）外科手术治疗。

（三）放射性食管瘘

1. 诊　断

（1）剂量阈值：1次局部照射剂量 ≥ 18 Gy；分次局部照射累积剂量 ≥ 60 Gy。

（2）临床表现：大剂量照射急性反应期或后期由于正常食管黏膜细胞坏死脱落，正常组织未能修复而引起食管壁穿孔形成食管瘘。若形成食管-气管瘘，表现为进食呛咳，部分食物和唾液可通过瘘管进入气管引起吸入性肺炎；若形成食管-纵隔瘘，发生纵隔炎，表现为体温升高，心率快，胸背痛；若穿破血管则引起内出血。

（3）辅助检查：胸部CT检查可发现，纵隔积气，靠近食管部位的脓肿、胸腔积液等；食管X射线钡剂检查，食管-气管瘘时可见造影剂从食管经瘘管进入气管内，食管-纵隔瘘时可见钡剂进入纵隔。

2. 治　疗

（1）内科治疗：对轻症、穿孔后形成包裹，感染不明显者可采用内科治疗。

（2）外科手术治疗：严重者可采用外科治疗。

（四）放射性食管癌

1. 诊　断

（1）放射性食管癌发生在既往照射野内，在放射性食管损伤基础上产生恶性肿瘤，癌变前多有长期不愈的食管黏膜增生性改变或溃疡。

（2）临床表现：照射后多年（一般超过10年），出现进食后胸骨后不适、疼痛和进行性吞咽困难等症状。

（3）辅助检查：食管X射线钡剂检查可见不规则性狭窄、充盈缺损和溃疡龛影等；食管镜检查可见局部黏膜粗糙、增厚、表面糜烂、溃疡或菜花状突起；活体组织病理学检查为最终诊断，可明确肿瘤诊断并可观察到肿瘤周围组织有放射性损伤的病理改变；胸部CT检查可显示，食管不规则增厚、管腔狭窄等；超声内窥镜检查可精确测定食管癌的部位、大小和浸润程度等。

2. 治　疗

（1）外科手术治疗。

（2）化学治疗：术前新辅助化疗能使肿瘤体积缩小，提高手术切除率，对远处转移病灶具有一定疗效。根据病情亦可进行术后辅助化疗。

（3）内镜治疗：为晚期食管癌姑息性治疗的手段之一。

第五节 放射性肺损伤

放射性肺损伤（radiation induced lung injury）是指肺部受到1次或数天内多次电离辐射照射后，所致肺组织的间质改变为主要病变的炎症性疾病。本病多半发生在肺癌、乳腺癌等肿瘤放射治疗期间或治疗后，以及白血病患者进行骨髓移植前全身或上半身照射时；也可发生在核与辐射事故中，并发重度骨髓型以上外照射急性放射病。放射性肺损伤早期表现为急性放射性肺炎（acute radiation pneumonitis），而慢性放射性肺炎（chronic radiation pneumonitis）的病理基础是肺纤维性硬化（fibrotic pneumo sclerosis）改变，则往往作为晚期事件发生的表现。既往有研究探讨放射性肺炎及放射性肺纤维化之间的时间界线，结果显示从数周到6个月不等。尽管放射性肺炎和放射性肺纤维化的镜下表现差异明显，但其临床症状以及肺功能、肺通气或灌注改变相似，且实际临床工作中所观察到的放射性肺损伤是一个连续过程，两个阶段之间并没有明确界线。

一、临床表现

放射性肺炎多发生于放疗开始后1～3个月，患者的症状和体征与一般肺炎无特殊区别。临床症状主要为气急、咳嗽、咳痰和呼吸困难，部分患者可出现低热，查体可闻及湿啰音、胸膜摩擦音和胸腔积液征等。X射线胸片可见与放射野相一致的弥漫性渗出阴影。CT与X射线胸片相比较，能更早发现渗出且更为敏感。典型放射性肺炎的CT表现为与照射野或接受照射范围相一致的斑片状淡薄密度增高影或条索样改变，并且病变不按肺野或肺段分布，部分患者放射性肺炎的发生部位在照射野外，甚至弥漫双肺（图5-3）。肺功能表现为：① 肺活量和肺容量降低，小气道阻力增加，肺的顺应性降低；② 弥散功能障碍，气血屏障增加，严重者表现为血氧和血二氧化碳水平改变。

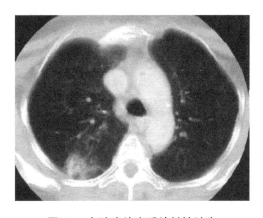

图5-3 右肺癌放疗后放射性肺炎

注：CT检查可见放射野内散在磨玻璃影

分级：国内外有多个关于放射性肺损伤的分级标准，国内放射性肺损伤诊断和治疗共识推荐使用2013年CTCAE 4.0标准评估放射性肺损伤（表5-5）。

表5-5　放射性肺损伤CTCAE 4.0分级标准

	1级	2级	3级	4级	5级
肺炎	无症状；仅有临床或影像学改变；无需治疗	有症状；需要药物治疗；工具性日常生活活动受限（如做饭、购物、使用电话和理财等）	有严重症状；个人日常生活活动受限（如洗澡、穿脱衣、吃饭、洗漱和服药等，并未卧床不起）；需吸氧	有危及生命的呼吸症状；需紧急处理（如气管切开或气管插管）	死亡
肺纤维化	轻度乏氧；影像学上肺纤维化改变不超过全肺体积的25%	中度乏氧；有肺动脉高压证据；肺纤维化改变范围约占全肺的25%～50%	严重乏氧；有右心衰证据；肺纤维化改变范围约占全肺的50%～75%	危及生命的并发症（如血流动力学或肺并发症）；需要插管机械通气支持；肺部明显蜂窝状改变，范围超过全肺体积的75%	死亡

二、诊　断

诊断放射性肺损伤需要同时具备以下几个条件：① 既往有肺部受照射病史，多发生于放疗开始后6个月内；② CT影像学改变主要为局限在照射区域内的斑片影、通气支气管征、条索影、肺实变影或蜂窝样改变，少数患者除存在照射区域内改变外，同时伴有放射区域外的相应影像学改变；③ 至少有咳嗽、气短和发热等临床症状之一，且上述症状为放疗后新出现或较前加重，或经放疗减轻，或消失后重新出现或加重，咳嗽最为常见；其次为气短，轻者为活动后气短，重者平静呼吸时亦觉气短，约半数患者伴有发热；④ 排除上述症状由下列因素所致：肿瘤进展、肺部感染（细菌、真菌或病毒）、慢性阻塞性肺疾病急性加重、心源性疾病、肺梗死、贫血和药物性肺炎等。

三、治　疗

放射性肺损伤的治疗关键在于预防，一旦诊断，应立即脱离放射源。

（一）治疗原则

根据放射性肺损伤的分级实行4级治疗。1级以观察为主；2级，若无发热，密切观察 ± 对症治疗 ± 抗生素；若伴发热、CT上有急性渗出性改变者或有中性粒细胞比例升高，对症治疗 + 抗生素 ± 糖皮质激素；3级实行糖皮质激素 + 抗生素 + 对症治疗，必要时吸氧；4级实行糖皮质激素 + 抗生素 + 对症治疗 + 机械通气支持治疗。

（二）糖皮质激素的用法

1. 糖皮质激素适应证

3级和4级症状性放射性肺损伤，部分伴有发热或CT上有急性渗出性改变的2级症状性放射性肺损伤也可考虑使用。

2. 给药途径

激素可静脉或口服给药，首选口服给药。

口服给药指征：① 3级症状性放射性肺损伤症状稳定后；② 3级症状性放射性肺损伤无明显缺氧；③ 2级症状性放射性肺损伤伴有发热。

静脉给药指征：① 疾病症状急性加重；② 静息下明显呼吸困难；③ 缺氧；④ 高热；⑤ CT显示渗出性改变明显；⑥ 4级症状性放射性肺损伤。

3. 糖皮质激素种类的选择

推荐包括口服泼尼松、地塞米松或静脉滴注/推注地塞米松、甲泼尼龙，优先推荐口服泼尼松。

4. 激素剂量与疗程

根据病情轻重，以及症状控制情况调整个体化给药。换算成泼尼松等效剂量，通常情况下，推荐的糖皮质激素初始剂量为30～40 mg/d，分2次口服。按照该等效剂量足量给药2～4周，若疾病症状和胸部影像明显好转，并且症状稳定1周以上，可开始逐步减量。每周减10～15 mg泼尼松，观察病情变化；若减量太快致症状反跳，排除由感染所致后，需将剂量调回前一有效剂量，延长该剂量使用时间，减慢减量速度。使用总时间达4～6周。

（三）抗生素的使用

1. 适应证

对于3级和4级，以及症状严重的部分2级症状性放射性肺损伤患者，可使用抗生素。

2. 种类选择

若无明显感染证据患者，抗生素主要用于预防感染，尤其是在激素应用的同时，建议使用非限制性抗生素。若临床考虑合并感染患者，建议行病原学检查，如痰涂片、痰培养或血培养。依照抗生素使用原则，采用针对常见病原菌的抗菌药物；若细菌或真菌培养证实伴有感染患者，根据药敏结果调整抗生素。

（四）对症治疗及其他

对症治疗包括止咳、化痰和平喘等，视患者具体情况应用。另外，可考虑辅助抗纤维化治疗及中医药治疗，保持充足能量供应并补充多种维生素等。

四、转　归

不同级别的症状性放射性肺损伤患者的预后各异。在中国医学科学院肿瘤医院诊断并治疗的80例症状性放射性肺损伤患者中，49例初诊2级症状性放射性肺损伤患者中，无放射性肺损伤相关死亡，31例初诊3级症状性放射性肺损伤患者有4例（9.7%）最终死于放射性肺损伤，症状性放射性肺损伤相关死亡患者占全部的5%。

第六节　放射性心脏损伤

放射性心脏损伤（radiation-induced heard disease, RIHD）是指心脏受到电离辐射照射引起的损伤，包括心包损伤、心肌损伤、冠状动脉损伤和心内膜损伤等，是胸部放疗比较严重的不良反应。

一、损伤类型

（一）放射性心包损伤

在已知电离辐射作用于心包微血管内皮细胞损伤血管壁，进而使血管内皮细胞肿胀，通透性增加，导致放射性心包损伤（radiation pericardium injury）。胶原蛋白取代正常脂肪组织，而纤维蛋白在心包表面和组织间渗出，引发小血管增生；与此同时，渗出的纤维蛋白趋向机化，导致纤维病变进一步发展，出现缩窄性心包炎。心包组织缺血、成纤维细胞增生和胶原纤维形成，心内膜表面不同程度的纤维渗出及心包膜纤维化，并伴有轻度的炎性细胞浸润及血管增生，继而出现心包积液和心包肥厚，偶尔可见灶状钙化。

（二）放射性心肌炎

放射性心肌炎（radiation myocarditis）在显微镜下受损的心肌细胞呈透明样变，胶原纤维增加，裂隙样纤维环以及肌纤维分割，呈病灶性分布，可出现畸形核和多核细胞。心肌炎后可发生迟发心肌纤维化。

（三）放射性心内膜炎

放射性心内膜炎（radiatin endocarditis）常发生在心肌和心包病变的基础上，其病理生理损伤主要表现为心内膜多灶状的增厚、纤维化及皱缩，引起瓣膜增厚及变形，进而导致心脏瓣膜的狭窄及关闭不全。

（四）放射性心脏瓣膜损伤

放疗导致的心脏瓣膜病变，即放射性心脏瓣膜损伤（radiation cardiac valve injury），包括钙化和纤维化。瓣膜的损伤病理生理反应为瓣尖或瓣叶的增厚、钙化和纤维化，导致严重的瓣膜功能障碍。

（五）放射性冠状动脉缺血性病变

放射性冠状动脉缺血性病变（radiation coronary ischemia lesion）患者接受放射治疗会加速心肌损伤或心脏血管系统，而冠状动脉是纵隔放射治疗患者心脏病的主要表现之一。放疗所致的冠状动脉粥样硬化的发病机制与自发的冠状动脉粥样硬化无异。放疗损伤血管内皮细胞、成纤维细胞增生，含脂质的巨噬细胞形成斑块导致血栓形成，动脉内膜增厚减少，最终导致管腔狭窄，形成临床症状的缺血性心脏病。

二、诊　断

心脏受照后，必须进行长时间心血管病随访和心脏检查，以便发现早期放射性心脏损伤。

放射性心脏损伤的诊断可通过以下方法：① 心电图：心电图可发现QT间期明显变化；② 心脏超声：超声心动图提示收缩和舒张功能明显变化；③ CT：先进的成像技术可用于检查晚期损伤，心脏计算机断层造影已被用于诊断放疗后冠状动脉疾病；④ MRI：适合评估心包、心肌等解剖结构；⑤ 心肌核素显像；⑥ 实验室检查：脑钠肽和肌钙蛋白检测可以对放疗患者进行早期危险分层，但这些早期升高的生物标志物的长期意义尚不明确。

三、治　疗

治疗放射性心脏损伤与非放疗相关的心脏疾病的一般原则相近，做好防护非常重要。最根本的措施是尽可能减少胸部放疗过程中患者心脏所受到的照射剂量。

第七节　放射性直肠炎

放射性直肠炎（radiation proctitis, RP）是指电离辐射直肠后引起肠上皮破坏及功能失调，受照后晚期呈现黏膜溃疡、间质纤维增生等病变。本病多发生在盆腔、腹腔或腹膜后恶性肿瘤放射治疗或辐射事故时，按照病程发展可分为急性放射性直肠炎和慢性放射性直肠炎。在放射性肠炎中，放射性直肠炎最为多见，故本节作为重点介绍。

一、临床表现

（一）临床症状

急性放射性直肠炎常在放疗开始后较短时间内出现，临床表现包括但不限于便血、便急、便频、腹泻、黏液粪便、里急后重和肛门疼痛等症状，其症状多样且缺乏特异性。急性症状多数在3个月内恢复，呈现一过性和自愈性的特点。但部分患者的症状可迁延、反复超过3个月以上，或在放疗结束3个月之后新发上述症状，即慢性放射性直肠炎。慢性放射性直肠炎常见于放疗结束后6～18个月，亦可在放疗结束后的数年至数十年出现。便血通常是慢性放射性直肠炎患者就诊的首要原因，可伴有便急、便频、便秘、黏液粪便、里急后重和肛门疼痛等症状。晚期严重并发症包括直肠狭窄、穿孔、瘘管形成和肛门失禁等，多见于放疗结束后2～5年。

（二）结肠镜检查

结肠镜检查是诊断放射性直肠炎的首要辅助手段，依据典型的镜下改变可以评估病变程度。内镜显示包括毛细血管扩张、黏膜充血、溃疡、狭窄和坏死等，其中以毛细血管扩张最为常见。不推荐常规镜下活检，因为组织愈合能力差，活检带来的损伤可迁延不愈，造成医源性溃疡，甚至穿孔，但活检在必要时可用于排除肠道恶性肿瘤的发生。

（三）影像检查

盆腔MRI及胸腹盆CT检查是评估直肠放射性损伤程度及原发肿瘤稳定状态的重要手段，肠壁增厚的特征性改变可为诊断放射性直肠炎提供一定依据。钡剂或泛影葡胺灌肠造影或MR排粪造影有助于了解肠管狭窄部位及严重程度，了解是否合并瘘管形成（如直肠、膀胱和直肠阴道瘘等）。盆底或直肠腔内超声可协助判断肛门疼痛、失禁等症状的潜在病因。

（四）组织病理学检查

大体标本在组织学上可见急性放射性肠炎以下主要改变，表现为黏膜水肿、血管通透性增加；黏膜表面糜烂、上皮细胞凋亡；固有层内急、慢性炎性细胞浸润。慢性放射性肠炎表现为黏膜萎缩、肉芽组织增生；隐窝大小、形态不规则，排列紊乱；闭塞性动脉内膜炎；黏膜下层间质纤维化。

二、诊　断

放射性直肠炎缺乏诊断的金标准，目前主要结合临床、内镜、影像学和组织病理学表现进行综合分析，在排除感染性和其他非感染性直肠炎的基础上作出诊断。直肠受照的电离辐射史非常重要，是诊断放射性直肠炎的必要因素，同时需要排除肿瘤活动或复发的影响。

（一）病史和体格检查

首先，需具备盆腔恶性肿瘤的放疗病史；注意询问是否存在有放射性直肠炎高危因素的既往病史（如糖尿病史、盆腔手术史、放疗期间急性放射性肠炎病史和长期服用抗凝药物史）及个人史（如吸烟、饮酒史）；详细询问首发症状的各项细节（如距离放疗的时间、症状的病程、严重程度及伴随症状）；体格检查应特别注意患者的一般情况及心理状态，并进行细致的腹部、肛周、会阴检查及直肠指检。

（二）实验室检查

常规检查包括粪便常规、尿常规、血常规、凝血功能、电解质、C反应蛋白、白蛋白水平及肿瘤标记物等，必要时行粪便培养排除其他感染性疾病。

（三）结肠镜检查

乙状结肠直肠镜为诊断放射性直肠炎肠腔狭窄固定时，不宜强行通过，可配合钡剂或泛影葡胺灌肠造影，协助评估狭窄程度及是否合并肠瘘。

（四）盆腔MRI或胸腹盆CT检查

盆腔MRI检查应作为诊断放射性直肠炎的常规影像学检查，不仅可对原发肿瘤进行治疗后评价，还能敏感地发现是否继发放射性直肠炎以及直肠周围器官、软组织间隙及盆壁、肌群等放射性损伤情况。胸腹盆CT检查亦可对原发肿瘤稳定情况进行全面了解，可对直肠的放射性损伤情况进行一定的评估。

（五）其他辅助检查

在不能明确放射性肠炎梗阻部位时，建议行CT小肠成像检查了解有无放射性小肠炎合并梗阻，必要时可行全消化道造影检查；钡剂或泛影葡胺灌肠造影，或MR排粪造影，有助于了解肠管狭窄部位、严重程度以及是否合并瘘管形成（如直肠、膀胱和直肠阴道瘘等）；盆底超声、直肠腔内超声可协助判断肛门疼痛、肛门失禁等原因；肛门直肠测压可协助术前肛门控便功能的评估。

三、鉴别诊断

诊断放射性直肠炎时需要注意与各种感染性和非感染性直肠炎性病变进行鉴别。

（一）急性感染性肠炎

急性感染性肠炎（acute infective enteritis）可受到各种细菌感染，如志贺菌、空肠弯曲杆菌、沙门菌、大肠杆菌和耶尔森菌等。急性感染性肠炎常有流行病学特点（如不洁食物史或疫区接触史），急性起病常伴发热和腹痛，具有自限性；抗菌药物治疗有效；粪便检出病原体即可确诊。

（二）溃疡性结肠炎

溃疡性结肠炎（ulcerative colitis, UC）可出现腹泻、便血、便急和里急后重等症状，并且肠道病理活检也可出现黏膜损伤及急慢性炎性表现。但是，溃疡性结肠炎病变节段往往不局限于放疗照射野内，可延伸至乙状结肠乃至全结肠，并伴有皮肤、黏膜、关节、眼和肝胆等肠外表现。

（三）转流性直肠炎

转流性直肠炎（shunt proctitis）是一种与粪便转流相关的直肠病变，病因不明。临床症状包括直肠出血、里急后重、黏液血便、盆腹腔疼痛及低热等，常发生在粪便转流术后3~36个月，关瘘后症状可缓解或消失。放射性直肠炎造口后出现的症状需要与转流性肠炎相鉴别。转流性直肠炎病理切片可见肠壁淋巴滤泡增生，且患者症状在关瘘后会获得缓解。

（四）其 他

真菌性肠炎、抗菌药物相关性肠炎、缺血性肠炎、嗜酸粒细胞肠炎、过敏性紫癜、胶原性结肠炎、白塞病以及人类免疫缺陷病毒感染合并的直肠病变应与本病鉴别。

四、治 疗

提高生活质量是治疗放射性直肠炎的最终目标，具体原则及方法如下。

（一）心理治疗

研究表明，抑郁和放射性直肠炎存在明显的相关性。要注意对患者进行病情教育，并注意评估其心理状态。

（二）饮食原则

本病患者给予低纤维素、低脂、高热量及高蛋白饮食，可限制乳糖摄入。

（三）营养治疗

营养支持疗法在放射性直肠炎患者治疗中的作用包括改善患者的营养状况和免疫功能，尤其是需要接受手术治疗的患者，可增强患者对手术的耐受力，减少术后并发症的发生。

营养治疗应首选肠内途径，对于可经口进食者优先选择口服途径。口服营养补充是以增加口服营养摄入为目的，将能够提供多种宏量营养素和微量营养素的营养液体、半固体或粉剂的制剂加入饮品和食物中经口服用。放射性直肠炎患者是口服营养补充的适用人群，建议使用低渣配方。口服营养补充对于放射性直肠炎患者治疗前的营养改善和治疗后预防贫血都有积极的作用，建议全程使用。

（四）药物治疗

1. 抗炎类药物

临床上常见的用于治疗放射性直肠炎的抗炎类药物包括非甾体抗炎药（柳氮磺胺砒啶、巴柳氮等）及类固醇类药物（泼尼松龙、倍他米松及氢化可的松），非甾体抗炎药既可以单独使用，也可以搭配类固醇类药物一起使用。给药途径包括口服和保留灌肠。目前，关于抗炎类药物治疗放射性直肠炎的具体治疗机制尚不清楚，有待进一步研究明确。放疗期间口服柳氮磺胺砒啶或巴柳氮能降低腹泻发生率，减轻急性放射性直肠炎相关症状。

2. 抗生素类药物

放疗损伤肠道黏膜屏障可能导致肠道菌群易位、菌群种类比例失调及肠道菌异常增殖，这些改变可能与放射性肠炎患者腹胀、腹泻等症状有关。若怀疑细菌过度增殖，尝试给予7～10 d的抗生素治疗，往往可以缓解患者腹胀、腹泻等症状。由于抗生素有时也会导致患者出现腹痛、腹泻，因此相比于治疗，确诊肠道细菌过度增殖显得更为重要。此外，在临床工作中，除非是已知的敏感细菌，抗生素的选择通常是经验性用药，有时可能需要给予多种抗生素并循环用药。

3. 益生菌

放疗可破坏肠腔内部正常的微生态结构，导致肠道菌群失调。益生菌可维持肠道菌群平衡，恢复肠腔正常pH，缓解腹泻等症状。临床上常用的益生菌包括乳杆菌、双歧杆菌、肠球菌及乳酸菌。

4. 抗氧化剂

电离辐射可诱导大量氧自由基的产生，继而引起后续的细胞损伤。因此，能够清除氧自由基的抗氧化剂，如维生素A、维生素C、维生素E以及己酮可可碱等也被用于慢性放射性直肠炎的治疗。

5. 止泻药

腹泻是放射性直肠炎的主要临床表现，止泻药物在放射治疗引起的腹泻中发挥着重要作用。洛哌丁胺（易蒙停）作为一种外周阿片受体激动剂，可以明显降低肠道蠕动的频率，减缓肠道运输速度，提高胆盐吸收率，但腹胀和恶心会限制洛哌丁胺的使用。对合并肠狭窄和肠梗阻的患者应当避免使用止泻药物。止泻药物尽管可以改善患者的临床症状，但并不能解除病因，停药后，患者的腹泻症状可能复发。

6. 生长抑素

对洛哌丁胺治疗无效的难治性盆腔放疗相关腹泻，皮下注射生长抑素类药物奥曲肽可能会起到更好的治疗效果。

（五）保留灌肠

治疗放射性直肠炎的多种外用药物主要通过局部保留灌肠，以使病变直肠充分接触而起作用。硫糖铝灌肠、类固醇激素灌肠、短链脂肪酸灌肠以及复合制剂灌肠治疗出血性放射性直肠炎。可采用甲醛治疗药物疗效欠佳的出血性放射性直肠炎，但需警惕治疗相关并发症。

另外，还可以采用高压氧、内镜下氩离子凝固术治疗放射性直肠炎。

（六）手术治疗

1. 手术治疗的适应证及基本原则

约1/3的慢性放射性直肠炎患者需要手术治疗。手术治疗的适应证包括合并肠梗阻、肠穿孔、肠瘘和肠道大出血等严重并发症，以及反复保守治疗无效的顽固症状，如直肠出血、肛门疼痛等。手术原则应是以解决临床症状为首要目标，选择合理的手术方法，最大限度地降低手术病死率及并发症，改善预后及长期生活质量。

2. 手术方案

放射性直肠炎的手术方式包括急诊手术和择期手术。放疗导致的急性肠穿孔、消化道大出血和绞窄性肠梗阻需急诊手术。择期手术方式包括：① 粪便转流：结肠造口或小肠造口；② 病变肠管切除吻合：Dixon术式、Park术式和Bacon术式等；③ 瘘口修补：单纯修补、带蒂皮瓣修补和生物材料修补等。

五、预防措施

针对放射性直肠炎的具体预防措施主要包括药物干预和物理防护。

（一）药物干预

氨磷汀是一种抗辐射细胞保护剂，静脉注射使用时对正常细胞具有选择性保护作用。2014年，肿瘤支持治疗多国联盟（Multinational Association of Supponive Care in Cancer, MASCC）和口腔肿瘤学国际协会（Intemational Society of Oral Oncology, ISOO）更新了继发于肿瘤治疗的黏膜炎症反应病变的治疗指南，MASCC/ISOO的胃肠道黏膜炎临床实践指南推荐使用氨磷汀 $\geq$ 340 mg/m^{2}静脉应用于预防急性期的放射性直肠炎反应。

（二）物理干预

通过物理防护来减少正常组织受照射剂量，是减少急性损伤的主要措施。放疗技术的改良可以增加靶区的精准性，减少周围正常组织的暴露。三维适形技术、IMRT和图像引导放疗技术的临床应用，有助于优化放射野，并被证实可减少放疗后急性期各种不良反应的发生，但能否降低慢性放射性直肠炎发生风险尚不清楚。

第八节　放射性骨损伤

放射性骨损伤（radiation bone injury）是指人体全身或局部受到1次或短时间内分次大剂量外照射，或长期多次受到超过剂量当量限值的外照射，所致骨组织的一系列代谢和临床病理变化。根据病理变化可分为放射性骨质疏松、放射性病理骨折、放射性骨髓炎、骨坏死和放射性骨发育障碍。放射性核素长期沉积在骨组织也可以引起放射性骨损伤。

电离辐射致骨损伤机制，一般认为是由于射线对成骨细胞直接损伤，成骨细胞破坏和减少与骨血管管腔闭塞致骨组织血供障碍，并由于合并创伤或感染等因素共同作用的结果。

一、临床表现

外照射致放射性骨损伤者，均伴有皮肤及软组织的放射性损伤，可出现放射性皮炎和溃疡。在急性放射性骨损伤病例的X射线改变中，早期主要为脱钙、骨质疏松和骨膜反应，重者逐渐出现斑片状虫蚀样改变，骨皮质变薄甚至残缺不整，骨关节间隙变窄；晚期出现骨质明显稀疏，骨小梁粗糙呈蜂窝状；皮质增厚或变薄，表面不完整，并出现不规则斑片状透光区等症状。病理检查主要为骨细胞变性、坏死，骨组织间质退行性改变，为脂肪和纤维组织，造血组织消失，骨髓炎者可见炎性细胞浸润和死骨片存在，骨髓组织纤维化。放射性骨损伤的发展过程远较皮肤效应为慢，一般认为受照后出现骨改变的平均时间4～6年为多见。

二、诊　断

（一）诊断原则

应根据职业史、健康监护档案、受照射史、受照剂量、剂量率、临床表现和X射线等影像学特征，进行综合分析，并排除其他原因造成的骨疾病，方能诊断。

（二）分类诊断标准

按照骨损伤发展和病变程度作出分类诊断，详见表5-6。

表5-6　放射性骨损伤诊断标准

分　类	主要临床表现	
	皮肤改变	X射线影像学征象
放射性骨质疏松	局部有放射性皮炎改变	轻者骨小梁稀疏、粗糙；重者骨小梁网眼稀疏，有斑片状透光区，骨皮质显著增厚呈层板状或皮质白线消失
放射性病理性骨折	局部有放射性皮炎或溃疡存在；骨折多发生在持重骨；骨折发生前一般有程度不同的活动过度、外力作用等诱因，但有时诱因不明显	在骨质疏松基础上，骨的连续性破坏，两断端有骨质疏松改变，骨折线一般较整齐
放射性骨髓炎、骨坏死	局部有皮肤及软组织深达骨质的溃疡，伴有不同程度的细菌感染；局部疼痛明显，呈持续性	骨皮质密度减低、变薄、表面不光滑以及有不规则破坏伴附近骨质疏松，并可见不规则的斑片状透光区；在骨质疏松区内或骨折断端附近出现不规则的片状致密阴影，夹杂一些透光区
放射性骨发育障碍	多见于受照射时骨骺呈活跃增生的儿童（约6岁前或青春期儿童）；局部皮肤可无明显放射损伤改变，或伴轻度放射性皮炎改变	骨与软骨生长发育迟缓，甚至停滞；长骨向纵向及横向生长皆有障碍，长度变短，骨干变细，皮质变薄

三、治　疗

放射性骨损伤患者均应脱离射线工作，定期进行医学观察。

放射性骨损伤患者在病程中，要减少活动，全程给予补钙等抗骨质疏松治疗。伴有放射性皮肤损伤者，按照放射性皮肤损伤的治疗原则处理。有条件者，尽早应用高压氧进行预防和治疗；应用改善微循环、益气活血的中药制剂或方剂；应用促进骨组织修复、再生和含钙制剂药物，必要时给予骨再生细胞因子治疗。注意避免骨损伤部位遭受外力打击、外伤或感染，避免组织活检。皮肤出现明显萎缩或溃疡时应及时处理并采取手术治疗，用血循环良好的皮瓣或肌皮瓣覆盖，以改善局部的血液循环，消除创面。发生骨折时，要及时固定。发生骨髓炎时，给予积极抗感染治疗，合理使用各类抗生素，并及时采取手术治疗，彻底清除坏死骨组织，以带血管蒂的肌皮瓣充填腔穴和修复创面。单个指骨或趾骨出现骨髓炎时，及时截指（趾）；如累及多个指（趾）而保留剩余个别指（趾）已无功能时，可慎重考虑截肢。截肢高度应超过损伤的近端3～5 cm。长期医学随访要注意放射性骨肿瘤的发生。

第九节　其他器官放射性损伤

一、放射性胃炎

当胃受到15～20 Gy照射后，可出现放射性胃炎（radiation gastritis），即可出现胃酸和胃蛋白酶分泌的抑制，持续1年可恢复。当剂量 ≥ 50 Gy，损伤难以完全恢复，且易发生溃疡。

急性反应的临床症状主要有厌食、恶心、呕吐及体重下降，严重者可出现胃出血、穿孔。

晚期反应临床症状：① 消化不良：发生于照后0.5～1年，为非特异性症状，无临床体征和影像学表现；② 胃炎：发生于放疗后1～12个月，伴有胃窦部痉挛或狭窄，胃镜下可见平滑肌皱襞和黏膜萎缩，病理基础为黏膜下组织纤维化；③ 慢性溃疡：发生于放疗后5个月，与一般溃疡难鉴别，可自愈。常伴有黏膜下组织纤维化。

二、放射性肝炎

肝脏受大剂量照射后引起的损伤称放射性肝炎（radiation hepatitis）。有研究者报道，40例恶性淋巴瘤和卵巢瘤全肝照射，发生放射性肝炎13例。放射性肝炎发生率与剂量关系见表5-7。

在分次照射条件下，肝脏剂量阈值约30 Gy。肝脏受到大剂量照射后1～4周内，患者可出现乏力、腹水和胸腔积液，肝脏进行性肿大，右上腹不适或疼痛等症状，合并用化疗的患者可伴有黄疸。亦有患者无临床症状，但肝功能异常，肝穿刺活检证实肝窦出血、水肿和肝细胞萎缩，肝中央静脉内壁纤维性增厚。照后4～6个月以上进入慢性期，可见肝脏纤维化、肝功能异常，其中，碱性磷酸酶（AKP）、谷丙转氨酶（GPT）和谷草转氨酶（GOT）升高。

表5-7　放射性肝炎与剂量关系

累积剂量 / Gy	治疗例数	放射性肝炎数
30 以下	5	0
30 ~ 34.5	8	1
35 ~ 0	9	5
40 以上	18	7
合　计	40	13

（一）诊　断

1. 受照剂量、体征及肝功能情况

肝脏照射野包括全肝脏或半侧肝脏，剂量接近30 Gy或30 Gy以上。照后几周内，出现腹水、胸腔积液、右上腹不适或疼痛。肝脏进行性肿大、肝功能明显异常，最突出的表现为血清碱性磷酸酶（AKP）明显升高，伴有黄疸者还有胆红素明显升高。

2. 特殊仪器检查

B超肝脏照射野内，有助于发现轻症或病变早期查体未发现的少量腹水及轻度肝大；MR表现为T_2时相与照射区完全一致的信号增强区；放射性核素扫描表现为受损肝区放射性稀疏或缺损，此为较敏感可靠的诊断方法，在临床症状出现前即可有所表现。

3. 肝活检

肝组织充血、肝细胞损伤。在诊断放射性肝炎时，必须除外病毒性肝炎、转移性肝肿瘤或腔静脉栓塞。

（二）治　疗

患者绝对卧床休息，高蛋白低脂肪饮食。有腹胸腔积液患者服利尿剂，严重者可穿刺放液。经过以上治疗，多数在4个月后症状好转，肝功能及活检均见到肝组织修复与再生。少数病例恶化，可因肝功能衰竭或充血性心力衰竭死亡。

三、放射性子宫、阴道炎及输尿管、尿道狭窄

子宫和阴道都是放射耐受性较高的器官，但在较大剂量照射后，特别是合并感染时亦可发生子宫和阴道黏膜的炎性坏死。阴道上段和宫颈管粘连闭锁，阴道壁和宫颈宫体纤维化，阴道狭窄和粘连，使宫腔引流不畅而致宫腔积液或积脓。临床表现为下肢疼痛、浮肿、尿频和阴道流脓等。放疗后仍需阴道冲洗，防止感染和粘连，必要时留置引流管、抗生素治疗。

妇科恶性肿瘤病例接受分次照射，累积75 Gy，5年内1% ~ 5%病例输尿管狭窄，严重狭窄及纤维化可导致输尿管梗阻、肾盂积水，临床表现为间歇性或持续性下腹疼

痛，需外科手术治疗。患有前列腺癌、宫颈癌和膀胱癌，以及阴茎癌常规分次照射累积60 Gy以上时，可出现尿道狭窄，临床表现主要为尿流变细、排尿困难，严重者可出现尿道梗阻，需行尿道扩张术，导尿或外科手术治疗。

四、放射性外周神经及肌肉损伤

（一）放射性外周神经损伤

外周神经对辐射耐受性较高，但在放疗中若剂量过高亦会发生损伤，称为放射性外周神经损伤（radiation perpheral nervous injury）。

1. 视神经损伤

放射治疗鼻或鼻旁窦肿瘤，若放射累积剂量超过60 Gy，视神经可遭到明显损伤，于4～5年后发生放射性视神经萎缩（radiation atrophy of optic nerve），可伴有视网膜黄斑变性。

2. 听神经损伤

鼻咽癌累积照射剂量超过65 Gy后，内耳听力损害发生率35.14%，考虑为耳蜗损害。电离辐射对内耳损伤可能与照射后内耳细胞代谢酶活性降低或内耳血管纤维化，使血液供应减少有关。这种变化近期内临床无明显改变，随时间延长或合并其他致聋因素，使内耳逐渐出现毛细胞坏死，产生放射性听力减退（radiation audition decrease）。如果再次放疗，内耳损伤的近期发生率明显增加。

3. 其他颅神经损伤

鼻咽癌放疗后合并颅神经损伤占9.77%，主要为某一颅神经或多支颅神经麻痹，常见后组颅神经，表现为声音嘶哑及伸舌偏向患侧、舌肌萎缩等症状。产生原因主要系鼻咽部、颈部因设野不当，照射野重叠，致使颈动脉鞘区照射剂量偏大，累积剂量约60～70 Gy，或重复多疗程放疗引起颅神经周围组织纤维化，压迫或牵拉神经所致。主要侵犯第9、10和12对颅神经。诊断依据：① 大剂量放疗史；② 较长潜伏期（≥ 3年）；③ 多见后组颅神经麻痹，一般不伴头痛；④ 颈部无转移包块，照射区软组织纤维化较明显；⑤ 临床CT、MRI检查无肿瘤复发及转移。

4. 臂丛神经损伤

放射性臂丛神经损伤（radiation brachial plexus nerve injury）一组单次照射剂量3 Gy，总剂量45 Gy；另一组患者单次照射剂量1.8 Gy，总剂量54 Gy，臂丛神经损伤的发生率分别为7%和1.5%。臂丛神经损伤是在乳腺癌、霍奇金病等常规照射后的迟发反应。在照射野区皮肤红肿、破溃，患侧肢体麻木、酸胀、感觉减退或消失、运动障碍、痛觉过敏、疼痛或剧痛，受损侧肢体温度降低，指甲干燥，肌肉渐进性萎缩，最后出现肢体软瘫。根据临床表现程度分为两种类型：① 不完全损伤型：症状持续存在或随时间推移而有所减轻、患肢功能减退或部分丧失；② 完全损伤型：症状急剧加重、患肢功能丧失，最终发展为软瘫。潜伏期5个月至20年（平均6.5年），受照剂量愈大，潜伏期愈短，症状愈重，预后愈差。肌电图检查均有不同程度神经损伤表现，出现自发电位、多相电位增多，平均时限增宽，单纯相与混合相平均电压及峰值电压偏低，运动神经传导速度变慢等状况。

发病机制：有两种看法，一是主要由于神经周围组织受照发生严重纤维变性，环绕神经根，妨碍血液循环而导致神经局部缺血和脱髓鞘；二是与照射导致神经细胞生理障碍有关，而不是破坏神经细胞再生。

治疗：大量皮质激素对缓解疼痛有效。此外，中药犀黄丸可缓解部分患者的局部水肿及疼痛，高压氧治疗对缓解疼痛也有作用。

5. 膀胱自主神经损伤

有人报告，放疗累积剂量达40～60 Gy后的3～12个月，发生膀胱自主神经损伤、轴索肿胀、变性和脱髓鞘等症状。

（二）放射性肌肉损伤

Stinson报道，美国采用手术和放射治疗的方法，治疗了145例肢体软组织肉瘤，有些患者全身化疗，晚期并发症为20%患者发生肢体挛缩，7%局部疼痛，19%软组织水肿，32%肢体活动受限，20%出现中度至重度肌力减弱。常规分次照射剂量超过63 Gy时，以上症状更为严重。放射性肌肉损伤（radiation induced muscle injury）所致的肌肉软组织改变包括肌肉挛缩、疼痛和水肿、肌无力、肢体长度及步态异常等。各种动物单次大剂量照射后10个月，肌肉出现坏死、萎缩变性和纤维化伴有血管病变；晚期损伤可能是由血管病变导致缺血所致。

五、放射性眼损伤

放射性眼损伤（radiation eye injury）在头颈部肿瘤的放疗中也较为常见。在眼球的各种组织中，晶体对电离辐射最为敏感。照射翼状胬肉时，若角膜受照累积剂量 > 30 Gy时，可发生角膜溃疡。患者眼部表现为畏光、流泪、灼痛和有异物感等症状。局部眼睑基底细胞癌放疗时，早期睑结膜充血、水肿，分泌物增多，眼睑皮肤急性放射性反应；晚期眼睑皮肤损伤、软骨坏死、局部组织纤维化萎缩或瘢痕收缩而使眼睑变形，鼻泪管管口外翻或管腔闭塞长期流泪。累积剂量 > 60 Gy照射，亦可损伤视网膜的血管，致迟发性视力下降。上颌窦癌行全眼球照射，累积剂量 > 60 Gy根治疗法时，可致放射性全眼炎。放射治疗中，要注意眼球受照，以铅眼罩保护。鼻泪管受照者，要经常冲洗泪道，以防粘连堵塞。眼局部涂抗生素眼膏、角膜剧痛者滴0.5%～1%丁卡因。

六、放射性中耳炎和鼻炎

（一）放射性中耳炎

中耳受大剂量照射后可引起放射性中耳炎（radiation otitis media）。局部照射累积剂量 > 60 Gy可出现鼓膜及中耳黏膜充血，患者感觉听力下降或耳鸣，炎症消退后症状消失。如反应较重，黏膜水肿，甚至点状出血使患者有肿胀感，会发生传导障碍；若耳咽管周围肿胀，以致管腔闭塞，则发生中耳积液；感染后，引起中耳炎及内耳损伤严重病例，可发展为脑脓肿或脑膜炎。应在耳内滴消炎剂，继发感染时应用抗生素。

（二）放射性鼻炎

对于放射性鼻炎（radiation rhinitis），鼻腔累积照射剂量 > 30 Gy，鼻黏膜充血水肿，分泌物增加；照射剂量 > 60 Gy时，鼻甲黏膜可出现糜烂、溃疡和假膜形成或有血性分泌物，严重者鼻中隔或软腭穿孔。后期出现迟发性鼻黏膜萎缩，分泌物明显减少，鼻腔干燥不适。反应初期给予1%过氧化氢或1%碳酸氢钠 + 温开水冲洗，每日1～4次，冲洗后点滴1%氯麻合剂或α-糜蛋白酶。鼻腔干燥可用薄荷油或链霉素甘油等。鼻甲粘连者要进行分离，清洁鼻道。若完全性粘连阻塞，采用手术松解。

七、放射性脊髓病

电离辐射后可引起脊髓神经水肿、退行性变性等损伤称放射性脊髓病（radiation myelopathy），又称放射性脊髓炎（radiation myelitis）。发病率各家报道不一，低者仅1.2%，高可达25%。放射性脊髓病临床表现多种多样，根据临床症状、病理变化、病程及预后等特点，放射性脊髓病分为慢性放射性脊髓病（chronic radiation myelopathy）、急性放射性脊髓病（acute radiation myelopathy）、一时性放射性脊髓病（temporary radiation myelopathy）和放射性脊髓灰质炎（radiation central myelitis）。

（一）诊　断

1. 病　史

有脊髓受照病史，临床症状应与照射体积内包含的脊髓解剖定位相符；放射性脊髓炎绝大多数影响下肢或上下肢同时受累，很少单纯累及上肢。

2. 潜伏期

潜伏期一般不低于6个月，分次照射剂量超过45 Gy，1次照射或等效1次照射剂量超过10 Gy。

3. MRI检查

MRI检查显示脊髓肿大和周围水肿等影像学表现，即T_1WI（T_1加权像）低或等信号和T_2WI（T_2加权像）高信号，灰白质不清（正常脊髓T_1WI为等信号，T_2WI为低信号，灰白质区分清楚）。

（二）鉴别诊断

放射性脊髓病根据受照射史、临床症状和MRI表现可确诊，但需注意与急性病毒性脊髓炎、多发性硬化和脊髓转移瘤鉴别。

（三）预防与治疗

1. 预　防

控制照射剂量，缩小脊髓照射长度，采取合适的分割次数，对放射性脊髓病的预防有重要作用。小范围照射不宜超过50 Gy/5周；大范围照射量在40 Gy左右，可以避免发生放射性脊髓病。

2. 治　疗

本病应用皮质激素和血管扩张药物可获得一定疗效。

放射性脊髓病的预后主要取决于脊髓内病变、横贯范围和解剖水平。病变横贯脊髓的预后较差，病变所在解剖位置水平较高的比位置水平较低的预后差，年轻患者预后好于老年患者。出现一过性放射性脊髓病症状时，应予积极治疗，主要使用血管扩张剂、血管活化药物和神经营养药等。对上运动神经元受损出现肢体痉挛性瘫痪、肌张力明显增高时，选择性地行脊神经后根切断手术，可使症状明显缓解。

八、放射性膀胱疾病

电离辐射后引起膀胱水肿、出血和溃疡，晚期导致膀胱萎缩、纤维化、瘘管和梗阻等病变，为放射性膀胱疾病（radiation bladder disease），多发生在盆腔肿瘤（如子宫颈癌、直肠癌和膀胱癌）放射治疗后。其发病率约3.6%，亦有研究者报道为8% ~ 10%，晚期反应1%。放射性膀胱疾病在临床上可分为急性放射性膀胱炎（acute radiation cystitis）、慢性放射性膀胱炎（chronic radiation cystitis）和放射性膀胱瘘（radiation vesical fistula）。

（一）诊　断

放射性膀胱疾病，必须根据照射史、受照剂量（有个人剂量档案）、临床表现和膀胱镜检查等进行综合分析，排除其他因素所致疾病方能作出诊断。

急性放射性膀胱炎的剂量阈值，分次照射膀胱累积剂量 > 30 Gy；1次照射或等效1次照射膀胱剂量 > 12 Gy。照射中或照后4 ~ 6周，出现与感染性膀胱炎症状相似的临床表现，如尿频、尿急和尿痛，有时出现血尿。尿常规检查红细胞增多，白细胞也可能增加，伴有蛋白，无脱落癌细胞。持续数天至数周症状逐渐消失；受照剂量较大时可逐渐转为慢性放射性膀胱炎。膀胱镜检查可见黏膜充血、水肿及毛细血管扩张。病变部位主要在膀胱后壁三角区附近。

慢性放射性膀胱炎的剂量阈值，分次照射膀胱累积剂量 > 50 Gy；1次照射或等效1次照射膀胱剂量 > 16 Gy。照后6个月以上，平均2 ~ 3年逐渐发展成为慢性放射性膀胱炎。可按表5-8作出分度诊断。

表5-8　慢性放射性膀胱炎分度诊断标准

分　度	临床表现	膀胱镜检查	超声波检查	膀胱造影	尿动力学检查
轻　度	尿频、尿急和排尿痛，镜下血尿或偶发少量肉眼血尿	黏膜充血、水肿、灶状萎缩和毛细血管扩张	无明显改变	无明显改变	正　常
重　度	尿频、尿急和排尿痛，间歇或持续性排尿困难及肉眼血尿，贫血	黏膜充血、水肿、片状萎缩、毛细血管扩张、出血和溃疡	膀胱壁增厚、变形	膀胱挛缩、腔缩小和溃疡形成，可合并输尿管狭窄、梗阻和肾盂积水	尿流速率降低，膀胱容量减少

放射性膀胱瘘的剂量阈值，参考慢性放射性膀胱炎。照后晚期（2年以上）逐渐形成膀胱瘘。根据膀胱瘘部位不同可分为膀胱阴道瘘、膀胱宫颈瘘和膀胱肠瘘。在穿孔处出现滴尿现象和有粪尿、气尿。亚甲蓝试验是确定膀胱瘘的检查方法。影像学、膀胱镜及其他检查有利于作出准确诊断。

（二）鉴别诊断

通过膀胱镜及静脉肾盂造影与癌肿转移鉴别；形成瘘管时，从边缘取活组织检查；密切临床观察，放射性膀胱坏死在无合并感染等情况下预后良好，逐渐治愈；恶性肿瘤则逐渐恶化。此外，放射性膀胱炎还应与感染性膀胱炎、其他原因引起的膀胱炎鉴别。放射性膀胱瘘应与分娩损伤或手术损伤引起的膀胱瘘或尿失禁鉴别。严重的慢性放射性膀胱炎在照后数年，由于输尿管并发损伤或膀胱瘢痕形成引起输尿管狭窄或闭塞，出现肾盂积水、肾盂肾炎和尿毒症，应与其他原因引起的肾盂积水等鉴别。

（三）治　疗

1.急性放射性膀胱炎

（1）脱离射线，加强营养，禁食刺激膀胱食物，如咖啡、茶、酒、胡椒及其他含有香料的食品，多饮水。

（2）如出血严重，应住院治疗，留置导尿。引流数天后出血不止，放置大型三通管的导尿管，用生理盐水、普鲁卡因和5%福尔马林灌洗；亦可用生理盐水、去甲肾上腺素和卡巴克洛膀胱灌洗。

（3）防止尿路感染，必要时行抗生素治疗。对症治疗：泌尿灵、尿通宁口服。补充铁剂及止血剂治疗。

2.慢性放射性膀胱炎

轻度慢性放射性膀胱炎的治疗可参照急性放射性膀胱炎治疗方案进行治疗。重度慢性放射性膀胱炎除以上治疗外，应选择膀胱灌注，应用促进创面肉芽生长、加速愈合、减轻创面疼痛和止血的广谱蛋白水解酶抑制剂α2-巨球蛋白或用抗炎、抗水肿和溶解纤维素分解黏液作用的α-糜蛋白酶治疗，以及全身支持疗法。严重出血应在膀胱镜下电烧灼或激光止血，双侧髂内动脉栓塞或结扎及高压氧疗法等。必要时，外科手术治疗。

3. 放射性膀胱瘘

对于放射性膀胱瘘，采用外科修补手术。

九、放射性肾炎

肾脏受照射后，可出现肾小管上皮变性和缺失及肾小球、小动脉内皮细胞增生和纤维化病变，称为放射性肾炎（radiation nephritis），或称为放射性肾病（radiation nephropathy）。肾脏对射线中度敏感，全肾整个器官累积照射20 Gy，在5年内发生肾硬化的患病率1% ~ 5%；如果累积剂量25 Gy时，则达25% ~ 50%。临床上可分为急性放射性肾炎和慢性放射性肾炎。

肾脏的细胞为慢反应细胞，肾脏受到照射后6 ~ 12个月内存在肾小球及肾小管的代偿性增殖反应，但这种增殖过程并不能延缓肾功能衰竭的进展。一般，于照射后6 ~ 12个月发生放射性肾损伤，主要临床表现为水肿、高血压、蛋白尿和不同程度的贫血。临床上放射性肾损伤常被分为急性放射性肾损伤和慢性放射性肾损伤2种类型。急性放射性肾损伤：一般发生于肾脏受到射线照射后6 ~ 12个月内。临床特征为初期可出现呼吸急促、头痛、恶心、呕吐和疲倦等症状；后期可出现水肿、中重度高血压、心力衰竭、贫血和蛋白尿（多数 < 2 g/d，但偶可高至4 ~ 5 g/d）、管型尿和镜下血尿，并出现进行性氮质血症。

慢性放射性肾损伤：急性放射性肾损伤迁延不愈可发展为慢性放射性肾损伤，后者起病缓慢，临床表现类似慢性间质性肾炎；或因长达数年的射线照射而发病，病变较轻，缺血过程较缓慢。临床表现为蛋白尿、低渗尿、贫血、高血压、水肿和缓慢进展的肾功能减退。

急性放射性肾炎一般在肾脏受照后6 ~ 12个月（儿童潜伏期更短），开始无明显临床症状，检查时可发现蛋白尿、贫血和血压升高。在出现临床症状1个月后，病情迅速发展，主要表现为恶心、呕吐、夜尿、胸闷、气短和乏力，检查可见明显贫血、水肿和高血压。约1/3患者可发展为恶性高血压，伴发左心衰竭和高血压脑病，重症可因肾功能衰竭而死亡。治疗主要以卧床休息，低蛋白饮食，限制液体和盐，对症治疗，必要时输血、输液。

治疗一般采取对症及支持治疗，严重肾功能衰竭病例可采取肾透析，必要时行肾移植手术治疗。

值得一提的是，几乎所有器官都可能受到电离辐射而引起损伤。在本节中不可能对所有的局部放射损伤都给予介绍，况且不同的器官在预防、诊断和治疗方面也有不同的特点，这些都有待于在今后实际工作中不断积累经验，举一反三，加以完善。

（刘玉龙　蒲汪旸）

主要参考文献

[1] Marks LB, Yorke ED, Jackson A, et al. Use of normal tissue complication probability models in the clinic[J]. Int J Radiat Oncol Biol Phys, 2010, 76(3-supp-S):S10-S19.

[2] CTCAEv4.0. Common terminology criteria for adverse events. 2011-09-01.

[3] Tian Y, Ying G, Xiao W, et al. Long-term survival and late complications in intensity-modulated radiotherapy of locally recurrent T1 to T2 nasopharyngeal carcinoma[J]. Head Neck, 2016, 38(2):225-231.

[4] Smart D. Radiation toxicity in the central nervous system: Mechanisms and strategies for injury reduction[J]. Semin Radiat Oncol, 2017, 27(4):332-339.

[5] Vogel J, Both S, Kirk M, et al. Proton therapy for pediatric head and neck malignancies[J]. Pediatr Blood Cancer, 2017:e26858.

[6] Nishii M, Soutome S, Kawakita A, et al. Factors associated with severe oral mucositis and candidiasis in patients undergoing radiotherapy for oral and oropharyngeal carcinomas: a retrospective multicenter study of 326 patients[J]. Support Care Cancer, 2020, 28(3):1069-1075.

[7] Liu C, Yuan W, Ma S, et al. Clinical observation on prevention and treatment of radiation-induced parotid-gland injury in patients with nasopharyngeal carcinoma by Compound Sarcandra Glabra[J]. Radiat Med Protect, 2020, 1(3):115-119.

[8] Luo Y, Mei F, Fan Z, et al. Effect of kangfuxin solution on chemo/radiotherapy-induced mucositis in nasopharyngeal carcinoma patients: A multicenter, prospective randomized phase III clinical study[J]. Evid Based Complement Alternat Med, 2016, 2016(8):8692343.

[9] Pironi L, Arends J, Bozzetti F, et al. ESPEN guidelines on chronic intestinal failure in adults[J]. Clin Nutr, 2016, 35(2):247-307.

[10] 中国放射性脑损伤多学科协作组, 中国医师协会神经内科分会脑与脊髓损害专业委员会. 放射性脑损伤诊治中国专家共识[J]. 中华神经医学杂志, 2019, 18(6):541-549.

[11] 中华医学会放射肿瘤治疗学分会. 放射性口腔黏膜炎防治策略专家共识 (2019)[J]. 中华放射肿瘤学杂志, 2019, 28(9):641-647.

[12] 徐利明, 陈曦, 苑亚静, 等. 放射性心脏损伤的研究进展[J]. 中华放射肿瘤学杂志, 2017, 26(3):358-363.

[13] 中国医师协会外科医师分会, 中华医学会外科学分会结直肠外科学组. 中国放射性直

肠炎诊治专家共识 (2018)[J]. 中华胃肠外科杂志, 2018, 21(12):1321-1336.

[14] Lachi PK, Patnaik S, Amit K, et al. Imaging findings after radiotherapy to the pelvis[J]. J Cancer Res Ther, 2015, 11(3):545.

[15] Daugėlaitė G, Užkuraitytė K, Jagelavičienė E, et al. Prevention and treatment of chemotherapy and radiotherapy induced oral mucositis[J]. Medicina (Kaunas), 2019, 55(2):25.

[16] Lalla RV, Bowen J, Barasch A, et al. MASCC/ISOO clinical practice guidelines for the management of mucositis secondary to cancer therapy[J]. Cancer, 2014, 120(10):1453-1461.

[17] GBZ 100—2010. 外照射放射性骨损伤诊断. 2010.

[18] GBZ 101—2020. 放射性甲状腺疾病诊断标准. 2020.

[19] 刘丽波, 陈强. 放射性甲状腺疾病诊断解析[J]. 中国辐射卫生, 2019, 28(5):477-479.

[20] Albi E, Cataldi S, Lazzarini A, et al. Radiation and thyroid cancer[J]. Int J Mol Sci, 2017, 26:18(5):911.

[21] GBZ 107—2015. 职业性放射性性腺疾病诊断. 2015.

[22] 王绿化, 傅小龙, 陈明, 等. 放射性肺损伤的诊断及治疗[J]. 中华放射肿瘤学杂志, 2015, 24(1):4-9.

[23] IAEA, WHO. Medical Management of Radiation Injuries, Safety Reports Series No.101, IAEA, Vienna, 2020.

[24] REAC/TS. The Medical Aspects of Radiation Incidents, 2017.

[25] IAEA Safety Standards Series No. GSR Part 7. Preparedness and Response for a Nuclear or Radiological Emergency. Vienna: IAEA, 2015.

[26] IAEA. Generic Procedures for Medical Response During a Nuclear or Radiological Emergency, EPR-Medical 2005.

第六章 放射性复合效应与放射复合伤

第一节 放射性复合效应

在人类生产、生活中，人们常常遇到物理、化学和生物因子的复合作用。机体同时或相继受到两种或两种以上因子作用，所产生的效应称为复合效应（combined effect），包括有放射因素在内的效应称放射性复合效应（radiation combined effect）。研究电离辐射与化学药物和微波的复合作用是有意义的，如高压电子设备的装配、测试和抽真空中，工人可能接触频率不同微波辐射和低水平X射线照射，出现神经系统功能紊乱的发生率比对照组高3～4倍。采用照射和化疗与激素联合治疗患者中都存在复合作用问题。另外，从不同水平上系统研究烟草烟雾、纤维和粉尘、有机和无机致癌物及其他污染物与辐射的复合效应，有非常重要的理论价值和实用意义。

一、放射性复合效应发展史

1928年，Loeve开始研究药物复合作用的定量方法；1953年，对药物的协同和拮抗作用进行探讨。1943年，Furth预先用X射线照射动物，复合甲（基）胆蒽（methyl cholanthrene）提高白血病发生率。1958年，Albert对X射线和四氯化碳复合损伤后，肝再生的有丝分裂出现异常。1959年，Angio研究了放线菌素（actinomycin D）与X射线的复合作用。1962年，Heroux进行了^{60}Co γ射线和温度（30℃）对大鼠细胞病理和细胞周期的研究；同年，Presman叙述微波增加对X射线抗性。1963年，Stoker叙述了X射线对多瘤病毒（polyomavirus）转化细胞敏感性问题。1964年，Cole用快中子照射复合四氯化碳加速肝肿瘤发生；同年，Lieberman研究氨基甲酸乙酯[乌拉坦（尿烷），urethan]与X射线对小鼠白血病毒的复合效应；Yan论述^{32}P和紫外线对沙门菌（Salomonella）的灭活作用；Gambino报道电离辐射与压力的复合作用。1965年，Lisenkova报道紫外线与γ射线对小鼠的复合作用。除电离辐射与化学物质、生物因素外，对辐射与各种物理因子的复合作用也进行了许多研究。Lundin综合研究了1950－1967年铀矿工人辐射作用与吸烟等的关系。1968年，Sikov报道太平洋西北实验室研究电磁场和电离辐射对哺乳动物的复合作用。1969年，Colo报道低剂量X射线和可的松对urethan诱发肺肿瘤的影响；同年，Yokoro报道辐射和病毒诱发大鼠白血病的协同作用。在20世纪70－80年代，国外有大量文献报道了电离辐射与某些物理、化学和生物因素的复合效应，但结果不尽一致。近年来，这些工作在某些方面仍在进行深入研究。

二、复合效应的相互作用模型

复合效应基本上可分为两种：第一种复合效应是复合的单一因素均可对机体产生可观察到的某一种效应；第二种复合效应是电离辐射能产生某种效应，而其他复合因素单独作用时则不产生效应，仅改变或影响电离辐射产生效应的特点和程度。

（一）第一种复合效应

第一种复合效应包括3种类型：① 相加型复合效应（additive form of combined effect），复合效应的终点效应等于两种因素单独作用时效应的总和；② 协同型复合效应（synergistic form of combined effect），复合效应的终点效应大于各因素单独作用时效应的总和；③ 拮抗型复合效应（antagonistic form of combined effect），复合效应的终点效应小于各因素单独作用时效应的总和。

近年来，研究辐射与其他因子复合作用的类型时，往往是按照其生物学作用机制分型。如果复合暴露中，一个因子能够对辐射的效应产生修饰作用，即增强或减弱生物学过程中不同阶段的损伤，或者作用于不同靶分子位点，就被称为协同或拮抗作用。相反，如果作用的阶段或靶分子相同，则多以相加作用描述，并根据程度的不同又分为亚相加和超相加作用。

（二）第二种复合效应

第二种复合效应包括两种类型：保护作用型（protective effcet form）和致敏作用型（sensitization effect form）复合效应，可参阅辐射防护剂和辐射致敏剂有关章节。

三、电离辐射与物理因素的复合效应

（一）电离辐射与紫外线

有研究者先用254 nm的紫外线（ultraviolet rays，UV）5～10 J/m^{2}照射G$_0$期淋巴细胞后30 s，再用不同剂量的260 kVp X射线（1.25～2.0 Gy）照射，结果表明，单独UV照射双着丝粒产率极低；UV后加X射线照射比单独X射线照射组高出1倍，两种因素具有协同效应。也有研究者报告，用不同光谱组成的UV慢性照射，并同时进行电离辐射的急性或慢性照射，却发现复合作用的小鼠和豚鼠存活时间延长，血象变化较轻。Shirazi报告，用UV（250 mJ/cm^2）照射小鼠大腿，达到轻度红斑后，间隔6 h及3～14 d以300 kV X射线（剂量率94 cGy/min）照射，每次3.0 Gy，共5次，观察50%有效剂量（median effective dose, ED$_{50}$），单纯X射线照射组14.1 Gy；复合照射组（间隔7～14 d）为16.1～18.2 Gy，$P < 0.01$。间隔时间 < 7 d时，两组差异不显著。计算靶细胞数/mm，单纯X射线照射组为28个/mm；合并紫外线组，间隔7 d为140个/mm；14 d为924个/mm。预先紫外线照射，提高皮肤对X射线抵抗能力。作者认为，与紫外线促进皮肤上皮干细胞数增加和修复能力提高有关。上述结果说明，紫外线与电离辐射复合后，生物效应发生明显

的改变，其变化类型受许多因素影响而不同。

（二）电离辐射与微波

用微波（通量密度为2.5和5.0 mW/cm², 照射20 min）和低能X射线（10 kV），以剂量0.15或0.3 Gy照射雌性小鼠，隔日1次，共31或82次。通过观察其体重、产仔数、受孕率、骨髓细胞染色体畸变率和血清溶菌酶等，大体上是相加型效应。另外，对小鼠4.0 Gy γ射线照射后，再用微波（波长12.6 m, 流量强度40 MBT/cm²）照射30 min, 可见微波有刺激造血作用，血液指标恢复较单纯γ射线照射组好。以上两种实验结果不一致可能与改变两种因素照射顺序有关。

（三）电离辐射与超声波

Harrison为了评定肿瘤综合治疗效果，采用体外CHO细胞培养方法，并用或不用超声波（1.62或1.765 MHz, 暴露量为1和2.5 W/cm²）连续照射后，观察超声波对阿霉素或X射线（250 kV, 2～10 Gy, 3.5 Gy/min）、增温（44℃, 10～50 min）的细胞毒作用，结果证明超声波显著增加了阿霉素对CHO细胞的毒效应；对X射线或增温无复合效应。

（四）电离辐射与增温

从20世纪60年代起，用增温（hyperthermia）治疗癌症，对增温致细胞的作用，增温与电离辐射相互作用进行了研究。长时间42℃的增温主要破坏胞浆膜，杀死细胞。增温提高细胞对辐射的敏感性，使亚致死损伤的恢复及断裂的DNA链重新连接的速度减缓，明显提高辐射对小鼠Lewis肺癌的抑癌率。通常情况下，两种因素同时存在，协同作用最大；随着两种因素给予的间隔时间拉长，协同作用逐渐变小。另外，先增温有减轻小鼠对X射线致胚胎损伤的趋势，热刺激后的胚胎增强了对辐射的耐受性。

（五）电离辐射与粉尘、纤维

给大鼠气管内滴注中性²¹⁰Po溶液（每只鼠37 kBq）和石英粉尘（50 mg石英粉尘的生理盐水悬液），发现复合作用组中，肺纤维化和恶性肿瘤发生率均高于单因素组，并且发生肾小球和肾小管损伤。用反应堆产生的γ射线和中子照射大鼠（0.5 MeV中子2.3 Gy, 及γ射线0.75 Gy），照后125 d向胸腔注入纤维蛇纹石石棉（fibroserpentine asbestos）后诱发肺部肿瘤（表6-1）。

表6-1 中子、γ射线照射和纤维蛇纹石复合效应

分　组	实验鼠数	发生肺癌鼠数	发生肺间皮瘤鼠数
单纯照射	20	1	0
复　合	9	4	3

注：单纯投予纤维蛇纹石组，可发生极少间皮瘤

（六）电离辐射与噪声

给豚鼠γ射线分次照射与噪声联合作用时，射线与噪声每天暴露1次，连续6 d，照射的吸收剂量每次6.7 Gy（吸收剂量率1.83 Gy/min），噪声暴露强度100 dBA，每次30 min。听阈偏移见表6-2。提示，先暴露噪声时，噪声与γ射线对听觉的联合作用为拮抗。先照射γ射线时，联合效应为相加。

表6-2　暴露后不同组豚鼠的听阈偏移（dB, $\bar{x} \pm s$）

组　　别	暴露后不同时间的听阈偏移 / h						
	2	4	8	24	24 × 4	24 × 8	24 × 13
γ射线	3.0 ± 4.5	3.3 ± 5.0	4.3 ± 6.7	4.3 ± 4.5	6.3 ± 4.5	5.9 ± 4.9	8.0 ± 4.1
噪　声	6.8 ± 2.3	5.3 ± 5.2	5.6 ± 4.9	4.4 ± 4.2	4.5 ± 2.7	3.0 ± 2.7	0.5 ± 2.7
先噪声后γ射线	8.0 ± 5.5	4.8 ± 4.9	4.2 ± 3.8	3.3 ± 3.3	3.7 ± 4.1	0.5 ± 4.2	0.5 ± 4.2
先γ射线后噪声	12.4 ± 4.9[**△]	12.1 ± 4.6[**△△]	11.3 ± 5.2[*△]	8.8 ± 5.2	10.8 ± 6.4[△]	10.5 ± 8.0[△]	9.9 ± 8.4[△△]

注：F检验与X射线相比，[*]$P < 0.05$和[**]$P < 0.01$；与噪声组比，[△]$P < 0.05$和[△△]$P < 0.01$

根据以上介绍可以看出，高剂量局部照射与噪声对听觉联合作用的研究结果对头颈部肿瘤放疗后的护理有一定的现实意义。由于高剂量照射后暴露于强噪声会成倍地提高听力损失，提示头颈部肿瘤放疗患者应严格避免强声刺激，如交通噪声、鞭炮声和乐声等。

四、电离辐射与化学因素的复合效应

（一）电离辐射与烟草烟雾

大量证据说明，吸烟与肺肿瘤发生间有密切关系，并已证明烟草烟雾的浓缩物（cigarette smog condensate, CSC）是致癌作用的促进因子（promoting factor）。任何其他致癌物质，尤其是电离辐射在致癌作用时，既是始动因子（initiating factor）又是促进因子。在同CSC复合时，可明显促进肿瘤的发生。表20-3是氡气和烟草烟雾（tobacco smog）同时吸入，大鼠发生肺癌的情况，可以看出复合作用组肺癌发生率明显增高（表6-3）。

表6-3　吸入氡气和烟草烟雾对大鼠的致癌效应

氡浓度 / WLM	肺癌发生率 / %		相互作用系数
	单纯吸氡组	复合烟草烟雾组[*]	
100	0	3.3	
500	7	28	4
4 000	34	68	2

[*]单纯吸烟组未见致癌作用

铀矿工人均遭受氡及其子体的照射，他们是调查辐射和烟草烟雾复合作用的首选职业人群。Archer报告，在铀矿工人发生肺癌的207例中，仅发现3例不吸烟。通过与对照组比较发现，吸烟矿工年龄患者诊断肺癌时，比不吸烟者提前3岁，吸烟多者比吸烟少者早1.5岁。一般认为，吸烟和氡及子体对肺癌的联合贡献呈现超相加作用，但不至于达到协同的程度。然而，美国电离辐射生物效应委员会第四号报告（1988），根据最新的数据库资料，得出协同作用的结论，即氡及子体的暴露者如果同时吸烟，肺癌发生率将增高3倍以上。

（二）电离辐射与无机化合物

食物中某些成分能改变动物对射线的反应，给大鼠低钙氟饲料 [钙（Ca）：50 mg/d，氟（F）：0.2 mg/d] 和高钙氟饲料（Ca：150 mg/d，F：3 mg/d），5周后用^{90}Sr处理。结果表明，低钙氟组动物造血系统损伤更重，平均寿命缩短50～70 d。有研究者用0.5和1.0 μg/m³的$PbCl_3$和电离辐射（约1.0 Gy）复合，可观察到两种浓度的氯化铅均可引起胚胎细胞微核率增高，并伴有发育障碍。硝基化合物（nitrocompound）是常见的空气污染物。给大鼠吸入^{239}Pu（69 Bq/kg肺组织）后再吸入15 min的NO_2（0.09 mg/L）或氯气（0.05 mg/L），肺癌发生率为单纯照射组的2倍，肺癌种类也多，还可发生部分肺硬化症。

（三）电离辐射与有机化合物

X射线照射小鼠后，给予致癌化合物甲基胆蒽或雌激素，可使白血病发病率明显增高。若再复用乌拉坦（氨基甲酸乙酯），更增加白血病发病率，尤其幼年动物发病率最高。X射线照射交配后11～13 d小鼠，1.0 Gy/d，至17 d再给孕鼠注射0.5 μg/kg的乙基亚硝基脲（ENU），从胎鼠出生后追踪18个月，结果白血病发生率明显增多，X射线组5.3%，ENU组2.4%，对照组2.3%，复合组达12.6%。苯并芘（benzopyrene，BP）是烟草烟雾的多种化学组分之一，是城市环境污染致癌因素，^{239}PuO$_2$和BP给小鼠腹腔注入，单独BP引起腹腔肉瘤；两种物质复合后肉瘤发生率约为两因素单独作用之和，还产生钚作用的其他肿瘤。

在核动力潜艇内除有核辐射以外，还有为数众多的微量有害气体（如苯、甲苯和CO等）联合作用对人体有复杂的影响。γ射线、苯和甲苯复合作用时可诱发外周血淋巴细胞染色体畸变、微核和姐妹染色体单体互换（SCE），以及骨髓细胞染色体畸变显著的协同作用；CO与其他3种因素同时作用时，对性腺（如畸形精子率增多等）具有明显的协同作用，即使苯、甲苯及CO的浓度在符合限值标准的低水平条件下，4种因素复合作用时仍有明显的协同作用，这对于存在γ辐射、苯和甲苯的多因素环境，制定这些因素的防护标准时值得注意。

（四）电离辐射与药物

放线菌素D和射线复合作用对体外培养的中国地鼠细胞有协同作用。阿霉素、博莱霉素与X射线复合均有相加作用。

五、电离辐射与生物因素的复合效应

（一）电离辐射与激素

采用大鼠研究催乳素与射线的复合作用，单纯催乳素不诱发乳腺肿瘤；经2.0 Gy X射线照射大鼠，27只中有2只发生了纤维腺瘤（fibroadenoma），肿瘤出现时间平均为6个月。催乳素与X射线复合，可加速肿瘤的出现，2.0 Gy时达60%。

（二）电离辐射与病毒

大鼠腹腔接种Gross小鼠白血病病毒或X射线全身照射（每次1.5 Gy，间隔1次/5 d，共4次）均未发生白血病；两种处理复合进行，在20只大鼠中，50%以上发生白血病。辐射可能通过改变靶细胞的生理状态，使靶细胞对病毒易感；或通过改变宿主的免疫反应而发生复合效应。

从以上实验可以看出，有些结果不完全一致，是与暴露某种因素的时间和类型（同时或先后，慢性或急性，单次或分次）以及暴露的顺序对产生给定类型的效应或效应的严重程度有决定性意义（表6-4）。

表6-4 电离辐射和部分环境因子的复合作用

电离辐射	复合作用因子	生物学效应	复合作用类型
一、物理因素			
X射线或γ射线	UV照射	人皮肤癌发生率	亚相加或超相加作用
α射线	激光（633 nm）	细菌存活率	亚相加作用
X射线（5.5 Gy）	微波（200 μW/cm²）	大鼠存活率	亚相加作用
X射线	静电场（58 mT）	培养细胞存活率	超相加作用
γ射线（3～9 Gy）	静电场（100～400 mT）	小鼠存活率	亚相加作用
X射线	温度	人及哺乳动物细胞杀伤和增殖抑制	超相加作用
X射线	超声	C3HT1/2细胞转化	未确定
α射线（氡，6000 WLM）	矿物纤维	大鼠肺癌和间皮瘤	超相加作用
α射线（氡）	矿物纤维	C2HT1/2细胞转化	超相加作用
二、化学因素			
1. 遗传毒性化学物			
X射线（7.5 Gy）	烷化剂	非淋巴细胞性白血病	超相加作用
X射线（9 Gy）	环磷酰胺	小鼠胚胎细胞突变	超相加作用
X射线（0.25～3 Gy）	1.2-二甲联胺（0.15 g/kg）	大鼠结肠癌形成	超相加作用
	甲基、乙基、丁基亚硝基脲	大鼠胃肠道肿瘤	超相加作用
	（10 mg/kg）	大鼠神经肿瘤	亚相加作用

续表

电离辐射	复合作用因子	生物学效应	复合作用类型
γ射线（0.75～3 Gy）	二乙基亚硝胺（100 mg/kg）	大鼠脑肿瘤	亚相加作用
γ射线（1.9 Gy）	博来霉素（60 mg/kg）	大鼠肝肿瘤	超相加作用
		小鼠胚胎细胞染色体易位	相加或超相加作用
2. 非遗传毒性化学物			
X射线	TPA	C3HT1/2 细胞转化	协同作用
X射线	含巯基辐射防护剂	雄性 BALB/c 和 C57BL 小鼠存活率	拮抗作用
中子（1.7～3.3 Gy）	CCl4	C57BL/6 小鼠肝癌发生率	超相加作用
X射线（2～8 Gy）	蛋白磷酸酶抑制剂（2.5～10 mol/L）	BHK21 细胞系伤效应	超相加作用
3. 烟草			
α射线（^{222}Rn）	主动吸烟	人（矿工）肺癌	相加或超相加作用
α射线（^{222}Rn）	主动吸烟	人（居室）肺癌	超相加作用
α射线（^{222}Rn）	烟雾吸入	大鼠肺癌	超相加作用
X射线	主动吸烟	人肺癌	亚相加或超相加作用
4. 金属			
α射线（^{222}Rn）	砷	人（矿工）肺癌	相加作用
α射线（^{239}Pu）	铍（50～450 μg 肺负荷）	F344 大鼠肺肿瘤	超相加作用

续表

电离辐射	复合作用因子	生物学效应	复合作用类型
γ射线	镉（1 mg/kg）	小鼠外周血淋巴细胞 DNA 损伤	亚相加作用
^{137}Cs	铅（16~320 mg/kg）	体细胞突变	亚相加或超相加作用
^{137}Cs	锌（10~100 mg/kg）	土壤微生物固氮，CO_2	超相加作用
	镉（0.5~16 mg/kg）	迁移	
5. 维生素和其他饮食因子			
X 射线（10 Gy）	NaCl（1%），乙醇（10%）	SD 大鼠肠化生	超相加作用
γ射线（1.5~4 Gy）	四氢大麻酚	大鼠肿瘤发生率	超相加作用
γ射线（4 Gy）	维生素 A、E、硒	C3HT1/2 细胞转化率	亚相加作用
三、生物因素			
中 子（0.064 Gy）	催乳素	大鼠乳腺肿癌	超相加作用
β射线（1.5 MBq ^{131}I）	己烯雌酚	大鼠乳腺肿瘤	超相加作用
	阉割，睾酮注射	雄性大鼠甲状腺肿瘤	超相加作用
X 射线（2~10 Gy）	睾酮和二甲基雌二醇（0.2~2.5 mg 埋入）	正常和性腺切除大鼠的肠化生	亚相加作用
X 射线	逆转录病毒 T1223/B	C57BL 小鼠白血病	超相加作用
X 射线	微生物	哺乳动物存活	亚相加作用
γ射线（1~4 Gy）	乌拉坦	裸鼠和正常小鼠肿瘤发生率	相加作用

第二节　放射复合伤

两种或两种以上的致伤因素同时或相继作用于机体造成的机体损伤，称为复合伤（combined injury）。以放射损伤为主，还同时伴有其他因素所致的损伤，在特定的情况下，指核武器爆炸时核辐射和另外一种以上杀伤因素同时作用而发生的复合损伤，称为放射复合伤（radiation injuries combined with other injury），如放射损伤复合烧伤（放烧复合伤）、放射损伤复合冲击伤（放冲复合伤）及放射损伤复合创伤（放创复合伤）等。

一、放射复合伤发展史

1945年，美国在日本广岛和长崎投放两颗原子弹。核武器除爆炸威力远远大于一般武器外，还有其独特的杀伤因素（贯穿辐射和放射性落下灰）。原子弹爆炸后，出现了很多除烧伤、冲击伤、创伤和放射性损伤等单一性损伤外，还出现了这些不同性质的致伤因素相互合并所致的复合伤。此后，在20世纪50年代，国外学者开始观察了复合伤的临床特点、动物死亡率及治疗。到60年代，对复合伤的病理生理、形态、生化、细菌免疫和内分泌方面的变化都做了较系统的工作；并注意到了创伤和放射损伤，两者致伤顺序和时间间隔对伤情的影响；药物防护和手术等方面问题。国内学者自50年代后期，特别是在60年代开始，进行了放射损伤复合烧伤、骨折及创伤等规律的研究，并在治疗上取得了一定进展。1964年以来，我国多次核爆炸动物试验中，发生了大量复合伤，在1 256只复合伤的狗中，曾对569只做了系统临床总结，其中，放射复合伤299只，烧冲复合伤270只；对537只狗做了病理专题总结，其中，放射复合伤172只，烧冲复合伤365只。通过这些工作，对核爆炸复合伤的发生情况（发生率、发生地域影响和伤类伤情等）及临床病理特点，有了更进一步的了解。

核武器给人体造成常见的几种损伤，如烧伤、冲击伤、创伤和辐射损伤，无论从杀伤范围之广、损伤程度之深都是非常严重的，而且多存在复合性损伤；尤其是放射复合伤全身病情发展快、诊治困难，是核战争造成减员和伤亡的重要原因。放射复合伤备受关注与核武器在战争中的使用密切相关，核爆炸所致杀伤效应的实验研究也受到高度重视。放射损伤可复合多种致伤因素，不同致伤因素间的量效、时效组合多样。因此，放射复合伤研究影响因素多、难度大。

数十年来，国内外科学家对放射复合伤从整体、细胞和分子水平上进行了深入系统的研究，取得了可喜的成果。目前，对其研究主要聚焦其复合效应机制和救治策略等方面，同时，一些新的复合伤类型也引逐渐起重视，如创伤毒剂复合伤、核化生复合伤（放射复合炭疽病、放射复合化学战剂伤等）、电离辐射复合电磁辐射伤害及躯体损伤复合精神创伤等。复合伤作为多学科连接的纽带，充分运用放射医学、放射生物学、烧伤医学、创伤医学、急救医学、病理学、血液学、免疫学、细胞生物学、生物化学、分子生物学和生物物理学等多学科的理论和技术，进行综合交叉的深入研究。随着生物医学领域新理论和新技术的不断推出，必将使复合伤研究取得更大的进展。

二、病　因

放射复合伤常见于战时核武器爆炸、平时核事故（如核电站事故、医疗放射事故等），还见于核恐怖（脏弹等）伤害、贫铀武器伤害以及核设施遭受袭击导致的核泄漏、火灾和爆炸等次生伤害。

（一）核事故和辐射事故

1. 核事故

核电站等反应堆事故中，由于设计上缺欠，可发生堆芯熔毁、石墨等外壳燃烧或工作人员操作失误，安全系统被切断，或冷却系统发生故障都会引起猛烈爆炸。由此，引起大量放射性核素排放以及增温引起火灾和冲击波可造成放射性复合伤。苏联切尔诺贝利核电站事故中，重度以上放射病患者多合并有热烧伤，部分人员同时有β辐射和γ辐射皮肤损伤。

2. 辐射事故

核燃料的精炼、浓缩和回收过程，放射源的保管、运输以及放射性核素使用中，有时会发生放射性核素污染合并酸烧伤或创伤。

（二）核爆炸

大剂量电离辐射与其他因素共同作用于机体所引起的放射复合伤，最多见的是在核战争情况下，由核武器爆炸时释放出巨大能量，以4种杀伤因素造成的复合伤。其中，35%为光辐射，50%为冲击波，10%为残余辐射，5%为早期核辐射。核武器爆炸的3种瞬时杀伤因素（光辐射、冲击波和早期核辐射）又几乎同时作用于人体，再加稍后的放射性沾染也可对机体造成损伤。因此，核武器爆炸所致的复合伤发病率很高。从日本广岛和长崎原子弹伤亡情况分析，复合伤占总伤亡人数的65%~85%。据爆炸后20 d生存伤员统计，复合伤约占40%，36%为2种损伤，5%为3种损伤（其中，放射性复合伤占24.5%~25.9%）。在放射性复合伤中，放冲复合伤占46.8%，放烧复合伤占27.5%，放烧冲复合伤占13.8%。离爆心投影点（hypocenter or ground zero）越近，复合伤越多。核试验时，在暴露人员发生的复合伤中，空中爆炸约30%~50%，地面爆炸约60%~80%。放射复合伤在核武器伤员中比例：千吨级当量核爆炸时约占25%~55%，空地爆差异不大；1万吨级时达80%~98%；2万~50万吨级占5%~50%，其中，地爆比空爆高1倍左右；50万吨以上，特别是百万吨级，放射损伤范围小于现场死亡，对暴露人员不考虑放射复合伤。

1. 光辐射

光辐射（light radiation）又称热辐射（thermal radiation），是核爆炸时增温火球发射出来的强光，以光的形式向外辐射热能，包括紫外线、可见光和红外线，可引起烧伤（burn injury）。光辐射作用于人体所造成的烧伤称为直接烧伤（direct burn injury）；在光辐射作用下，建筑物、工事或服装着火而引起人体烧伤称为间接烧伤（indirect burn injury）。另外，光辐射还可引起闪光盲（flash blindness）。

核爆炸时，光辐射的第一脉冲为闪光阶段，持续时间很短，释放的能量仅占光辐射总能量的1%，主要是紫外线，通过空气被大量吸收。因此，一般不会引起皮肤烧伤，但有可能造成暂性或永久性视力障碍。第二脉冲即火球阶段，持续时间较长，所释放能量占光辐射总能量的99%，主要是红外线和可见光，造成人员烧伤和物体燃烧。

在整个火球发光时间内，投射到垂直方向单位面积上的能量，称为光冲量（light impulse，cal/cm^2），光辐射的致伤程度取决于光冲量大小。光冲量3 cal/cm^{2}时，可引起皮肤轻度烧伤；20 cal/cm^2，可引起角膜烧伤。由于眼球有聚集作用，0.1 cal/cm^{2}光冲量可发生视网膜烧伤；25 cal/cm^2，可发生轻度呼吸道烧伤。

2. 冲击波

核爆炸瞬间释放出巨大能量，形成增温高压的火球，猛烈地膨胀，急剧地压缩周围空气而形成压缩空气层（压缩区），以极快的速度向四周传播即形成冲击波（shock wave or blast wave），也就是核爆炸形成的增温、高压、气团猛烈压缩和推动周围介质所产生的高压脉冲波。压缩区的压力很高，并迅速向前冲击。区内超过正常大气压的部分称为超压（over pressure），高速运动气流产生的冲击力称为动压（dynamic pressure），都以kg/cm^{2}表示。压缩区前界为冲击波的波阵面（shok front），波阵面的超压和动压最大。压缩区的持续时间称为正压作用时间。冲击波的杀伤破坏作用主要是在正压作用时间内超压和动压所造成。冲击波对人体造成的损伤称冲击伤（shock injury or blast injury）或创伤。动压的直接冲击，或将人体抛出一定距离之外，撞击地面或建筑物，造成颅脑伤、骨折和肝脾破裂等。超压可引起心脏、肺脏和听觉器官损伤。冲击波直接作用于人体所引起的损伤称为直接冲击伤（direct shock injury）。在冲击波作用下，倒塌的建筑物、工事和飞扬的砂石、玻璃碎片等对人体造成的损伤称间接冲击伤（indirect shock injury）。超压0.2～0.3 kg/cm^{2}即可引起轻度冲击伤。

3. 早期核辐射

核爆炸后最初十几秒内，释放出的γ射线和中子流，称为早期核辐射（initial nuclear radiation），是核武器特有的杀伤破坏因素。一般核辐射，γ射线大约占80%，中子占20%；核武器当量愈小，中子所占比例愈大。早期核辐射的裂变产物多数衰变很快，而且又随火球、烟云迅速上升，由它产生的γ射线对地面作用时间仅十几秒钟。作用于人体超过一定剂量时可引起急性放射病。

4. 放射性沾染

核爆炸后产生的大量放射性灰尘，包括核裂变产物、未裂变核装料和感生放射性核素等，在增温下和大量尘土一起熔化，随气流上升形成烟云，最后随风飘移及本身的重力作用，逐渐沉降到地面，称为放射性落下灰（radioactive fallout），造成爆炸地域（爆区）和烟云径迹地带（云迹区）的放射性沾染（radioactive contamination）。地面放射性沾染的程度用照射量率（exposure rate, C/kg/h）表示。地面爆炸时，落下灰地面沾染重、范围大；空中爆炸时，地面沾染较轻，范围也较小。爆区的地面沾染一般在爆后几分钟内基本形成，随时间后移，照射量率不断降低，沾染区也逐渐缩小。通常，爆后时间每增加6倍（如爆后1～6 h，或爆后6～36 h）或7倍，照射量率降至原先的1/10，通称"六倍规律"或"七倍规律"。

核爆炸后，杀伤区内人员由于可能受到两种以上因素作用，引起损伤的机会比较多，复合伤发生率较高。

三、分　类

在放射复合伤中，以核武器爆炸产生的复合伤种类最多。因此，本节以核爆炸产生的复合伤进行分类。核爆炸产生的4种杀伤因素可单一或综合地作用于人体，使人员发生各种伤害；既有单一伤，又有复合伤（图6-1）。

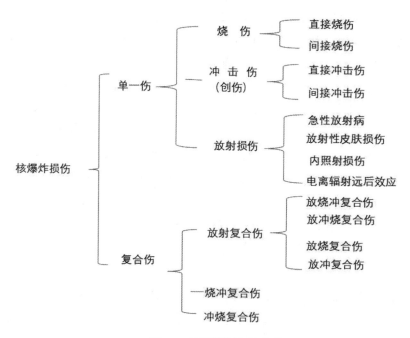

图6-1　核爆炸损伤的分类

注：复合伤排列顺序从重向轻排列，如放烧冲复合伤为放射损伤最重，烧伤居中，冲击伤最轻；以上所列是常见的复合伤，不是全部复合伤

在不同条件下，可能出现不同类型核爆炸损伤。

（一）爆炸当量和比高

3种瞬时杀伤因素对开阔地面暴露人员的致伤半径，随核爆炸当量（TNT量）和比高[爆炸高度（m）/$\sqrt[3]{当量(kt)}$]的不同有所区别。千吨级核爆炸，主要发生单纯放射病（radiation sickness）及部分放射性复合伤（radiation combined injury），当量越小，单纯放射病的比例越大；万吨级核爆炸，主要为放射性复合伤、烧冲复合伤（burn-shock combined injury）和单纯烧伤；10万吨级核爆炸，主要为烧冲复合伤和单纯烧伤；百万吨级核爆炸几乎全部为烧冲复合伤和单纯烧伤。光辐射和冲击波的杀伤半径随比高增加而增大，而早期核辐射的杀伤半径随比高增大而缩小。因此，在核武器当量相同时，比高越高，放射损伤越少。

（二）工事内屏蔽

光辐射较容易屏蔽，工事内人员主要发生放冲复合伤、单纯放射病或单纯冲击伤。

（三）城市遭受核袭击

城市遭受核袭击时，人员的伤类主要取决于城市的建筑物和防护情况。在无防护条件下，城市内人员所受伤害通常要比开阔地面条件下严重。虽然室内可免受光辐射的直接作用和屏蔽部分早期核辐射，但由于冲击波和光辐射造成建筑物倒塌和着火，可使部分人员发生间接烧伤，特别是间接冲击伤的数量会大量增加。如城市遭受小当量核袭击时，主要发生放射性复合伤、单纯放射病和单纯间接冲击伤。若遭到大当量核袭击时，烧冲复合伤或冲烧复合伤（shock burn combined injury）的数量增加；放射性复合伤也会发生，但所占比例较小；单纯间接冲击伤和单纯烧伤很多。

（四）火灾现场常产生有害气体

核事故时，除以上3种致伤因素外，火灾现场常产生有害气体，在较密闭的环境中尤其易吸入CO、氰化物、苯类及醛类等引起急性中毒（acute intoxication）。这些有害气体通过对靶细胞的损害，直接破坏肺表面活性物质，发生支气管痉挛、缺氧，重症可引起肺水肿。

四、放射复合伤复合效应及其机制

放射复合伤往往表现为机体同时或相继受到电离辐射损伤复合烧伤、冲击伤和创伤等多种形式的其他不同性质的致伤因素作用而产生的复合损伤。放射复合伤时，放射损伤常常起到主导作用，伤情轻重程度主要取决于照射剂量，病程经过具有放射病的特征。放射损伤的本质是电离辐射导致DNA损伤为主的细胞内在损伤。烧伤、冲击伤创伤等损伤的实质是以组织结构完整性损伤为基础的病理生理学改变。因此，放射复合伤可在损伤修复的多个阶段存在交互作用，呈现复杂的复合效应为放射复合伤不同于单一伤的最基本特征。复合效应的规律与机制是放射复合伤研究的核心问题。复合伤的复合效应（combined effect in combined injuries）指机体遭受两种或两种以上致伤因素的作用后所发生的损伤效应，不是单一伤的简单相加。单一伤之间可相互影响，使原单伤的表现不完全相同于单独发生的损伤。复合效应的最主要表现为加重效应，但也可表现为不加重，甚至减轻；因不同性质致伤因素的伤情轻重、受伤次序与间隔等因素不同而异。研究放射复合伤的复合效应规律与机制，对于实践中指导放射复合伤的诊断与救治具有重要意义。

（一）加重效应

加重效应是放射复合伤复合效应的主要表现形式，阐述加重效应的组织、细胞和分子机制，为对其实行有效的防治策略奠定基础。

1.烧伤、冲击伤加重放射损伤

（1）死亡率高：复合伤的死亡率高于两单一伤的死亡率之和。如狗照射1 Gy无死亡，烧伤面积20%时死亡率为12%，两者复合后死亡率大于73%。

（2）早期休克发生多：单纯放射损伤发生休克是比较少见的，只有受大剂量照射后才会出现休克样变化。放射性复合伤时，早期休克发生率增多，程度加重，并具有兴奋期延长和抑制期缩短的特点。休克发生率主要随烧伤、创伤加重而增高，与照射剂量大小也有一定关系。放射复合伤时，中枢神经系统功能障碍，使机体对创伤的敏感性增加，以及严重的出血、水肿、创面液体丢失、毛细血管通透性增加和血流动力学改变等，导致体内有效血容量减少，心排血量和心脏搏动功能降低，血管外周阻力升高也促成早期低血容量休克的发生。据日本遭受核袭击后的调查，复合伤休克发生率约为20%。

（3）造血组织破坏加重：放射复合伤造血组织破坏加速、加重。外周血白细胞数下降更快、更低。外周血红细胞数下降出现早、程度重，持续时间长。骨髓发生空虚的时间早，再生明显降低。放射复合伤时造血组织破坏加重的原因：① 放射性作用直接抑制造血功能；② 复合烧伤、创伤，产生毒性物质，包括广泛的脂质过氧化物和并发感染等进一步损伤造血组织；③ 外周血白细胞大量地在烧伤面和创伤处消耗，并积聚于内脏血管床，也加速了白细胞下降，创面出血更加速贫血的发生。

（4）多种因素诱发感染：放射复合伤的直接致死原因是严重感染。单纯急性放射病死亡的动物中，约有75%死于感染；放射复合伤则达90%左右。

① 局部感染易扩散：严重烧伤时，烧伤局部菌量 $\geq 10^5/g$ 活组织时，即可发生烧伤创面脓毒症（burn wound sepsis），此时血培养阴性，无全身反应。在放烧复合伤时，伤前存在于毛囊内，或由外环境污染而来的细菌在全身抗感染功能极度降低情况下，可经原始焦痂中的裂隙和毛囊腔隙直接蔓延至痂下形成菌团，发生早期痂下感染，焦痂软化溶解后更成为细菌滋长的适宜环境，感染更为严重，有时并发霉菌感染，细菌还可沿

淋巴管、血管扩散，或在管腔内繁殖，阻塞血管，进一步引起组织坏死，淋巴结感染。由于细菌产生大量毒性物质，如卵磷脂酶破坏红细胞引起溶血或其他细胞坏死；透明质酸酶溶解组织基质；胶原酶溶解胶原纤维有利于细菌在创面蔓延。因此，复合伤时菌量远多于单纯烧伤，创面更易化脓，并向周围扩散，很快发展为败血症、脓毒血症。

② 肠源性等致病菌易侵入：严重烧伤、创伤时，出现的肠壁屏障功能障碍、肠腔菌群失调和肠运动紊乱等症状，多可导致肠上皮损伤，发生肠源性感染。细菌于严重感染后1 h，内毒素于伤后15 min，就可能经肠壁进入淋巴道和门脉，侵害肝枯否细胞，进而引起全身性损害。并且，因为肠上皮对电离辐射比较敏感，肠道损伤加重，因此，肠源性感染发生得更快，病情更为严重。在电离辐射作用下，不仅引起肠道细菌侵入，而且呼吸道、口咽部原来存在的条件致病菌也易侵入和扩散。

③ 免疫功能障碍：放射复合伤时，免疫功能障碍的发生机制与单纯放射病时相同，但更为严重，从而使机体抗感染能力大大削弱。

④ 休克促进感染：休克时组织缺氧，内脏器官及毛细血管内皮细胞损伤，损伤组织的分解产物、组织胺积聚，使血管壁通透性升高，细菌易于侵入，导致菌血症、败血症的发生。

因此，在放射复合伤时，更具有发生多种感染的原因和条件，感染发生得更早、更广泛及更严重。根据核试验动物资料，将照后1周内死亡的29只骨髓型急性放射病和121只放射复合伤组狗的感染发生率进行比较，复合伤组明显高于单纯放射病组（表6-5）。

表6-5　照后1周死亡狗感染病变发生率

（单位：%）

感染病变	存活时间 / d		
	0.5～2.9	3.0～4.0	4.1～7.0
放射性复合伤			
肺 炎	6.5	12.2	29.4
扁桃体炎	15.2	21.9	70.6
口腔黏膜溃疡	32.6	19.5	47.1
血源性感染灶	4.3	4.9	11.8
放射病			
肺 炎	0	9.1	0
扁桃体炎	0	4.5	57.1
口腔黏膜溃疡	0	0	14.3
血源性感染灶	0	4.5	0

2. 放射损伤延缓烧伤和创伤的愈合

烧伤创伤愈合过程大致可分为3个相互区分而又联系的阶段：① 炎症反应期：烧创伤后发生的炎症反应可以溶解、清除坏死组织，并可抵抗外源性病原体入侵；② 增殖期或肉芽组织形成期：成纤维细胞和血管内皮细胞等组织修复细胞迁移、增殖，形成肉芽组织，以修复组织缺损；③ 组织改建期：包括多种细胞外基质沉积、降解和重塑等过程。

关于电离辐射延缓烧伤创伤愈合的基本原因可概括为：炎症反应削弱，细胞增殖受抑，细胞因子表达减少，细胞外基质反应减弱，局部组织缺血缺氧，伤部并发感染、出血和水肿等。

（1）局部炎症反应明显减轻：传统理论认为，中性粒细胞作为早期进入伤部的炎细胞，仅行使吞噬、杀菌功能。近年研究表明，中性粒细胞还可分泌多种细胞因子，如IL-1、TNF-α、bFGF和TGF-β₁等因子参与修复启动过程。另外，中性粒细胞还可促进成纤维细胞和血管内皮细胞增殖、迁移，能增加成纤维细胞的^{3}H-脯氨酸的掺入；诱导巨噬细胞迁移，诱发后续修复过程。合并全身6 Gy照射后，伤口中性粒细胞数量减少，吞噬、运动和分泌等功能降低。中性粒细胞内肌动蛋白（actin）作用受抑和细胞凋亡率增高。

巨噬细胞继中性粒细胞后进入伤部，对创伤愈合起着重要的不可替代作用。大鼠受6 Gy全身照射后，进入皮肤伤口的巨噬细胞减少。巨噬细胞在数量减少的同时，吞噬和分泌IL-1、TNF-α等功能均削弱，吞噬功能削弱程度大于分泌功能；表达TGF-β₁、PDGF与bFGF mRNA减少，分泌TGF-β₁的受抑程度重于bFGF。巨噬细胞吞噬功能受抑的重要原因之一是膜表面C_{3b}受体表达减少（C_{3b}受体能识别由血清C_{3b}包被的病原微生物）。另外，巨噬细胞的功能有赖于胞膜电流的正常活动，受照射后伤口巨噬细胞阴离子通道的激活受抑，使通道活动减弱，这是巨噬细胞功能降低的一个重要原因。

机体受到照射时，骨髓造血功能受到抑制，血细胞数量急剧减少，使创伤局部炎症反应明显减弱，炎细胞浸润减少，吞噬功能降低，细菌和坏死组织不易被吞噬和清除。中性粒细胞减少，由其释放出的蛋白溶解酶也减少，因而使局部纤维蛋白网不易被溶解和坏死组织凝在一起，使坏死组织不易脱落，组织修复延缓。

（2）细胞增殖受抑：烧伤创伤愈合的速度和程度很大程度上取决于成纤维细胞和血管内皮细胞及表皮细胞的数量和功能。这些细胞不仅形成肉芽组织，直接填充和覆盖创面，还分泌细胞外基质和细胞因子，调节愈合过程的发展。

合并放射损伤后，伤部成纤维细胞减少，其机制包括两个方面，即增殖受抑和凋亡增加。由于创伤局部成纤维细胞数量明显减少，合成胶原能力也受损，从而使肉芽组织形成和成熟明显减缓，创伤愈合明显延迟。成纤维细胞在数量减少的同时，功能也受到抑制，如成纤维细胞分泌bFGF和TGF-β₁减少，其合成bFGF的抑制程度又大于TGF-β₁

的作用。另外发现，纤维连接蛋白（Fn）阳性的成纤维细胞减少，说明成纤维细胞表达细胞外基质纤维连接蛋白的功能也受到抑制。

研究发现，放疗后颈动脉内皮细胞缺乏一氧化氮合酶表达，并且对乙酰胆碱和钙离子载体A23187所致内皮依赖性血管舒张功能受阻，还可抑制内皮细胞迁移。内皮细胞的迁移与其中的肌动蛋白有关，创伤后内皮细胞中肌动蛋白重新排列，并垂直朝向创伤边缘，可使内皮细胞迁移，促进创伤愈合；而电离辐射可抑制内皮细胞中的肌动蛋白重排功能，使内皮细胞迁移能力明显受损，创伤愈合时间显著延长。电离辐射使血管内皮细胞功能明显受损，这可能是术后照射组织出现血管狭窄和术后愈合不良的重要原因。

照射后使成骨细胞活动减弱，分化骨细胞的过程减慢，黏多糖合成及碱性磷酸酶活性受抑制（钙化需有碱性磷酸酶参与），从而使骨痂形成和钙化过程皆受阻。此外，骨髓血循环的破坏，也将影响骨折断端血肿的机化和愈合，形成骨折断端愈合脆弱而易再折断。

（3）细胞因子表达减少：细胞因子在烧创伤愈合过程中具有重要作用，特别是转化生长因子（transforming growth factor β, TGF-β）、成纤维细胞生长因子（fibrobalst growth factor, FGF）、血小板源性生长因子（platelet-derived growth factor, PDGF）和血管内皮生长因子（vascular endothelial growth factor, VEGF）等与创伤愈合关系尤为密切。电离辐射可通过影响创伤局部细胞因子含量变化而使伤口愈合延迟。

研究表明，全身放射损伤后大鼠皮肤软组织伤口愈合明显延迟，伤口液中TNF-α、IL-1、TGF-β和PDGF等细胞因子的活性水平明显下降，而苯妥英钠可以显著增加全身放射损伤后皮肤烧创伤伤口外液中的细胞因子含量，并且可以促进伤口愈合，这揭示全身放射损伤所致烧创伤愈合延迟的重要原因之一就是伤口局部细胞因子水平的下降。

有人用bFGF对局部放射损伤后的皮肤伤口进行治疗，发现bFGF对伤口愈合有一定促进作用：① bFGF可促进伤口内肉芽组织形成，并促进血管形成，伤后7 d见bFGF组创面较对照组明显增多；② 应用bFGF可间接增加Ⅰ型和Ⅲ型胶原的合成和分泌；③ bFGF可促进表皮重建，用药创面较对照组提前2 d愈合。因此，局部放射损伤所致创伤难愈也与生长因子异常变化有关。生长因子在创伤愈合过程中具有非常重要的作用。

（4）细胞外基质反应减弱：胶原、透明质酸和纤维连接蛋白等细胞外基质成分的沉积、降解和重塑是创伤愈合的一个重要环节。细胞外基质（extracellular matrix, ECM）不仅对细胞起连接、支持的作用，而且还可控制细胞的生长、分化、调节细胞受体和基因表达，影响细胞的代谢和运动。

细胞外基质的降解和重塑与基质金属蛋白酶（matrix metalloproteinase, MMP）密切相关。MMP是一族锌依赖性内肽酶，可分为4个亚组，分别称为胶原酶、明胶酶、溶基质素及膜型基质金属蛋白酶，可降解各类胶原、蛋白多糖及基质蛋白，其作用可被组织蛋白酶抑制剂所抑制。电离辐射后，创伤局部不仅细胞外基质含量减少，而且细胞外基质的降解和重塑也有显著变化。电离辐射又可使MMP活性显著增强，延长其活性升高的时间，主要表现为明胶分解和溶胶原活性增强，减少或延迟胶原及细胞外基质蛋白的沉积，影响创伤愈合。

（5）局部感染、出血和水肿：放射复合伤时，组织出血、水肿，使组织分离，稀释细胞间质（透明质酸），更利于细菌的入侵和播散。外周血白细胞数减少，易发生感染。而感染、出血和水肿又造成组织严重缺血、乏氧；在放射病极期尤为严重，从而影响修复，甚至已经愈合部分，因发生感染、出血而再趋恶化。局部大剂量照射可引起微血管内膜破坏，通透性增高，组织出血、水肿；血浆成分丢失、血栓形成都会造成组织缺血乏氧。充分的氧在创伤愈合的过程中非常重要。在缺氧环境中可使创伤炎症细胞功能更减弱。在胶原蛋白的生物合成中，脯氨酸和赖氨酸的羟化过程，需要维生素C和Fe^{2+}作为辅助因子，如维生素C缺乏或局部供氧不足都会影响胶原蛋白的合成和胶原纤维的聚合，从而影响创伤的愈合。组织中氧的含量还调节内皮和上皮细胞的增殖，影响血管和上皮形成。

由于复合效应的存在使诊断和治疗出现许多困难，有些伤情被掩盖，如放射病初期反应的症状可被复合伤的烧伤和创伤所致疼痛、休克和出血等掩盖。治疗难度大、矛盾多，除对放射损伤进行治疗外，还必须加强抗休克、抗感染，处理烧伤创面。为及早消除创面，变复合伤为单一伤，需进行早期切痂植皮，但由此将扩大创面，可能加重病情。

研究电离辐射对烧伤创伤愈合作用环节和机制的最终目的是为了治疗，以促进电离辐射所致难愈烧伤创伤的愈合，并防止并发症的发生。这方面的研究工作近年来取得许多进展：① 苯妥英钠为抗癫痫、抗心律失常药物，后发现其有促进创伤愈合作用，使用该药于伤口局部后使伤处巨噬细胞数量增多，功能增强（吞噬细菌和分泌TNF-α、IL-1功能），并刺激伤口组织和伤口液中的巨噬细胞，增加对TGF-β_1和PDGF mRNA的表达，促进成纤维细胞增殖；② $W_{11\alpha12}$是美洲大蠊体内提取的一种特殊多元醇类化合物，商品名为"康复新"，局部使用使软组织创伤平均愈合时间缩短、愈合牵张强度增强。其促愈机制，可增加中性粒细胞数量、增殖运动和吞噬功能；显著提高巨噬细胞吞噬活性，提高C_{3b}受体表达和分泌纤维连接蛋白（Fn）、TGF-β_1功能；对成纤维细胞、血管内皮细胞和表皮细胞具有趋化作用，增加修复组织DNA、蛋白和羟脯氨酸的含量，显示其具有促进细胞增殖和合成功能；③ 细胞治疗，即增加放射复合伤创面局部修复细胞的数量，作为一种重要促愈策略，取得了较好效果。关于其促愈的机制，多数认为移植的干细胞通过旁分泌作用在创面生成较多促修复的生长因子、趋化因子等发挥作用。除单纯的细胞移植策略，还可对移植细胞进行基因修饰，从而增强其特定的功能，促进放射复合伤难愈创面的愈合。其细胞用于治疗放创复合伤创面促进愈合的同时，还可削弱瘢痕组织的形成。

（二）减轻效应

放射复合伤的复合效应在多数情况下表现为加重效应，但在某些重要病理环节乃至整体转归上，还可表现为减轻效应。而明确减轻效应的规律、机制乃至物质基础对复合伤及放射损伤的救治具有重要意义。研究发现，轻型肠型急性放射病合并15%的Ⅲ度烧伤，虽然早期死亡率增加，肠道损伤更重，但动物存活至肠道修复期（72～96 h）时，小肠上皮再生修复反而较单纯放射损伤好，烧伤血清中的特定组分具有促进肠上皮再生修复的作用。骨髓造血的再生修复也呈现类似的规律，研究发现，放射损伤后复合烧伤、创伤的放射复合伤动物模型的造血功能较相同剂量的单纯放射损伤恢复更快。上述放射复合伤重要病理环节产生减轻效应的原因在于：烧伤、创伤等致伤因素调动了机体的防御、修复能力，通过内源性机制调节信号转导、生长因子和细胞因子等，对电离辐射所致肠道、造血组织干细胞DNA损伤修复及细胞死亡等关键环节产生影响，表现为在损伤恢复阶段的良好刺激作用，但不同形式减轻效应的机制仍有待进一步深入研究。

五、临床分期

放射复合伤以伤情分为轻度、中度、重度及极重度4级。其病程经过又可分为休克期、局部感染期、极期及恢复期，轻度病程经过轻，分期不明显；极重度病程经过极重，往往休克期过后即进入极期。

（一）休克期

休克期（shock phase）是放射复合伤病程的第一期，伤后最初数天内出现烦躁不安、口渴、恶心、呕吐和腹泻，烧伤局部体液丢失，血液浓缩，外周血白细胞、血小板数短暂上升后下降。休克常有兴奋期延长和抑制期缩短的特点，当进入抑制期后，抗休克措施的效果明显降低。

（二）局部感染期

局部感染期（local infective phase）是放射复合伤病程的第二期，神经和胃肠症状缓解或消失，但造血功能障碍继续发展，创面炎性反应减弱并发生感染。

（三）极　　期

极期（critical phase）是放射复合伤病程发展到最严重的时期，全身状况恶化，再次发生呕吐、腹泻，造血功能障碍处于低谷，并发全身感染，创面易感染、出血。肉芽组织和上皮再生延迟，以至于停止。

（四）恢复期

如病情不严重或经适当治疗，可进入恢复期（recovery phase），此期病情好转，上述症状和体征逐渐消失，造血功能恢复，创面肉芽组织和上皮再生修复。

六、诊　断

在核爆炸时，短时间内可出现大量复合伤伤员，必须采取一切可能和必要措施，迅速而准确地区分伤类和判断伤情，及时救治。首先，判断是哪几种损伤的复合，单一伤的程度，哪种损伤最重，要在单一伤的基础上进行综合判断。烧伤和外伤比较容易察见，因此，诊断的重点应是不易直接发现的放射损伤和内脏冲击伤。

（一）估算受照剂量和污染水平

根据人员受照射的具体情况，如所处位置、活动范围和时间、有无防护等，以及事故现场和个人剂量辐射监测情况等，判断所受外照射剂量和体内、体表放射性核素污染水平。

（二）早期症状和体征判断病情

（1）依据核袭击或核事故时伤员所处的位置和防护情况，有否烧灼感、被撞击、抛掷及挤压等病史，可大致估计是否受到放射损伤、烧伤或冲击伤。

（2）伤后48 h内发生的恶心、呕吐和腹泻，同时有烧伤或创伤，可能是以放射损伤为主的复合伤。如有共济失调、头部摇晃和抽搐等中枢神经症状，应考虑为脑型放射复合伤。

（3）大面积严重烧伤，无明显放射病初期症状（恶心、呕吐）时，可能是以烧伤为主的放射复合伤或单纯烧伤。

（4）烧伤伴有耳鸣、耳痛、耳聋、咳嗽或有泡沫血痰，可能是烧冲复合伤。

（5）整体伤情表现比体表烧伤或外伤要严重，应考虑复合放射损伤或内脏冲击伤。

（6）早期昏迷、休克、窒息和呼吸困难症状的患者，大多数都是由于重度的直接或间接冲击伤，并应注意检查有无肝脾脏、膀胱破裂和胃肠穿孔、心肺损伤等。

（三）化验检查判断病情

1. 白细胞数变化

检查外周血白细胞总数、中性粒细胞相对值和淋巴细胞绝对数，根据三者关系辅助判断不同种类复合伤。以放射损伤为主的复合伤，白细胞数有不同程度下降。以烧伤为主的复合伤，白细胞数一般呈增高反应。伤情危重者也可出现白细胞下降，但中性粒细胞一般不减少（表6-6）。根据伤后3 d淋巴细胞绝对值和伤后6 d白细胞总数判断放烧冲复合伤伤情轻重（表6-7）。

表6-6　3种常见的复合伤白细胞变化趋势

复合伤类型	白细胞总数	淋巴细胞绝对值	中性粒细胞占比
放烧冲	减　少	减　少	减　少
烧　冲	增　加	不减少	增　加
烧放冲	增　加	减　少	不减少
危急的烧冲、烧放冲	减　少	减　少	不减少

表6-7　各度放烧冲复合伤白细胞数变化

分　度	伤后 3 d 内淋巴细胞绝对值 / $\times 10^9$/L	伤后 6 d 内白细胞数 / $\times 10^9$/L
轻　度	> 1.0	无明显变化
中　度	0.5 ~ 1.0	> 3.5
重　度	0.3 ~ 0.5	2.0 ~ 3.5
极重度	< 0.3	< 2.0

2. 淋巴细胞染色体畸变率

淋巴细胞染色体畸变率可用于估计放射复合伤患者受照剂量。试验证明，单纯放射病和放射复合伤时，染色体畸变率的变化规律一致。

3. 非蛋白氮和二氧化碳结合力

复合严重烧伤后，早期出现非蛋白氮增加、二氧化碳结合力降低，说明伤情严重。重度以上放烧冲复合伤进入极期，也出现以上变化。

4. 肌酸激酶和天门冬氨酸转氨酶

严重放烧复合伤时，伤后1 d，肌酸激酶增加并超过正常值的10 ~ 20倍；天门冬氨酸转氨酶也明显增加。

5. 烧冲复合伤

烧冲复合伤时，血清谷草转氨酶（SGOT）的升高程度与伤情比较一致。

（四）物理检查

复合伤时，特别需要X射线透视和照像、CT检查、超声波探查及心电、脑电图和其他检查，判定有无内脏损伤和异物。

七、分类诊断标准及处理原则

放射复合伤种类很多，根据中华人民共和国国家职业卫生标准《GBZ 103—2007 放烧复合伤诊断标准》和《GBZ 102—2007 放冲复合伤诊断标准》，现选择具有代表性和实用性的两类标准，概述如下。

（一）放烧复合伤诊断标准及处理原则

放烧复合伤（combined radiation – burn injury）是指人体同时或相继遭受电离辐射和热能作用而发生的以放射损伤为主复合烧伤的一类复合伤。受照剂量超过1 Gy，烧伤多为皮肤，也可同时发生呼吸道烧伤或眼烧伤（外眼烧伤及视网膜烧伤）及衣下烧伤（under clothing burn）。衣下烧伤是指光辐射，经辐射、传导透过服装，作用于人体皮肤；当光冲量小于服装燃烧阈值，而大于皮肤燃烧阈值时，可引起衣下烧伤。

1. 诊　断

烧伤伴有放射病的初期症状，如恶心、呕吐及腹泻，外周血白细胞数短暂上升后下降，淋巴细胞数和中性粒细胞百分数均减少者，可初步诊断为放烧复合伤。

2. 分度诊断标准

（1）放射损伤分度标准：参阅关于外照射急性放射病分型分度标准。

（2）烧伤严重程度分度：根据烧伤面积和深度判定。

① 烧伤面积的估计：烧伤面积是指皮肤烧伤区域占全身体表面积的百分数。国内常按照中国九分法（rule of Chinese nine）和手掌法（rule of palm）估算烧伤面积。中国九分法是以成人的头颈部占全身体表面积的$1 \times 9\%$，双上肢占$2 \times 9\%$，躯干（含会阴部1%）占$3 \times 9\%$，双下肢（含臀部）占$5 \times 9\% + 1\%$，共为$11 \times 9\% + 1\% = 100\%$（图6-2）。如果伤者为12岁以下儿童，其头颈部及双下肢所占体表面积（%）略有增减；头颈部占$1 \times 9\% + （12 - 年龄）\%$；双下肢（含臀部）占$5 \times 9\% + 1\% - （12 - 年龄）\%$（图6-2）。手掌法是以伤员手掌五指并拢，其单掌面积约为全身体表面积的1%计算，主要用于小面积烧伤计算。

② 烧伤深度的估计：通常按照三度四分法，即Ⅰ度、Ⅱ度（浅Ⅱ度、深Ⅱ度）和Ⅲ度。通常，将Ⅰ度和浅Ⅱ度烧伤合称为浅度烧伤，深Ⅱ度和Ⅲ度烧伤合称为深度烧伤，进行烧伤深度的估算。Ⅰ度（红斑性烧伤）：伤及表皮浅层，创面呈红斑状，有烧灼感，无渗出及水疱，局部肿胀轻微；3～5 d后脱屑愈合，不留瘢痕，短期内有色素沉着。浅Ⅱ度（水疱性烧伤）：伤及整个表皮和部分真皮乳头层，局部红肿，创面有较大水疱，创基潮红，见脉络状或颗粒状毛细血管网，质软，痛觉敏感，无感染者于伤后10～12 d愈合，不留瘢痕，多有色素沉着。深Ⅱ度：烧伤达真皮乳头层以下，局部肿胀明显，表皮苍白或蜡黄，创面有小水疱，创基微湿、红白相间，可见扩张或栓塞的小血管支，质韧，痛觉迟钝，皮温较低。无感染者于伤后20 d自愈，留瘢痕。Ⅲ度（焦痂性烧伤）：系全层皮肤烧伤，可伤及皮下、肌肉、骨骼和脏器，创面干燥，呈苍白或蜡黄炭化状，见粗大树枝状栓塞血管网，质地呈皮革样，痛觉消失，皮温低。修复靠自体皮移植或周围健康上皮长入。

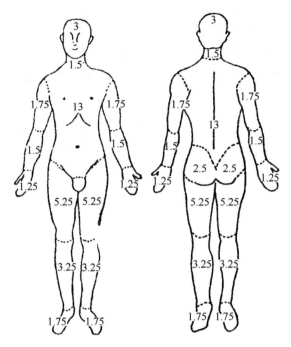

图6-2 成人体表各部所占百分数示意图

③ 根据烧伤深度和面积大小判定烧伤伤情可分为轻、中、重和特重四度：a. 轻度：Ⅱ度烧伤面积占全身体表面积10%以下者（不含脸、手、脚和会阴）；b. 中度：Ⅱ度烧伤面积占全身体表面积11%～30%者，或Ⅲ度烧伤面积＜9%者（不含脸、手、脚和会阴）；c. 重度：Ⅱ度烧伤面积占全身体表面积31%～50%者，或Ⅲ度烧伤面积占全身体表面积10%～19%者，或有脸、手、脚和会阴烧伤，或伴有休克和复合伤（严重创伤、冲击伤、放射或化学伤），或伴有中、重度呼吸道烧伤；d. 特重度：Ⅱ度烧伤面积＞50%，或Ⅲ度烧伤面积＞20%者。

④ 特殊部位烧伤

a. 呼吸道烧伤：吸入火焰或炽热空气、蒸气和尘砂而引起鼻毛烧焦、鼻黏膜红肿，出现咳嗽、声音嘶哑和呼吸困难，以至于咯出脱落的气管黏膜，X射线检查呈肺水肿阴影等症者，可诊断为呼吸道烧伤（respiratory tract burn）。伤及口、鼻和咽部为轻度，伤及咽喉和气管（隆突以上）为中度，伤及支气管至肺泡为重度。合并或单独吸入燃烧所产生的有害气体造成呼吸道损伤者，称为吸入性损伤（inhalation injury）。

b. 视网膜烧伤：光辐射通过眼屈光系统使聚焦在视网膜上的光冲量显著增大，引起视网膜凝固性坏死，称为视网膜烧伤，又称为眼底烧伤。临床上有眼观核爆炸火球史，并出现视觉异常、畏光、流泪、疼痛和视力减退等症状，眼底检查黄斑部有烧伤病灶等症者，可诊断为视网膜烧伤（retinal burn）。依病变严重程度，分为轻、中和重度3级。

（3）放烧复合伤伤情分度标准：放烧复合伤的伤情分度标准是在单一伤诊断标准的基础上制定的。在查明两单伤伤情程度的基础上，参照两单伤均达中度以上时，复合伤伤情可有相互加重效应的特点，作出复合伤伤情诊断，临床上分为4度（表6-8）。

表6-8 复合伤病情分度标准

分 度	标准（具备下述条件之一者）
轻 度	损伤均为轻度
中 度	1种损伤达中度
重 度	1种损伤达重度
	3种中度损伤
	中度放射损伤复合中度烧伤或中度冲击伤
极重度	1种损伤达极重度
	2种重度损伤
	1种重度损伤复合2种中度损伤
	重度放射损伤复合中度烧伤或中度冲击伤

3. 处理原则

放烧复合伤经治疗已确认临床治愈，应进行严密的医学随访，观察和定期健康鉴定，注意可能发生的瘢痕挛缩畸形和远期效应，并予以相应的处理，根据恢复情况可疗养、休息或安排适当工作。因公致残者，享受国家规定的待遇。

附：烧放复合伤（combined burn-radiation injury）是指人体同时或相继发生烧伤为主复合放射损伤的一类复合伤。诊断与处理可参考放烧复合伤进行。诊断重点是明确烧伤病情的同时，查明所受电离辐射剂量。处理时，重点治疗烧伤，并充分注意放射损伤的影响。

（二）放冲复合伤诊断标准及处理原则

放冲复合伤（combined radiation-blast injury）是指人体同时或相继遭受电离辐射（受照剂量超过1 Gy）和冲击波直接或间接作用而发生的以放射损伤为主，复合冲击伤的一类复合伤。

1. 诊 断

放射损伤合并以下1种或多种损伤者，可诊断为放冲复合伤。

（1）复合听器伤时，伴有耳鸣、耳痛和听力障碍，外耳道流出浆液或血性液，耳镜检查可见鼓膜穿孔、出血等。

（2）复合胸部伤时，如肺脏损伤，出现胸痛、咳嗽、咯血性泡沫痰及呼吸困难。X射线检查：有肺出血时，肺野内呈片状阴影；胸腔积血时，肺野下部可见上缘呈弧形的阴影；有气胸时，显示伤侧胸腔积气，肺脏被压缩，纵隔偏向健侧。有心脏损伤时，会出现心前区痛、胸闷、憋气感和出冷汗，心电图检查显示心肌损害图形。

（3）复合腹部伤时，伴有腹痛、腹部压痛和腹肌紧张，肠鸣音减弱或消失及气腹等。重者可有烦躁不安、脸色苍白、舌干、口渴、心动过速和低血压等出血性休克的表现。腹腔穿刺、腹腔灌洗、X射线检查和B型超声检查等都有确定诊断的意义。

（4）复合骨折时，伴有伤处疼痛、出血、肿胀及功能障碍，X射线检查可确认。

（5）复合闭合性颅脑伤时，伴有脑震荡、脑挫伤和脑受压（颅内血肿等）等临床表现。

（6）复合肢体挤压伤时，伤肢显著肿胀，变实而少弹性，麻木或瘫痪，远端动脉搏动减弱或消失，可出现低血容量休克和肌红蛋白尿等。

（7）复合软组织伤可有挫伤、撕裂伤及飞射物、碎玻片致损伤等临床表现。

（8）复合眼损伤时，可有相应的眼部临床表现。听觉器官和肺脏是冲击波的敏感器官，核袭击或核事故时，室外人员如果这两个器官损伤轻微，其他部位的损伤可能性不大；如果这两个器官损伤很重，应考虑还可能有颅脑损伤和腹腔脏器损伤；室内人员的损伤多半是飞射物或建筑物倒塌所致，内脏损伤易被忽视或漏诊，应引起注意。

2. 分度诊断标准

（1）放射性损伤分度标准：参见外照射急性放射病分型分度标准。

（2）冲击伤分度诊断

① 有多处（多脏器、多部位）伤时，应确定主要损伤及其伤势的程度。

② 根据临床症状和体征进行伤情分度。通过询问和观察有无意识丧失、头痛、头昏、耳鸣以及憋气感、胸部和腹部疼痛等症状。根据冲击伤伤员的临床表现，进一步判断伤情。伤情分为轻、中、重和极重4度。Ⅰ轻度：压力值为20～40 kPa，主要损伤为轻度脑震荡、听器损伤、内脏出血点和擦皮伤等，临床表现有一过性神志恍惚、头痛、头昏、耳鸣、听力减退、鼓膜充血或破裂，一般无明显全身症状。Ⅱ中度：压力值为40～60 kPa，主要损伤为脑震荡，严重听器损伤，内脏多处斑点状出血、肺轻度出血、水肿，软组织挫伤和单纯脱臼等，临床表现有一时性意识丧失、头痛、头昏、耳痛、耳鸣、听力减退、鼓膜破裂及胸痛、胸闷、咳嗽和痰中带血，偶可听到啰音，与一般战创伤同。Ⅲ重度：压力值为60～100 kPa，主要损伤为明显肺出血、水肿，肝脾、胃肠和膀胱破裂，股骨、肋骨、脊柱及颅底骨折等，临床表现胸痛、呼吸困难和咯血性痰，胸部检查有浊音区和水泡音，腹痛、腹肌紧张及压痛，血压下降，呈弥漫性腹膜炎体征，有不同程度休克或昏迷征象，并有骨折局部的相应症状和体征。Ⅳ极重度：压力值＞100 kPa，主要损伤为严重肺出血、水肿和肝脾严重破裂，颅脑严重损伤。临床表现有

呼吸极度困难、发绀、躁动不安和抽搐，胸部叩到浊音区，听到干、湿性啰音，喷出血性泡沫样液体。伤后处于严重休克或昏迷状态，不经积极抢救，短期内即可危及生命。冲击伤的病情的特点是伤情外轻内重，发展迅速（表6-9）。

表6-9 冲击波造成物体破坏程度及冲击波与人员冲击伤伤情比较

物体破坏程度	冲击波压力值 /kPa	冲击伤伤情
砖木民房严重破坏	15	轻 度
工业厂房中等或严重破坏	15～25	轻度或中度
较坚固楼房中等破坏	18	轻 度
较坚固楼房严重破坏	40	中 度
堑壕、迫击炮轻微或中等破坏	60～90	重度或极重度
崖孔避弹所、机枪工事或轻型掩蔽部轻微破坏	60～85	重度或极重度
载重车、步枪、加榴炮轻或中等破坏	70～120	中度、重度或极重度
轻中型坦克、装甲运输车轻微破坏	40～50	中度、重度或极重度

③ 根据受伤条件和环境，即爆炸现场的爆炸方式、伤员距爆炸中心的距离、冲击波压力值和屏蔽条件，以及武器、技术装备和工事破坏程度，可间接推断同一地点、开阔地人员冲击伤的伤情程度。

④ 实验室和功能检查：X射线检查：用于诊断肺冲击伤、颅脑伤、胃肠破裂或穿孔和玻片伤等。心电图：用于判断心、肺损伤和观察病情的发展过程。生化指标：血清谷丙转氨酶和谷草转氨酶活性用于诊断肝破裂和心肌损伤。脑电图、脑血流图：用于诊断颅脑损伤；必要时，进行腰椎穿刺测脑压和检查脑脊液。超声波检查、动脉血氧分压和肺分流量：用于诊断肺冲击伤。CT和核磁共振检查：用于诊断胸部、腹部、脊柱及颅脑冲击伤。

（3）放冲复合伤伤情分度标准：放冲复合伤的伤情分度标准是在单一伤诊断标准的基础上制定的。在查明两单伤伤情程度的基础上，参照两单伤均达中度以上时，复合伤伤情可有相互加重效应的特点，作出复合伤伤情诊断（表20-8）。

3. 处理原则

处理原则同放烧复合伤处理原则。

附：冲放复合伤（combined blast-radiation injury）是指人体同时或相继发生冲击伤为主复合放射损伤的一类复合伤。诊断及处理可参考放冲复合伤。诊断重点是明确冲击伤伤情（特别注意内脏冲击伤）的同时，查明所受电离辐射剂量。处理的重点是治疗冲击伤，并充分注意放射损伤的影响。

八、急救和治疗原则

（一）放烧复合伤急救和治疗原则

1. 救治原则

放烧复合伤救治的基本原则是快抢、快救和快送，防治休克、感染，尽早封闭创面和防治内脏并发症。

2. 现场急救和紧急救治

（1）迅速扑灭衣服上的火焰，可能时用清洁冷水冲洗伤部。

（2）包扎创面，不挑破水疱。面积较大的烧伤，可用三角巾或较清洁的衣服、被单等覆盖。

（3）呼吸道烧伤有窒息危险时，立即行气管插管或行气管造口，有条件时尽早给氧。

（4）对躁动伤员应首先纠正休克和缺氧，再注射吗啡或哌替啶（合并颅脑伤或呼吸障碍者禁用）。口服烧伤饮料或迅速建立静脉通道，快速输注平衡盐液，尽快纠正休克，并给抗感染药物，常规注射破伤风抗毒素。迅速包扎后送。

（5）无休克症状的伤员，可适当口服烧伤饮料或含盐饮料。烧伤面积大于15%者，应积极争取静脉补液。

（6）疑有放射性核素严重沾染时，应进行放射性沾染检查。对服装和体表暴露部位进行局部除沾染；抢救人员和伤员可采取戴口罩、围毛巾等防护措施。放烧复合伤伤员及时使用抗放药物，必要时使用促排药和阻吸收剂。

3. 早期治疗

（1）对体表有放射性核素沾染并超过允许水平的伤员，在不危及生命救治的条件下及时进行洗消。按照WS/T 186的规定对人体体表放射性核素污染进行去污染处理。

（2）继续使用抗感染药物。对重度以上放烧复合伤，早期治疗以防治休克、防治感染为主。病情稳定后尽快后送到专科医院。必要时，在积极复苏补液及医护人员监护下及时后送。

（3）有休克症状者，积极抗休克治疗，纠正水电解质失衡，注意防止呕吐物误吸入呼吸道。在收缩期血压上升到90 mmHg以上，皮肤转暖、转红时，迅速向指定医院后送。

（4）Ⅲ度烧伤创面可涂抹3%～5%碘酊，保持焦痂干燥，应争取在假愈期施行焦痂切除植皮术。胸部环形深度烧伤，引起呼吸困难，或四肢深度烧伤影响远端血循环时，应切开减压。纠正休克后，每2～4 h翻身1次，以防创面受压形成褥疮。

（5）有中、重度呼吸道烧伤者，给予氧气，并及早施行气管插管或气管造口术。对呼吸道阻塞严重的伤员，清除异物无效时，也可行气管造口术。合并急性放射病，用造血生长因子。

（6）如烧伤创面已感染，更换敷料后行暴露疗法或半暴露疗法，根据分泌物涂片和细菌培养结果，给予抗生素治疗。中度以上伤员输入平衡盐液，必要时给予止痛剂或镇痛剂。生活能自理的轻度伤员，可以留治，清创后创面可用磺胺嘧啶银，暴露或包扎。

（7）伴有放射性核素体内污染时，应及时催吐和洗胃，服用吸附剂、缓泻剂。根据放射性核素种类应用相应的促排药物，并实施综合对症治疗。体内放射性污染的处理按照GB/T 18197的规定执行。

（8）对轻度放烧复合伤，给予对症治疗，加强营养，注意休息；对中、重度伤员初期用止吐、镇静药物和尽早使用抗放药；假愈期重视预防感染、出血，保护造血功能；极期在加大抗感染、抗出血治疗的同时，注意维持水、电解质平衡，进行输血和综合治疗；恢复期加强营养，促进康复。极重度放烧复合伤，特别注意尽早采取抗感染、抗出血治疗及纠正水、电解质紊乱。

（9）放烧复合伤的外科处理，应尽量在极期前或恢复期完成。对沾染伤口可用等渗盐水、消毒液体冲洗，根据情况进行彻底清创。重度以上放烧复合伤伤员，经早期治疗处置后迅速后送。

4.专科治疗

（1）对严重体表沾染者，进行彻底洗消；对体内放射性污染的伤员给予口服促排药物。

（2）积极抗休克，防治烧伤并发症。注意创面变化，定期做创面培养和血培养，及时调整有效抗感染药物。对环形烧伤，应卧翻身床，定时翻身。

（3）休克平稳后，尽早清创。及时处理创面，对深度烧伤创面行削痂术或切痂植皮术，争取短期封闭或缩小创面。注意恢复功能和外貌。对感染的深度烧伤创面可做切痂、剥痂或蚕食脱痂，以异体皮、自体皮、异种皮或人工皮覆盖。Ⅱ度创面如发生感染，创面可用局部抗感染药物，给予半暴露，也可浸浴。肉芽健康时，尽早植自体皮。大面积创面发生感染者，全身应用有针对性的抗生素。

（4）对视网膜烧伤应迅速止血，积极抗炎症反应，同时处理视网膜脱离和玻璃体增殖。

（5）继续治疗重度以上放烧复合伤。加强营养（静脉或鼻饲）和支持疗法，提高机体抵抗力。极期需综合治疗。白细胞数 $< 1 \times 10^9/L$ 者，给予造血生长因子（如G-CSF、IL-11等）或输注新鲜全血，或成分血，必要时伤后早期造血干细胞移植。

（6）恢复期后做器官修复和整形手术。尽早用可能利用的器械做自动或被动运动，也可做局部或全身浸浴等，维护伤部关节功能。深度烧伤愈合后，宜用弹性绷带压迫瘢痕。

（二）放冲复合伤急救和治疗原则

1. 救治原则和重点

救治原则是先重后轻，快抢快救，严密观察。救治的重点在心肺伤、腹部脏器伤、挤压伤、听器损伤和玻片伤。

2. 现场急救和紧急救治

（1）无明显外伤而处于休克状态，应积极抗休克，适当限制输液量，胸部伤时更需注意控制输液速度。胸部疼痛可用肋间神经封闭镇痛，禁止用吗啡或哌替啶类药物。伴有听器损伤、胸痛、腹痛、呼吸困难、烦躁不安、血尿或咯血伤员，抗休克后按内脏损伤处置。

（2）防治外伤性窒息。对严重呼吸困难的伤员，应及时行气管造口术，清除气管内分泌物，给氧，保持呼吸道通畅。改善呼吸功能和鼓励清醒的伤员咳嗽排痰，对呼吸停止的伤员进行口对口人工呼吸。禁止挤压胸部。

（3）对鼓膜破裂，口鼻出血或咳出血性泡沫痰的重伤员，用头高卧位后送，切勿搀扶伤员步行。

（4）疑有放射性核素严重沾染时，对服装和体表暴露部位进行局部除沾染；抢救人员和伤员可采取戴口罩、围毛巾等防护措施。

（5）放冲复合伤伤员及时口服和（或）注射抗放药物，并继续口服抗感染药物；常规注射破伤风抗毒素。

（6）对危重伤员早期可一次性应用大剂量类固醇皮质激素。静卧，血压稳定后即可后送。

3. 早期治疗

（1）疑有放射性核素沾染并超过沾染程度限值的伤员，采血测定血常规和淋巴细胞染色体畸变率，并后送进行洗消。按照WS/T 186的规定，对人体体表放射性核素污染进行去污染处理。

（2）持续给氧。在排除肋骨骨折和气胸的情况下加压给氧，输入高渗葡萄糖、甘露醇，减轻肺水肿，降低颅内压。血压稳定后用呋塞米或依他尼酸钠利尿；静注氨茶碱，防治支气管痉挛。对昏迷、排痰困难或有窒息的伤员，行气管造口术。脑水肿行头部降温。

（3）鼓膜穿孔、鼓室出血时，清除外耳道分泌物，保持干燥，用棉花疏松填塞，禁止冲洗和滴药。

（4）摄胸部X射线平片。注意监视心功能，必要时给予强心药物。对血胸伤员行胸腔穿刺排血，大量出血应行闭式引流术，对进行性大量出血的伤员，可行剖胸探查和处理。

（5）注意全身和局部感染。合并中度骨髓型放射病者，宜早期应用造血生长因子

（G-CSF、IL-11）；合并弥散性血管内凝血（DIC）和低钾血症者，应用广谱抗生素，防治肺部感染。

（6）疑有腹腔脏器伤时，及时剖腹探查(按腹部伤救治原则处置)。

（7）发生放射性核素体内污染时，根据不同的核素种类，按照GB/T 18197的规定，可应用不同的相关促排药物或阻吸收剂，并实施综合对症治疗。

（8）放冲复合伤的外科处理，应尽量在急性放射病极期前或恢复期完成。对沾染伤口可用等渗盐水、消毒液体充分冲洗，根据情况进行彻底清创。重度以上放冲复合伤伤员，经早期治疗处置后迅速后送。

4. 专科治疗

（1）对严重体表沾染者，进行彻底洗消；对体内放射性污染的伤员，给予口服或注射促排药物。

（2）轻度放冲复合伤者，给予对症治疗，加强营养，注意休息；中、重度伤员初期用止吐、镇静药物和尽早使用抗放药；假愈期重视预防感染、出血，保护造血功能；极期在加大抗感染、抗出血治疗的同时，注意进一步加强营养（静脉或鼻饲）、维持水、电解质平衡和支持疗法，提高机体抵抗力。伤情重者输注新鲜全血、成分血，必要时伤后早期行造血干细胞移植；恢复期加强营养，促进康复。极重度放冲复合伤，特别注意尽早采取抗感染、抗出血治疗及纠正水、电解质紊乱。

（3）积极抗休克，防治创伤并发症。根据冲击伤具体伤情，分送往各专科医院进一步诊治。

（4）恢复期后，做器官修复和整形手术。尽早用可能利用的器械做自动或被动运动，也可做局部或全身浸浴等，维护伤部关节功能。

（梁　硕）

主要参考文献

[1] 史秀风. 噪声与γ射线对听觉联合作用研究进展[J]. 中华放射医学与防护杂志, 2000, 20(1):70-71.

[2] 王月兴, 张鸿源, 王兰金, 等. γ射线照射与吸入苯、甲苯加CO的复合效应研究[J]. 中华放射医学与防护杂志, 2000, 20(5):301-305.

[3] 童建. 电离辐射与环境因子的联合作用及评价[J]. 中华放射医学与防护杂志, 2004, 24(3):287-292.

[4] 周继文, 孟德山, 谭绍智, 主编. 放射性疾病诊断标准应用手册[M]. 北京: 中国标准出版社, 2002:138-154.

[5] 贾永锋, 王德文. 电离辐射和非电离辐射复合作用的生物学效应[J]. 中国劳动卫生职业病杂志, 2006, 24(12):766-768.

[6] 程天民, 冉新泽. 合并放射损伤的创伤难愈与促愈研究的进展与思考[J]. 中华放射医学与防护杂志, 2002, 22(3):145-148.

[7] 屈纪富, 程天民, 冉新泽. 电离辐射和创伤难愈[J]. 中华放射医学与防护杂志, 2002, 22(3):195-197.

[8] 中华人民共和国卫生部. 中华人民共和国国家职业卫生标准GBZ 103—2007. 放烧复合伤诊断标准. 2007.4.27发布, 2007.12.1实施.

[9] 中华人民共和国卫生部. 中华人民共和国国家职业卫生标准GBZ 102—2007. 放冲复合伤诊断标准. 2007.4.27发布, 2007.12.1实施.

[10] 程天民, 冉新泽. 放烧复合伤的治疗研究[J]. 中华烧伤杂志, 2008, 24(5):387-389.

[11] 冉新泽, 程天民. 放烧复合伤的发病机制与救治研究[J]. 中华放射医学与防护杂志, 2009, 29(3):335-337.

[12] 冉新泽, 程天民, 粟永萍. 放烧复合伤的造血保护与免疫调节研究[J]. 中华医学杂志, 2011, 91(12):855-857.

[13] 蔡金玲, 杜丽, 崔玉芳. 放创复合伤创面难愈机制及治疗的研究新进展[J]. 感染、炎症、修复, 2013, 14(1):54-57.

[14] 龚守良, 主编. 医学放射生物学[M]. 第4版. 北京: 原子能出版社, 2015.

[15] 龙爽. 冉新泽. 放射性复合伤的生物效应机制[J]. 辐射防护通讯, 2016, 36(6):1-5.

[16] 冉新泽, 程天民. 中国放射医学研究的发展与思考[J]. 中华疾病控制杂志, 2019, 23(11):1305-1308.

[17] 王涛. 冉新泽, 王军平. 放射复合伤的研究进展与展望[J]. 中华损伤与修复杂志, 2023, 18(4):353-357.

[18] 冉新泽, 王军平, 王涛, 等. 我国放射复合伤创面处理与创伤促愈的研究历程[J]. 中华损伤与修复杂志, 2023, 18(4):280-284.

第七章　电离辐射诱发肿瘤

动物实验和人类流行病学调查均能证明电离辐射诱发肿瘤。电离辐射可以增加多种或大部分类型人类肿瘤。辐射诱发肿瘤（radiation induced neoplasm）是指接受电离辐射后发生的与所受该照射具有一定程度流行病学病因联系的恶性肿瘤，是照后重要的远期效应之一，在阐述辐射致癌作用的后果时常使用恶性疾病（malignancy）或放射性肿瘤（radiogenic neoplasm），属于随机性效应（stochastic effect）。

根据流行病学调查，特别是对日本原子弹爆炸幸存者的跟踪观察，发现在大剂量范围内，实体瘤（除白血病外的恶性肿瘤）与剂量的关系为线性模型，白血病与剂量的关系适用线性平方模型。在低剂量范围内，因为流行病学资料有限；为了辐射防护目的，根据大中剂量流行病学研究结果做了简单的外推，认为剂量-效应关系符合线性模型，且不存在剂量阈值。近年来，一些新的流行病学研究结果对线性无阈假说提出了挑战。日本原爆幸存者接受的照射剂量范围很大，在寿命研究（life span study, LSS）样本中，只有约3%的人接受了大于1 Gy的照射，94%的人接受的剂量小于0.5 Gy，80%的人接受的剂量小于0.1 Gy。所以，原爆幸存者群体也是低剂量电离辐射致癌危险估计的重要资料来源。除原爆幸存者群体外，医疗照射、职业照射和核事故照射群体也是追踪观察辐射致癌效应的重要人群资料来源。

第一节　概　述

一、辐射致人类恶性肿瘤资料的来源

（一）日本原子弹爆炸幸存者

1. 医学观察

由原子弹灾害委员会（Atomic Bomb Casualty Commission, ABCC）及其后续机构辐射效应研究基金会（Radiation Effects Research Foundation, RERF）对医学健康从以下三个方面进行观察：① 监测120 000人群的死亡率包括93 000名原子弹爆炸（原爆）幸存者（A-bomb survivor）和27 000名对照者，从1950年开始进行LSS；② 成人健康研究（adult health study, AHS），1958年起从LSS人群随机抽样，约2万人左右，每2年做1次临床体检进行医学评价；③ 病理学研究。

2. 剂量估算

1945年，日本广岛原爆的是铀弹，射线类型有γ射线和中子射线；长崎原爆的是钚弹，为γ射线。受照者剂量估计由ABCC和后来的RERF做了大量的实地回顾性调查和实验室模拟工作。开始时，作为个人受照剂量，仅能以原爆当时，某人离原爆的地面投影点的距离远近来表示。原爆后5年日本全国人口普查时，调查清楚了广岛、长崎两地原爆当时各人所在位置距爆心距离，并规定以离爆心2 500 m以内作为受照者，离爆心2 500 ~ 10 000 m以及10 000 m以外和爆炸当时不在者为对照组，进行比较研究。以后，美国原子能委员会（Atomic Energy Commission, AEC）在橡树岭国家实验室进行了详细的研究，于1957年第1次得出剂量估算体系称为试验剂量（T57D），使用1965年经过修正、更换用试验剂量（T65D）体系。后来发现，T65D对广岛的中子剂量估计过高，进一步研究后于1986年3月确定了剂量换算系统命名为剂量体系（DS86）。2003年，新修订的剂量系统DS02发表。受害者遭受原爆2 ~ 3年后，首先是白血病发生数上升，相继其他肿瘤开始增加。日本原爆幸存者是长达60年的追踪观察，调查人数较大，包括不同年龄、不同性别资料比较完整的人群，是研究人类辐射致癌效应的宝贵资料。根据寿命研究的死亡率资料，已确定有统计意义的超额危险的癌症有白血病、乳腺癌、膀胱癌、结肠癌、肝癌、肺癌、食管癌、卵巢癌、多发性骨髓瘤和胃癌。如以发病率统计，还有甲状腺癌和皮肤癌。

（二）医疗照射

1935 – 1954年，在英国和北爱尔兰的87个放射治疗中心用X射线治疗强直性脊椎炎患者14 554例，随访超过35年，发现白血病死亡率是预期值的3.17倍，发病率最高是在治疗后2.5 ~ 4.9年，最多见的是急性粒细胞性白血病；其次，大肠癌死亡率增加30%；其他肿瘤死亡增加28%。目前，制定小剂量电离辐射致癌危险的主要依据是日本原爆幸存者的资料和X射线治疗强直性脊椎炎患者的资料。1948年，在以色列（Israel）对10 000余例移民儿童，用X射线治疗头癣，使用脱毛剂量，经过长期观察发现头皮、脑、腮腺和甲状腺的良性或恶性肿瘤增加。对胸腺肥大儿童，用X射线治疗或口服[131]I治疗甲亢症，甲状腺癌增加。Hancock等研究1 677例霍奇金患者，在放疗后9 ~ 18年内甲状腺癌发病危险增加45.6倍。

接受放疗的乳腺炎患者或频繁接受X射线胸透、胸片检查而受到过量照射的肺结核病患者，乳癌发生率增高。用放射性同位素行血管造影进行疾病诊断晚期出现血管肉瘤。

（三）职业照射

早年从事核物理的科学家、放射科医生，由于辐射防护不佳，常发生皮肤癌、白血病等疾病，铀矿工人易发生肺癌；用镭涂表工易患骨瘤；接触胶体二氧化钍可致肝脏血管肉瘤等。

（四）核事故

1986年4月26日，苏联切尔诺贝利核事故经十多年观察，当时受照儿童甲状腺癌发生率明显增多。

以上调查揭示，电离辐射使癌症增加，而且与照射剂量相关。

二、辐射致癌的剂量-效应关系

经过大量实验研究和人群流行病学调查证实，辐射诱发不同肿瘤因受照剂量、射线性质、照射条件和照射对象的特点不同，可有不同类型的剂量-效应曲线，反映了辐射作用于机体不同组织器官的复杂过程。典型的曲线是随剂量增加，首先为上升型曲线，达到顶峰后呈下降的图形（图7-1）；即在较低剂量阶段，肿瘤的诱发占优势，随着剂量的增加，杀死细胞的概率比肿瘤转化的概率大得多。所以，大剂量照射时癌变细胞的灭活占优势，顶峰时的剂量是二者持平的剂量。UNSCEAR（1993年）将中等以上辐射剂量的致癌效应分成以下4种模型（图7-2）。

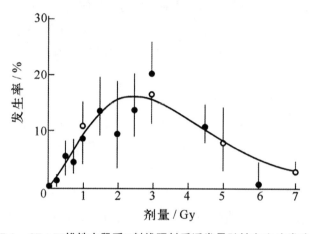

图7-1　CBA/H雄性小鼠受X射线照射后诱发骨髓性白血病发病率

图中，● 数据取自文献（Mole RH, 1984）；○ 数据取自文献（Di Majo VM et al, 1986）

（一）线性模型

线性模型（linear model）认为，辐射致癌的概率随辐射剂量加大呈直线增加，无阈值，即任一微小剂量的增加都有致癌的危险，拟合成数学函数为：

$$I_{(D)} = a_0 + a_1 D$$

式中，$I_{(D)}$ 为效应发生率，D 为吸收剂量，a_0 为自然发生数，a_1 为常数。$I_{(D)}$ 正比于 D，可以外推，剂量和剂量率不影响单位剂量诱发肿瘤的概率。高LET辐射和低LET辐射大剂量（＞1 Gy）范围支持线性无阈模型。但是，在20 cGy以下尚没有找到直接证据，用高剂量外推低LET在1 Gy范围内的效应，可能过高地估计了辐射致癌危险。

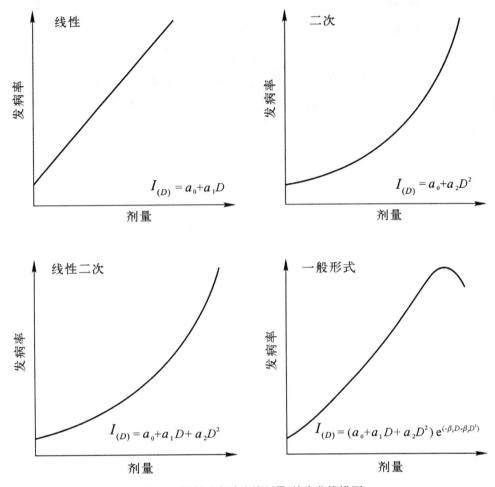

图7-2 辐射诱发肿瘤的剂量-效应曲线模型

（二）平方模型

用平方模型（quadratic model）表示，电离辐射致癌概率随剂量的平方而增加，数学表达式为：

$$I_{(D)} = a_0 + a_2 D^2$$

式中，a_2 为常数，余同前。

（三）线性-平方模型

低LET辐射、低剂量率照射适用于线性-平方模型（linear-quadratic model），数学表达式为：

$$I_{(D)} = a_0 + a_1 D + a_2 D^2$$

这种关系式的含意是，在低剂量和低剂量率时以 $a_1 D$ 项为主导，而在高剂量（＞1.0 Gy）和高剂量率（＞1.0 Gy/min）时以 $a_2 D^2$ 占主导。

（四）一般通用模式

一般通用模式适用于低LET、低剂量率辐射，其数学表达式为：

$$I_{(D)} = (a_0 + a_1D + a_2D^2)^{(-\beta_1 - \beta_2 D_2)}$$

式中，β_1 和 β_2 为指定系数，表示其效应为负的。提示，低剂量时 a_1D 起主导作用，效应与剂量呈线性关系；高剂量时 a_2D^2 起主导作用，曲线转陡上升；再大剂量时，则 $e^{(-\beta_1 - \beta_2 D_2)}$ 起主导作用，效应反而降低，使整个曲线呈S形。

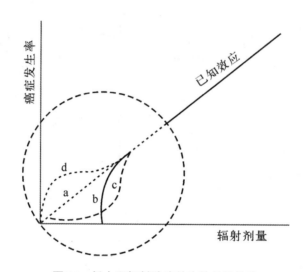

图7-3　低水平辐射致癌效应的几种估计

上述剂量-效应关系多种模型，可能说明了辐射致癌的多样性。对于高LET辐射适宜直线模型，而低LET辐射诱发各种癌不一定有同一剂量-效应模型。目前，关于低剂量致癌效应的估算曲线形状还有争议。图7-3所示的圆圈外直线代表高剂量范围内的剂量-效应关系，圆圈内部分表示低剂量范围内几种可能的剂量-效应关系：a代表线性无阈模型；b为辐射致癌有阈值，在此值以下的剂量不引起危害；c提示线性模型高估了危害，认为低剂量的效应较线性模型所估计的为低；d表示低剂量的效应比线性模型所估计的应当更高。ICRP（1991年）充分注意到，在低剂量范围可能高估了致癌的危害性，但从偏离安全角度考虑，至今仍采用线性无阈假说作为制定辐射防护卫生标准的依据。但是，向线性无阈假说提出质疑的是低剂量辐射的兴奋效应（hormesis）。该理论认为，低剂量辐射所致机体防御、适应功能增强；表现为效应偏离线性规律而使损伤减少，所以低剂量辐射效应比高剂量辐射剂量-效应模型外推所估计的效应低。此外，日本长崎原爆幸存者白血病发生，似乎有0.5 Gy的耐受剂量，摄入β核素所致肝肿瘤、肾肿瘤和皮肤癌，[90]Sr或镭的长寿命同位素引起的骨肉瘤也存在有实际阈值。可见，这一问题仍需进一步研究。

三、辐射致癌的潜伏期

辐射致癌的潜伏期是指受照后到肿瘤显现所经历的时间。从照射到细胞开始不受控制生长所需要的时间为真潜伏期；而一般所谓潜伏期是指从受照到肿瘤被确定诊断的时间为临床潜伏期，即细胞受照后从启动到肿瘤长大到足以被发现所经历的时间。因此，估计平均潜伏期决定于发现肿瘤所使用方法手段的敏感性和对被照人群监视的密切程度，同时更决定于肿瘤生长速度和该肿瘤生长特征（局部蔓延或转移），以及所侵犯的器官是否容易被检出。此外，也与受照剂量大小和射线种类以及受照时的年龄相关，一般自然发病率相对较高的年龄段受照，辐射诱发肿瘤的频率亦较高。

辐射诱发肿瘤的潜伏期随不同脏器、肿瘤类型不同而异（表7-1）。辐射所致白血病潜伏期最短，原爆后2～3年开始，20年后趋于正常，平均约10～13年，乳腺癌23年，皮肤癌25年；UNSCEAR（1986年报告）推荐的辐射诱发肿瘤潜伏期中位时间为20～30年。对潜伏期长的肿瘤，常常被随访期所截断，所以此值随着随访时间延长应有所增加。在低剂量时最小潜伏期可以超过受照个体的寿命，这样在人的存活期内就不会发生肿瘤，这个剂量被推测为实际上的耐受剂量。

表7-1　辐射诱发人体恶性肿瘤的潜伏期（a，约数）

肿瘤类型	最　低	平　均	全部表现期
白血病	2～3	10	25～30
骨肉瘤	2～4	15	25～30
甲状腺癌	5～10	20	>40
乳腺癌	5～15	23	>40
其他实体瘤	10	20～30	>40

第二节　电离辐射致癌机制及影响因素

电离辐射是弱致癌因子，是非特异的致癌剂，既是始动因子牢固地作用于细胞，使其具有肿瘤特性，又是促进因子使处于"休眠"状态的肿瘤细胞得以生长成肿瘤。

一、电离辐射致癌机制

目前，电离辐射诱发正常细胞为癌细胞的精确过程还不十分清楚。因此，吸引着更多人对其提出各种假说。

（一）肿瘤发生的多阶段学说

Berenblum和Schubik于1948年最早提出肿瘤发生为多阶段性理论，迄今仍为多数人所接受并不断地加以完善。Lasarate（1973年）认为，大多数癌是由多因素多阶段所造成的，包括具有生成肿瘤潜能细胞的始动因子（initiating factor）及刺激这种具有潜能的细胞增生成为肿瘤细胞的促进因子（promoting factor）。前者被认为是物理（如电离辐射）、化学或生物（病毒）因素所诱发的遗传物质生长调节基因突变或染色体畸变，而后者也可由理化或生物因素以及基本衰老过程所引起，分以下几个阶段。

1. 始动阶段（initiation）

由于电离辐射诱变作用，使得细胞偏离正常细胞增殖、迁移及最终分化机制的调控，而使细胞具有发生肿瘤性转化的倾向。这时变化一般不能辨认，如果没有相应条件作用，不出现恶性表达，可以长期处于潜伏状态。

始动的机制：肿瘤的始动，既可通过原癌基因的激活形成癌基因，导致过度表达，激活的机制包括基因易位和重排、基因扩增、点突变及高表达等；也可通过抑癌基因的失活，表现为纯合子和杂合子丢失，基因点突变是失活的主要方式。若以靶的相对大小为基础，则可认为抑癌基因失活是主导方式，发生概率两者预计相差10^2。以前认为，始动过程是一个稀有的不可逆事件，只限于特定的单一位点突变。目前认为，它是多发事件，涉及多个基因位点。1 Gy照射剂量就可以使大部分细胞始动。但始动的下一步既可能是促进、发展，也可能是淘汰，多数始动细胞将被淘汰。淘汰的机制包括DNA修复、机体免疫系统的识别监视与消除，只有极少数细胞免于被淘汰，然后在促进因子作用下恶化。

2. 促进阶段（promotion）

在致癌的促进因子作用下，其致癌作用加强。促进因子的作用点不在遗传物质DNA上，主要作用于细胞表面，通过在靶细胞内产生稳定性生化产物，干扰细胞间的信息交通，迅速有效地建立始动后克隆。因此，增强肿瘤前病变的频度和增殖能力，使之成为具有恶性变特征的表型。

此期对癌症是否出现和何时出现有重要作用。促进期的重要特征是可以促进细胞的分裂增殖，使始动的干细胞克隆扩展成一个癌前病灶。促进因子作用有3个特征：① 本身单独作用时，只有很低的潜能，但始动之后再给予促进因子，其致癌后果显著增强；② 与始动因子不同，在低浓度下，即可起明显作用；③ 促进效应通常可逆转。电离辐射能稳定地起始与促进的作用，如电离辐射诱发乳腺癌促进剂催乳素，可以促进乳癌细胞增殖。促进剂包括众多的化学物，如苯巴比妥、胆酸；也包括内源性促进剂，如蛋白激酶C。

3. 发展阶段（progression）

此阶段细胞的恶性程度增强，或者由良性转为恶性，成为不可逆转的恶性发展阶段；并首先侵袭正常组织，进而穿透血管或淋巴管系统，在邻近或远隔部位建立肿瘤细胞灶。

研究多阶段致癌的典型病例是结肠直肠癌，多为良性肿瘤，然后发展成癌。开始有*ras*原癌基因激活，后来有p53抑癌基因失活（图7-4）。

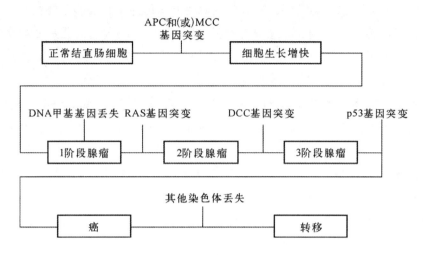

图7-4　结肠直肠癌的多阶段发生过程图

在3个阶段致癌模型中，辐射无疑首先是一种始动因子，与化学致癌剂相比，只是一种弱的始动因子。电离辐射并不是有效的点突变剂，而是有效的诱发剂（clastogen），可引起染色体断裂、缺失和重组，且可能是抑癌基因的强力失活剂。其次，电离辐射也可能是一种促癌因子，促进始动细胞克隆的增殖，但不是强的促癌剂，因为细胞增殖只有当受到足够高的辐射剂量引起细胞死亡，继而出现代偿性增殖时才能发生。最后，电离辐射也是一种发展因子。因此，可以说辐射是一种全致癌剂。

目前，国际上提出了许多辐射致癌模型，其中，Little等提出的癌症（实体瘤）发生的多阶段克隆扩增模型，可将辐射因素贯穿到癌症发生发展的全过程。该模型除了继承过去非辐射因素在促进和转化阶段的贡献外，还提出长期照射和多（分）次照射对癌症发生过程的每一阶段都有作用的观点。该模型可概括为启动、促进、转化和滞后生长4个阶段。

（二）肿瘤的遗传易感性

大量事实证明，个体对电离辐射诱发肿瘤存在差异性。肿瘤在人群中不是随机出现的，存在着辐射敏感人群；其影响因素不只是性别、年龄等因素，遗传因素起着重要作用，成为人群内部辐射致癌易感性差别的主要原因之一。对具有家族聚集现象明显的肿瘤进行相应的研究，无疑是寻找易感基因的捷径。在单基因遗传病中大约有200种具有肿瘤易感倾向，多数不涉及某种癌基因，而是与DNA修复缺陷有关，可使致癌率增加，其中研究最多的是毛细血管扩张性共济失调综合征（ataxia-telangiectasia syndrome, AT）和着色性干皮病（xeroderma pigmentosum, XP）等。多因素遗传病的肿瘤易感性是由一系列共显性基因与环境暴露相互作用的结果。以乳腺癌为例，存在BRCA1、BRCA2和p53等易感基因，这些基因协同作用决定个体易患肿瘤的危险。目前，已明确几十种遗传性肿瘤和癌前期疾病，按显性或隐性方式传递，其发病主要在儿童期，很多儿童肿瘤具有遗传因素。例如，患成视网膜细胞瘤和Ewing肉瘤的儿童经治疗后（主要是放疗）分别有6.27%和5.16%发生各种二次原发癌，主要是骨肉瘤、甲状腺癌、白血病及结缔组织肿瘤。

个体对肿瘤的易感性可分为两类：一类为遗传易感性（genetic susceptibility），即由双亲遗传而来；另一类为获得易感性（acquired susceptibility），多由于后天体内外各种环境因素影响而产生。不同个体暴露于辐射具有不同的敏感性，其本质是由于个体的易感基因具有结构、功能多态性所决定的。多态性实质就是基因结构的变异，可以是静息性的（非功能的），也可以是功能性的，即影响到基因编码的产物，改变基因的表型。变异结构主要表现为基因的点突变、移位、杂合性丢失、微卫星和姐妹染色体互换等。

基因结构的变异和多态性的形成与DNA修复能力丧失或下降以及与代谢酶结构变化有关。DNA修复能力的异常是导致肿瘤易感性的重要环节之一。通过体外淋巴细胞检测发现，个体间DNA修复能力存在遗传差异。许多研究表明，肿瘤患者的核酸切除或双链断裂修复能力普遍低于正常人群，为正常人群平均值的65%~80%。肿瘤患者亲属DNA修复能力低下的频数也较高。致突变剂与致癌剂可直接作用于细胞内DNA外，更普遍的是经细胞内代谢后形成活性产物，并且与内源性酶结合向细胞外分泌。这些代谢酶结构变化产生的多态性直接影响肿瘤发生。

（三）免疫监视功能的削弱

机体的免疫系统对能转化为癌的细胞具有一定的免疫应答能力，通过连续的监视可识别肿瘤细胞，使其在未形成肿瘤之前特异地被清除。当机体遭受一定剂量电离辐射作用时，可使这种免疫监视功能降低，从而使肿瘤细胞生长并形成癌。支持免疫监视理论的证据是免疫功能抑制的学者，癌发病率增高。此外，也有学者考虑免疫抑制可能使肿瘤病毒得以增殖，间接使癌细胞发展到不可逆转的程度。

（四）病毒的介入

在人类和实验动物中，病毒以多种机制影响肿瘤的显现，病毒致癌约占人类肿瘤发病率的15%。目前认为，致癌病毒介入可以通过以下途径：① 抑制宿主消除肿瘤细胞的能力；② 病毒与细胞蛋白特异性相互作用，刺激细胞增殖；③ 将获得性和激活的病毒基因和生长调节基因转导到宿主细胞；④ 在宿主细胞染色体特异部位积累，使关键性基因激活或失活（插入性突变）。人类的病毒致癌全部内容迄今仍不完全清楚。病毒因子只是复杂的致癌机制之一。

二、辐射致癌的影响因素

电离辐射诱发人类各种恶性疾病，有关来自辐射源方面的因素，已在本章第一节剂量-效应关系中予以阐述，关于受照机体方面的影响因素有以下几方面。

（一）器官敏感性

人体不同组织对辐射致癌效应明显不同（表7-2），敏感性最高的组织是甲状腺和骨髓，以白血病发生率最高（特别是粒细胞性白血病），而前列腺和睾丸几乎不被辐射诱发致癌；从组织器官特点可见，辐射致癌敏感性与组织更新速度不一致，如高敏感性的甲状腺却是细胞更新低的组织，而低敏感性小肠的细胞增殖却很快；辐射致癌敏感性与肿瘤自发率无密切关系，如甲状腺癌自发率低，却易由辐射所诱发；辐射致癌发病率与癌死亡率不平行，二者不能相互代替，如甲状腺癌发病率高而死亡率低；由于随访观察期不同，各种肿瘤的危险系数不同，如白血病潜伏期短，相对危险系数高，但随观察时间延长，白血病危险系数下降，实体瘤的死亡率上升。

表7-2 不同组织和器官对辐射致癌作用的敏感性

癌的部位和类型	癌的自发程度	辐射致癌的相对敏感性	备 注
较高的辐射致癌率			
乳 腺	非常高	高	青春期增加敏感性
甲状腺	低	非常高，特别是女性	低死亡率
肺脏（支气管）	很 高	中 等	吸烟的定量影响不确知
白血病	中 等	很 高	尤其骨髓性白血病
消化道	高	中到低	特别是在结肠发生
较低的辐射致癌率			
咽	低	中	－
肝脏和胆道	低	中	－
胰 腺	中	中	－
淋巴瘤	中	中	淋巴肉瘤和多发性骨髓瘤可致霍奇金病
肾脏和膀胱	中	低	－
大脑和神经系统	低	低	－
唾液腺	很 低	低	－
骨	很 低	低	－

续表

癌的部位和类型	癌的自发程度	辐射致癌的相对敏感性	备　注
皮　肤	高	低	低死亡率，需高剂量
辐射致癌不确知的部位和组织			
喉	中	低	—
鼻　窦	很　低	低	—
副甲状腺	很　低	低	—
子宫和子宫颈	很　高	低	—
卵　巢	中	低	—
结缔组织	很　低	低	—
未观察到辐射致癌的部位和组织			
前列腺	很　高		—
睾　丸	低		—
系　膜	很　低		—
慢性淋巴性白血病	低		—

（二）年龄影响

年龄是影响自发癌的重要因素，在易发年龄段受照，可增加辐射致癌危险。例如，日本原爆幸存者中10岁以下受照，在早期白血病危险系数最高；20岁左右的女性乳腺癌危险系数最高；肺癌随受照时年龄增加而增加。

在放射治疗时，小于30岁女性胸部接受照射容易发生乳腺癌，大于45岁者乳腺癌发病概率变小。青少年接受放疗后期发生骨肉瘤的概率高。大于5岁的头颈部肿瘤患者接受放疗的后期发生甲状腺癌和神经系统肿瘤可能性大。

（三）性别因素

电离辐射诱发人类乳腺癌只在女性中增多，而甲状腺癌女性高于男性3倍。有人认为，白血病男性略高于女性。其他类型肿瘤在性别上差别不大。

（四）其他因素

电离辐射致癌还受遗传因素和环境因素的影响，如犹太人儿童的甲状腺癌发生率比其他少数民族高，吸烟可使铀矿工肺癌的发生率增高。

第三节　电离辐射致癌危险估计

一、概　念

为了评价辐射危害，国际放射防护委员会（ICRP）第26号出版物（1977年）提出危险系数或危险因子（risk factor）这一概念，是指当某种有害健康的效应发生概率与辐射剂量成正比时，其比例因子称为危险度，现多称危险系数（risk coefficient）。可见，危险系数只适用于符合线性假说的随机性效应，如辐射致癌、辐射遗传危害的估计。危险系数概念的提出，使电离辐射危害能以定量、相加和对比进行评价，以便为选定辐射防护剂量限值提供生物学依据，是评价辐射对健康危害的重要参数。实际上，危险系数是单位剂量照射引起的危险。所谓危险（risk）是一个用于表示与实际照射或潜在照射有关的危害、损害的可能性和伤害后果等的多性属量，与诸如特定有害后果可能发生的概率及此类后果的大小与特性等量有关。根据统计方法不同，分为绝对危险（absolute risk, AR）和相对危险（relative risk, RR）两种。

（一）超额危险

超额危险（excess risk）是一定剂量照射引起某种癌症的超额发生率，亦即癌症概率的增加额，由受照和未受照人群发生率之差或观察数与预期数之差得出；又称超额绝对危险（excess absolute risk, EAR），写成EAR是为了与归因危险（attributable risk, AR）区别。归因危险是EAR与癌症总数之比，说明全部癌症中有多少（%）起因于照射。单位剂量照射引起的绝对危险称为绝对危险度，或绝对危险系数，或EAR系数。通常，以接受1 Gy（或1 Sv）照射后，每百万人·年、万人·年（例数 × 10^{-6}人·年·Gy^{-1}，例数 × 10^{-4}人·年·Gy^{-1}）或终生增加数表示。所谓人年（person-years, py）是观察的人数与时间数的乘积，是一定数量人群观察一段时期的综合概念，一个人观察满1年即是1人年。终生是指最大年龄满70岁。

（二）相对危险

相对危险是受照和未受照人群癌症发生率之比或观察数与预期数之比。由于对照组参与人群的RR为1，所以相对危险的增加数RR-1称超额相对危险（excess RR, ERR），通常更多使用超额相对危险（ERR）。单位剂量照射引起的相对危险增加额（RR-1）称为相对危险度，或相对危险系数，或ERR系数，以单位剂量增加%（Gy^{-1}）、10^{-2}·Gy^{-1}或单位剂量增加数（Gy^{-1}）表示。预期数可以来自对照人群，也可以通过相应基线率得出。所谓基线率（baseline rate）指一般人群某种癌症的自然发生率，其中实际包括某些原因，如吸烟和本底辐射等引起的危险。

在电离辐射致癌危险估计中采用ERR还是EAR为指标，主要取决于使用目的。RR

和ERR是相对值，便于揭示和评价辐射致癌的因果关系。如因果关系已经确认，为确定辐射防护方案则适用EAR，以便给出不同剂量照射后癌症增加的绝对值。

二、辐射诱发癌症危险的估计

辐射效应研究基金会（RERF）曾发表了寿命研究（LSS）第12号报告书的第一部分，对1950－1990年的癌症发生情况进行了分析。所有分析均采用器官估算剂量。白血病使用骨髓剂量，实体癌使用结肠剂量作为代表。根据1996年LSS报告，一次1 Sv的急性照射后死于癌症的终生危险（1950－1990年）：实体癌为10.9×10^{-2} Sv^{-1}、白血病为1.0×10^{-2} Sv^{-1}，合计11.9×10^{-2} Sv^{-1}。这是ICRP、UNSCEAR和IAEA等国际组织对辐射致癌估算终生危险的基础资料。

RERF公布LSS等11号报告的第二部分对75 991人在1950－1985年间死亡率进行分层分析。以日本原爆时不在广岛和长崎市内的26 517人作为对照，各种癌症的相对危险、绝对危险和归因危险的平均值列于表7-3。

UNSCEAR 1994年向联合国大会提交的报告和科学附件，电离辐射源与效应一书中列举由原子弹爆炸幸存者数据推导出各部位癌症危险估计值汇总表，指出1950－1985年、1950－1987年癌症死亡率和1958（1950）－1987年癌症发生率的危险系数值（表7-4）。

表7-3　日本原爆人群各部位癌症的相对、绝对危险系数和归因危险DS86、器官吸收剂量

（括号内为90%置信区间）

癌症部位	平均器官剂量 / Gy	相对危险（RR） / Gy^{-1}	绝对危险（EAR） / $10^{-4} \cdot$ 人年 $^{-1} \cdot Gy^{-1}$	归因危险（AR） / %
白血病	0.242	6.21（4.83～8.12）	2.94（2.43～3.49）	58.6（48.4～69.5）
实体癌	0.223	1.41（1.32～1.51）	10.13（7.96～12.44）	8.1（6.4～10.0）
食 管	0.228	1.58（1.13～2.24）	0.45（0.10～0.88）	13.0（3.0～25.5）
胃	0.228	1.27（1.14～1.43）	2.42（1.26～3.72）	5.7（3.0～8.7）
结 肠	0.223	1.85（1.39～2.45）	0.81（0.40～1.31）	16.3（8.0～26.2）
肺 脏	0.240	1.63（1.35～1.97）	1.68（0.97～2.49）	12.3（7.2～18.3）
女性乳腺	0.240	2.19（1.56～3.09）	1.20（0.61～1.91）	22.1（11.3～35.0）
卵 巢	0.211	2.33（1.37～3.86）	0.71（0.22～1.32）	22.3（6.9～41.4）
泌尿道	0.231	2.27（1.53～3.37）	0.68（0.31～1.12）	21.5（9.8～35.7）
多发性骨髓瘤	0.242	3.29（1.67～6.31）	0.26（0.09～0.47）	31.8（11.0～57.6）

表7-4　由日本原子弹爆炸幸存者数据推导出各部位癌症危险系数估计值汇总表

癌症类型	癌症死亡率 1950－1985		癌症死亡率 1950－1987		癌症发生率 1958（1950）－1987	
	ERR / Sv^{-1}	EAR / 10py·sv^{-1}	ERR / Sv^{-1}	EAR / 10py·sv^{-1}	ERR / Sv^{-1}	EAR / 10py·sv^{-1}
白血病	5.2（3.8~7.1）	2.9（2.4~3.5）	－	－	4.4（3.2~5.5）	2.7（2.2~3.2）
实体癌	0.40（0.3~0.5）	10.1（7.8~12.4）	0.45（0.3~0.6）	11.1（8.4~14.0）	0.63（0.2~0.74）	29.7（25~34）
食　管	0.6（0.1~1.2）	0.5（0.1~0.9）	0.6（0.09~1.3）	0.5（0.07~0.9）	0.3（<0~1.0）	0.3（<0~1.0）
胃	0.3（0.1~0.4）	2.4（0.5~3.5）	0.2（0.1~0.4）	1.9（0.5~3.5）	0.3（0.2~0.5）	4.8（2.5~7.4）
结　肠	0.9（0.4~1.5）	0.8（0.4~1.3）	0.5（0.1~1.2）	0.5（0.06~1.1）	0.7（0.3~1.3）	1.8（0.7~3.0）
肺　脏	0.6（0.3~1.0）	1.7（1.0~2.5）	0.7（0.3~1.0）	1.9（1.0~2.9）	1.0（0.6~1.4）	4.4（2.9~6.0）
女性乳腺	1.2（0.6~2.1）	1.2（0.6~1.9）	1.3（0.6~2.1）	1.3（0.6~2.1）	1.6（1.1~2.2）	6.7（4.9~8.7）
卵　巢	1.3（0.5~23）	0.7（0.2~13）	2.2（0.2~2.8）	0.7（0.1~1.4）	1.0（0.2~23）	1.1（0.2~23）
泌尿道	1.3（0.5~2.4）	0.7（0.3~1.1）	1.3（0.4~2.6）	0.7（0.2~1.2）	1.2（0.6~2.1）	2.1（1.1~3.2）
肝　脏	0.1（<0.2~0.7）	0.2（<0.2~0.5）	0.5（0.2~0.8）	1.3（0.5~2.2）	0.5（0.2~0.9）	1.6（0.5~2.9）
多发性骨髓瘤	2.3（1.7~6.3）	0.3（0.1~0.5）			0.4（<0~1.7）	0.1（<0~0.4）
皮　肤	0.2（<0.2~2.5）	0（<0.2~0.12）	0.31（<0.1~1.5）	0.03（<0~0.1）	1.0（0.4~1.9）	0.8（0.4~1.4）
甲状腺	未报告	未报告	0.094（<0.1~1.4）	0.016（<0.03~0.2）	1.2（0.5~2.1）	1.6（0.8~2.5）

　　注：摘自UNSCEAR向联合国大会1994年报告，115～116；白血病、多发性骨髓瘤发生率为1950－1987年数据

　　1950－1995年间，我国对24省、直辖市和自治区27 011名医用诊断X射线工作者和25 782名其他科室医务工作人员恶性肿瘤进行调查。按照开始放射工作的时期分成三个队列，即1960年开始从事放射工作的早期队列，1960－1969年间开始放射工作的中期队列和1970－1980年间开始从事放射线工作的近期队列。根据剂量重建的结果，早期队列X射线工作者平均累积剂量为758 mGy，中期队列为279 mGy，近期队列为82 mGy。

　　上述研究结果分析表明，白血病、皮肤癌和女性乳腺癌，可能还有甲状腺癌的高发与X射线照射有关。白血病（RR = 2.2，$P < 0.05$）明显增高的流行病学特点是：① 急性淋巴细胞白血病和急、慢性粒细胞白血病的RR明显增高，未见慢性淋巴细胞白血病和单核细胞白血病RR的增高；② 白血病的RR与开始放射工作后的时间呈波形关系，在开始工作后5～14年RR最高；③ RR在累积剂量较高的早期和中期队列明显增高，而在剂量较低的近期队列未见增高；④ 20岁之前开始，X射线工作者RR最高，其发病年龄也最早。这些特点与英国和美国放射学医师及日本原爆幸存者和英国强直性脊椎炎放疗

患者白血病发病情况基本一致。

皮肤癌（RR = 4.1，$P < 0.05$）发生18例，其中13例发生在手臂上，大多数发生在开始工作后15年，在发生皮肤癌前有慢性放射性皮炎史，多在操作过程中受到较大剂量X射线直接照射的结果。

女性乳腺癌（RR = 1.3，$P < 0.05$）是电离辐射易于诱发的肿瘤。病例—队列研究表明，累积剂量是显著的危险因素，两剂量组间（相差100 mGy）比值比（OR）为1.73，说明女性X射线工作者乳腺癌RR明显增高与其职业有关。因此，分次照射并不明显减弱辐射致癌的作用。

已知甲状腺癌可由大剂量急性外照射所诱发，特别是儿童、青少年时受照，如头颈部疾病受医疗照射儿童和日本原爆幸存者以及放射性碘内照射都可发生甲状腺癌。诊断照射尚无诱发甲状腺癌的报道。我国调查X射线工作者共发生14例甲状腺癌，其中早期队列8例，RR = 2.35，$P < 0.05$。甲状腺癌RR值有统计学意义的增高仅见于早期队列和开始放射工作时年龄小于20或25岁者，符合辐射致癌的一般规律，其RR值增高可能与职业X射线照射有关。

三、危险估计的不确定因素

ICRP（1991年）对电离辐射致癌的危险估计，主要来源于日本原爆幸存者终生随访观察的资料。因为该人群数量大，剂量范围宽，随访时间长，登记资料完整。但由于原爆是在特定条件下的照射，用这一资料所得结果推论低剂量率的危险系数存在着不确定因素。

（一）剂量/剂量率差别与外推

日本原爆为一次急性照射，剂量率高。在当前可使用的低剂量/剂量率照射的资料较少，因此，利用原爆资料需要利用剂量-效应关系模型进行剂量外推，ICRP（1991年）采用了线性模型。关于剂量率效应，ICRP引入了剂量/剂量率效能因子（dose and dose rate effectiveness factor, DDREF）来修正高剂量率向低剂量率外推，数值采用2。

（二）时间外推

利用有限随访时间得到的危险通过危险预测模型（projection model）推算终生的危险。这种模型有两种，即相乘模型及相加模型。

1. 相乘模型

经过潜伏期后一些实体癌的增长曲线与该种癌症的自然发生率（即基线率base line rate）随年龄而变化的曲线形状相似。假设这一现象持续终生，则电离辐射导致癌症增加与基线率之间将存在简单的正比关系，即终生癌症增加的预测值将是已知基线率与某系数的乘积，这种预测模式称为相乘模型。用相乘模型（multiple model）推算该人群发生的全部癌症预测值等于RR系数与其基线率的乘积，癌症的增加值等于ERR系数与基线率的乘积。采用相乘模型估计的癌症终生概率较高。

2. 相加模型

癌症的死亡率增加与基线率无关，受照后经过潜伏期即开始增加，保持在较恒定水平，直至最后下降。这种模式称为相加模型（additive model），白血病和骨癌就属于这种情况。用相加模型推算该人群发生的全部癌症预测值等于根据EAR系数得到增加值与基线值之和。

（三）人群外推和人群危险转移模型

ICRP（1991年）利用日本原爆幸存者的资料为基础，试图给出可以适用于世界各国的危险系数。其中，最重要的影响因素为寿命长，特别是癌症基线发生率以及致癌因子与促癌因子的差异。以日本、美国、英国、波多黎加和中国5个国家为代表，利用RERF提供的EAR和ERR年龄特异危险系数，各国寿命表和不同癌症的基线死亡率研究相加、相乘等预测模型的人群危险转移效果，以期确定合理的人群危险转移模型（crowd risk transfering model）和有代表性的危险系数，结果显示全部癌症平均的RR值为$10 \times 10^{-2} \, \text{Sv}^{-1}$。

（四）其他因素

在危险系数的确定中，还包括一些其他不确定因素，如流行病学调查中统计学抽样误差，日本广岛的中子剂量与其相对生物效应等。

第四节　电离辐射致癌病因概率推算

电离辐射是致癌因素的一种，大约占人类总癌症的1%。辐射致癌没有特异性，与一般人群发生的癌症在临床、病理和实验检查方面均无区别，只是增加癌症基线发生率。对个人的病因判断是不明确的。

由于电离辐射致癌是随受照剂量增加而增多，是一种随机效应。那么，根据现有人群的流行病学调查资料所得到的辐射致癌危险系数（如日本原爆幸存者的资料），从平均意义上估算出任何受到类似照射群体的癌症超额危险，对已患有某癌症个体，只要把他看作已获得超额危险系数估算值群体中的典型个体，则该癌症患者的辐射病因概率可以用该群体超额危险系数值来估算。

一、病因概率的定义

（一）病因概率

病因概率（probability of causation, PC）是表示个人所患的某种癌症起因于既往所受照射的概率，是一定剂量照射后癌症概率的增加额与癌症总概率之比。用癌症相对危险增加值R计算。

$$PC = \frac{一定剂量的照射所致某人患某种癌症概率的增加}{一定剂量的照射所致某人患某种癌症概率的增加 + 某癌症的本底概率} \times 100\%$$

由于概率相当于发生率，则：

$$PC = \frac{由照射所致某种癌症危险系数增加}{由照射所致某种癌症危险系数增加 + 某癌症的本底危险系数} \times 100\%$$

（二）辐射致癌病因判断依据

辐射致癌病因判断依据：① 具有接受一定剂量电离辐射的照射史和受照剂量相关资料；② 受照射后要经过一定时间的潜伏期，符合表7-5所列的原发性恶性肿瘤，并且得到临床确诊；③ 根据患者性别、受照时年龄、发病时年龄和受照剂量按《职业性放射性肿瘤判断规范》（GBZ 97—2017）所列的方法计算所患肿瘤起因于所受照射的病因概率（PC）；④ 计算所得95%可信限上限的PC ≥ 50%者，可判断为职业性放射性肿瘤。

表7-5　可用参数计算病因概率的恶性肿瘤

癌症类型	ICD10 主码 [a]
食管癌	C15
胃　癌	C16
结肠癌	C18
肝　癌	C22
外照射致肺癌	C34
骨和关节恶性肿瘤	C40-41
女性乳腺癌	C50
膀胱癌	C67
甲状腺癌	C73
除了慢性淋巴细胞白血病以外的所有类型白血病	C90-95（C91.1 除外）

[a]国内现行法定采用的国际疾病分类法（版本10）

二、PC法在放射性肿瘤病因判断中的应用

由于电离辐射致癌因素的复杂性，对放射性肿瘤的诊断，判断某个癌症患者是否由先前照射所诱发，一直是人们十分关注的问题。PC方法的建立为放射性肿瘤患者病因判断提供了定量方法，目前已在一些国家应用并以此决定辐射致癌的赔偿。我国国家卫生和健康委员会放射卫生标准委员会根据《中华人民共和国职业病防治法》制定的国家职业卫生标准《职业性放射性肿瘤判断规范》（GBZ 97—2017），已应用于对职业

性照射后发生放射性肿瘤（表7-5）的病因学判断。这是一项强制性法规性文件，供放射性损伤诊断使用。列入表7-5中的癌症是国际放射防护委员会（ICRP）1991年和2007年建议书中给出的致死性癌症。该标准规定，为计算病因概率（PC）应由用人单位提供患者的姓名、性别、年龄、癌症诊断（包括原发部位和细胞学类型）、癌症诊断依据、诊断日期和诊断单位等有资质的材料，以及由个人剂量档案或有关记载获得该人受到有关照射时靶器官的吸收剂量、接受射线的种类、照射条件、开始受照时间和照射延续时间。剂量估算方法可参照GB/T 16149—2012、GBZ 128—2019、GBZ 129—2016、GBZ 166—2005和GB/T 17982—1999的规定执行。兼有化学致癌物质职业性暴露时，应对致癌物的种类、暴露水平和暴露时间加以说明。氡子体的个人累积暴露量按GB/T 18198—2009计算。根据上述资料，凡被诊断的恶性肿瘤已列入表7-5所示的癌症清单者，可计算所患癌症起因于既往照射的PC。计算所得95%可信限上限的PC ≥ 50%者，可判断为职业性放射性肿瘤。职业性照射复合职业性化学致癌暴露，辐射致癌在危险增加中的相对贡献大于1/2，合计的PC ≥ 50%者，也可判断为职业性放射性肿瘤。

三、PC的计算程序

（一）病因概率的计算

病因概率PC表示个人所患癌症起因于既往所受一定剂量照射的可能性，是一定剂量照射后癌症概率增加与癌症总概率之比，用癌症超额相对危险表示时，则用下式计算：

$$PC = ERR/(1 + ERR)$$

式中：PC为放射致癌病因概率；ERR为放射致癌超额相对危险。

（二）癌超额相对危险（ERR）的计算和矫正

1. ERR的计算

ERR为靶器官吸收剂量 $F(D)$（单位Gy）乘以中国人肿瘤别、性别、受照年龄（岁，e）别及发病年龄别（岁，a）ERR/Gy值。

$$ERR = F(D) \times ERR_{Gy}$$

式中：ERR为放射致癌超额相对危险；$F(D)$为剂量函数，D为靶器官吸收剂量，对实体癌：$F(D) = D$，对白血病：$F(D) = D \times (1 + 0.87 \times D)$；$ERR_{Gy}$为单位剂量（每戈瑞）超额相对危险。

2. 多次照射ERR的计算

当接受多次照射时，如接受剂量分别为D_1和D_2的两次照射时，用相互作用的相加模型，其合计的相对危险增加为各自相对危险之和。

$$ERR_{(D_1, D_2)} = ERR_{(D_1)} + ERR_{(D_2)}$$

式中：$ERR_{(D_1, D_2)}$为接受剂量分别为D_1和D_2两次照射时的超额相对危险；$ERR_{(D_1)}$为接受剂量为D_1一次照射时的超额相对危险；$ERR_{(D_2)}$为接受剂量为D_2一次照射时的超额相对危险。

3. 复合照射ERR的计算

当接受剂量为D，复合化学因子Z时，也按相加模型计算ERR合计值。

$$ERR_{(D, Z)} = ERR_{(D)} + ERR_{(Z)}$$

式中：$ERR_{(D, Z)}$为接受剂量为D，复合化学因子Z时的超额相对危险；$ERR_{(D)}$为接受剂量为D时的超额相对危险；$ERR_{(Z)}$为接受化学因子Z时的超额相对危险。

4. 潜伏期校正

对潜伏期内发生的肿瘤ERR进行潜伏期校正。因不同癌症的潜伏期不同，需用不同潜伏期校正因子（T_t）校正，潜伏期(t) = 发病年龄(a) – 受照年龄(e)。

$$ERR_{T校正} = F(D)\ ERR_{Gy} \times T_t$$

式中：$ERR_{T校正}$为潜伏期校正的超额相对危险；$F(D)$为剂量函数；ERR_{Gy}为单位剂量的超额相对危险；T_t为潜伏期校正因子，见表7-6。

5. 吸烟的校正

外照射致肺癌的吸烟者，还需用校正因子（W_s）进行校正。

$$ERR_{Tw校正} = F(D) \times ERR_{Gy} \times T_t \times W_s$$

式中：$ERR_{Tw校正}$为吸烟校正后的超额相对危险；$F(D)$为剂量函数；ERR_{Gy}为单位剂量的超额相对危险；T_t为潜伏期校正因子；W_s为吸烟校正因子，见表7-7。

6. 职业照射ERR计算

在计算ERR时，先把每年接受的累计剂量视为一次照射，并逐年计算，求得每年的ERR值，再把历年得到的ERR值相加，得到合计ERR。

$$ERR_{合计} = ERR_{第1年} + ERR_{第2年} + ERR_{第3年} + \ldots + ERR_{第n年}$$

式中：$ERR_{合计}$为历年超额相对危险值的合计值；$ERR_{第1年}$为第1年超额相对危险值；$ERR_{第2年}$为第2年超额相对危险值；$ERR_{第3年}$为第3年超额相对危险值；$ERR_{第n年}$为第n年超额相对危险值。

7. DDREF校正

考虑到职业照射多为低LET慢性小剂量照射（年累积剂量 ≤ 0.2 Gy），故还需经DDREF校正（DDREF = 1.5）。

$$ERR_{合计校正} = ERR_{合计}/DDREF$$

式中：$ERR_{合计校正}$为经剂量和剂量率效应因子校正后的超额相对危险；$ERR_{合计}$为逐年累加后的超额相对危险值；DDREF为剂量和剂量率效应因子，仅用于实体癌，白血病不用此参数矫正。

（三）氡致肺癌超额相对危险（ERR）的计算

$$ERR = WLM^{0.82} \times ERR_{1WLM} \times T_t$$

式中：WLM为氡子体年累积照射量。

工作水平（working level，WL）：一种表示氡子体潜能浓度的非SI单位。空气中氡的各种短寿命子体（不论其组成如何）完全衰变时，所发出的α粒子在单位体积空气中的能量的总和。相当于每升空气中发射出的α粒子能量为1.3×10^5 MeV。在SI单位中，1 WL约对应于2.1×10^{-5} J · m^{-3}。

工作水平月（working level month，WLM）：在氡子体α潜能浓度为1 WL时，工作1个月（170 h）所接受的氡子体的暴露量。在SI单位中，1 WLM约相当于3.54×10^{-3} J · h · m^{-3}。$WLM^{0.82}$为氡子体照射量效应关系校正后值，WLM为10～40 WLM 时的$WLM^{0.82}$值见表7-8；ERR_{1WLM}为95%分位数时1 WLM氡子体照射超额相对危险系数，WLM^{-1}可由表7-9查得依赖于诊断年龄（a，岁）和各年份暴露后经历的时间（t，年数）的有吸烟史者氡子体超额相对危险系数（$ERR_{1WLM, 95\%, 吸烟}$）；T_t为潜伏期校正因子。

如无吸烟史时，可求得$ERR_{1WLM, 95\%, 不吸烟}$。

$$ERR_{1WLM, 95\%, 不吸烟} = ERR_{1WLM, 95\%, 吸烟} \; T_t \times 3.8$$

式中：$ERR_{1WLM, 95\%, 不吸烟}$为不吸烟超额相对危险系数值；$ERR_{1WLM, 95\%, 吸烟}$为吸烟的超额相对危险系数值；T_t为潜伏期校正因子；3.8为给定a或t时不吸烟的超额相对危险系数值（$ERR_{1WLM, 95\%, 不吸烟}$）与吸烟的相应值（$ERR_{1WLM, 95\%, 吸烟}$）的比值（表7-6）。

表7-6　放射致癌潜伏期校正因子（T_t）

潜伏时间（t）/ 年	实体癌（包括氡致肺癌）	甲状腺癌	白血病
1	0.000 197	0.000 676	0.042 9
2	0.000 731	0.004 09	0.350
3	0.002 71	0.024 3	0.866
4	0.010 0	0.131	0.987
5	0.036 2	0.477	0.999
6	0.122	0.847	–
7	0.342	0.971	–
8	0.658	0.995	–
9	0.878	0.999	–
10	0.964	–	–
11	0.990	–	–
12	0.997	–	–
13	0.999	–	–

表7-7 外照射致肺癌吸烟校正因子

吸烟类别 （s）	吸烟校正因子（W_s）	
	男	女
合　计	1.00	1.00
从不吸烟	4.74	3.90
曾经吸烟	1.19	0.98
现在吸烟	0.42	0.35
＜10 根 /d	1.22	1.00
10～20 根 /d	0.49	0.41
21～39 根 /d	0.28	0.23
≥40 根 /d	0.20	0.16
一直吸烟（现在和曾经吸烟）	0.51	0.41

注：引自 IREP NIH-03

表7-8　WLM为10～40 WLM时氡子体照射量效应关系校正后值，$WLM^{0.82}$

WLM	$WLM^{0.82}$	WLM	$WLM^{0.82}$	WLM	$WLM^{0.82}$	WLM	$WLM^{0.82}$
10	6.61	18	10.7	26	14.5	34	18.0
11	7.14	19	11.2	27	14.9	35	18.5
12	7.67	20	11.7	28	15.4	36	18.9
13	8.19	21	12.1	29	15.8	37	19.3
14	8.71	22	12.6	30	16.3	38	19.7
15	9.21	23	13.1	31	16.7	39	20.2
16	9.71	24	13.5	32	17.1	40	20.6
17	10.2	25	14.0	33	17.6	–	–

表7-9　有吸烟史的氡致肺癌 $ERR_{1WLM,95\%,吸烟}$

岁数 （a）	年数（t）										
	≤5	6	7	8	9	10	11	12	13	14	15
≤45	2.11	1.89	1.70	1.52	1.36	1.22	1.10	0.982	0.880	0.789	0.708
46	1.89	1.69	1.52	1.36	1.22	1.09	0.980	0.879	0.788	0.706	0.633
47	1.69	1.52	1.36	1.22	1.09	0.979	0.877	0.786	0.705	0.631	0.566
48	1.52	1.36	1.22	1.09	0.977	0.876	0.785	0.703	0.630	0.565	0.506
49	1.36	1.22	1.09	0.976	0.875	0.784	0.702	0.629	0.564	0.505	0.453

岁数 (a)	年数 (t)										
	≤ 5	6	7	8	9	10	11	12	13	14	15
50	1.22	1.09	0.976	0.874	0.783	0.701	0.628	0.563	0.504	0.452	0.405
51	1.09	0.975	0.873	0.782	0.701	0.628	0.562	0.504	0.451	0.404	0.362
52	0.975	0.873	0.782	0.700	0.627	0.562	0.503	0.451	0.404	0.361	0.324
53	0.873	0.782	0.700	0.627	0.561	0.503	0.450	0.403	0.361	0.323	0.290
54	0.782	0.700	0.627	0.561	0.502	0.450	0.403	0.361	0.323	0.289	0.259

（四）95%可信限上限病因概率的估算

1. 95%可信限上限病因概率计算公式

$$PC_{95\%,U} = G \times S^{1.96} = \exp(\ln G + 1.96 \ln S)$$

$$PC'_{95\%,U} = V \times PC_{95\%,U}/[1 + PC_{95\%,U} \times (V-1)]$$

式中：$PC_{95\%,U}$ 为95%可信限上限的PC值；$PC'_{95\%,U}$ 为经偏倚系数校正后的95%可信限上限PC值；G 为PC的几何均数，即按标准中各项参数计算得到的PC值；S 为PC的几何标准差；V 为PC的偏倚校正系数。

2. 各种癌症的综合不确定性和偏倚校正系数

各种癌症的综合不确定性（S）和偏倚校正系数（V）见表7-10。

表7-10　各种癌症的综合不确定性（S）和偏倚校正系数（V）

癌症种类	照射后时间 / 年	综合不确定性（S）	偏倚校正系数（V）
胃　癌	5 ~ 14	1.79	1.15
	15+	1.74	1.62
结肠癌	5 ~ 14	1.68	1.15
	15+	1.63	1.62
肺　癌	5 ~ 14	1.79	1.15
	15+	1.74	1.62
除慢淋外所有白血病	任何时间	1.59	1.62
急性或慢粒白血病	任何时间	1.61	1.62
女性乳腺癌	5 ~ 14	1.46	1.15
	15+	1.40	1.62
食管癌	5 ~ 14	1.92	1.15
	15+	1.88	1.62

续表

癌症种类	照射后时间 / 年	综合不确定性（S）	偏倚校正系数（V）
膀胱癌	5~14	1.68	1.15
	15+	1.63	1.62
肝　癌	5~14	1.88	0.71
	15+	1.84	1.00
甲状腺癌	5~14	1.54	0.71
	15+	1.49	1.00
骨　癌	任何时间	1.57	1.00

注：引自NIH 85—2748（1985）表Ⅶ-7

（五）PC计算举例

某男，32岁，患白血病，25~30岁期间因职业照射致红骨髓累积剂量0.3 Gy。计算来自所受职业照射的病因概率（表7-12）。

表7-11　男性患者除外慢淋以外白血病ERR值

受照年龄（e）/岁	患病年龄（$e+t$）岁							
	32	33	34	35	36	37	38	39
15	3.381	3.190	3.020	2.868	2.729	2.603	2.486	2.376
16	3.469	3.272	3.097	2.941	2.799	2.670	2.549	2.438
17	3.553	3.349	3.168	3.008	2.864	2.732	2.612	2.498
18	3.632	3.422	3.237	3.073	2.925	2.792	2.669	2.554
19	3.706	3.489	3.300	3.132	2.982	2.847	2.722	2.607
20	3.773	3.549	3.355	3.185	3.033	2.896	2.771	2.655
21	3.831	3.601	3.402	3.229	3.076	2.939	2.813	2.696
22	3.881	3.643	3.440	3.265	3.111	2.973	2.847	2.731
23	3.919	3.674	3.467	3.290	3.135	2.998	2.873	2.758
24	3.945	3.692	3.482	3.303	3.149	3.012	2.889	2.775
25	3.959	3.696	3.482	3.302	3.149	3.014	2.894	2.783
26	3.961	3.686	3.466	3.287	3.131	3.002	2.885	2.779
27	3.951	3.659	3.434	3.253	3.101	2.976	2.863	2.761
28	3.935	3.618	3.384	3.202	3.055	2.932	2.825	2.728
29	3.925	3.562	3.314	3.131	2.987	2.869	2.769	2.680
30	3.961	3.502	3.227	3.038	2.898	2.787	2.695	2.613
31	4.982	3.960	3.502	3.227	3.038	2.896	2.783	2.687

受照年龄	患病年龄（$e+t$）岁							
（e）/岁	32	33	34	35	36	37	38	39
32	–	4.981	3.960	3.502	3.226	3.036	2.891	2.775
33	–	–	4.981	3.959	3.501	3.224	3.031	2.884
34	–	–	–	4.981	3.959	3.499	3.220	3.024
35	–	–	–	–	4.980	3.957	3.495	3.212
36	–	–	–	–	–	4.978	3.952	3.487
37	–	–	–	–	–	–	4.974	3.945
38								4.966

表7-12　ERR合计、PC均值和95%可信限上限计算表

受照年龄/岁	$ERR_{1\,Gy}$	D_{Gy}	F(D)	t 年	T_t	$ERR_{T校正}$	$ERR_{合计校正}$	PC(G)%	S	$S^{1.96}$	V	$PC_{95\%}/U\%$	$PC'_{95\%}/U\%$
25	3.959	0.05	0.052 2	7	1	0.207							
26	3.961	0.05	0.052 2	6	1	0.207							
27	3.951	0.05	0.052 2	5	0.999	0.206	1.071	51.73	1.59	2.48	1.62	128	116
28	3.935	0.05	0.052 2	4	0.987	0.203							
29	3.925	0.05	0.052 2	3	0.866	0.177							
30	3.961	0.05	0.052 2	2	0.350	0.0723							

注1：$ERR_{1\,Gy}$，见表7-11

注2：F(D) = D × (1 + 0.87 × D)

注3：t = 诊断年龄 − 受照年龄；T_t，见表7-6

注4：$ERR_{T校正}$ = ERR × F(D) × T

注5：PC = $ERR_{合计}$ / ($ERR_{合计}$ + 1) × 100%

$PC_{95\%,\,U}$ = $G \times S^{1.96}$ = exp（ln$G$ + 1.96 ln$S$），S，见表7-10

$PC_{95\%,\,U}$ = $V \times PC_{95\%,\,U}$/[1 + $PC'_{95\%,\,U}$ × (V − 1)]，V，见表7-10

　　根据我国《职业性放射肿瘤判断规范》（GBZ 97—2017）规定，本例患者经偏倚校正后的95%可信限上限的PC为116% > 50%，故认为与先前照射有关。

四、PC方法的不确定性

　　根据PC方法判断放射性肿瘤是利用辐射致癌和流行病学知识评价个体危害的一种

尝试，有一定的科学依据，客观、定量地对辐射致癌作出接近合理的诊断。由于对辐射致癌过程、剂量效应、时间效应模型、群体间和个体间敏感性差异等认识的局限性，决定了在PC计算过程还有许多不确定性。主要的不确定性如下。

（一）由日本原爆幸存者终生寿命研究队列获得的ERR值不确定性

为了计算 PC，首先需找到一个能获得可靠电离辐射致癌危险估计值（辐射致癌超额危险系数）的流行病学调查人群。目前，人们认为能够提供可靠人类辐射致癌的危险模型和超额危险系数的人群是 LSS 队列。因该群体大，并具有自然的性别和年龄构成，截至2000年其随访时间已长达55年（1945 - 2000年），对日本原爆时已成年的人群几乎能获得终生危险估计；另外，其剂量估算也较准确。国际放射防护委员会（ICRP）103出版物（2007年）和美国电离辐射生物效应委员会（BEIR）Ⅶ报告的危险模型主要根据LSS队列的最新数据，即1958年至1998年实体癌的发病率、1950 - 2000年白血病的病死率数据和DS02剂量体系，拟合了实体癌和白血病超额相对和绝对危险剂量-效应模型。该模型考虑了性别、受照年龄和发病年龄等因素对危险的影响。

但是，LSS本身就有其流行病学、统计学、剂量估算和危险估算模型等方面的不确定性，包括以下5个方面：① 照射剂量：剂量估算系统已做过多次修订，如T65、DS86、DS02和DS02R1，现仍在继续修订中；② 肿瘤诊断和分类的错误；③ 危险估算模型（剂量-效应模型），包括参数的选择和主观设定的不确定性；④ 终生危险转移（用有限随访时间得到的危险外推终生危险）所产生的不确定性（包括模型及计算）；⑤ ERR估算中的统计学不确定性等。

（二）辐射致癌危险人群间转移的不确定性

电离辐射致癌危险人群间转移的不确定性，即LSS辐射致癌危险本土化所产生的不确定性。在已知的LSS辐射致癌危险系数的基础上，推算目标人群危险系数的过程即为人群间危险转移。该过程是辐射致癌危险评估不确定性的重要来源。常用的人群间危险转移模型包括相乘模型和相加模型。考虑到辐射在诱发癌症中的始动作用和促进作用所占比例的不同，及其他相关因素的作用，不同癌症类型，其选用的模型及其相对的权重不同，权重系数的取值为0 ~ 1。不同权威组织对权重系数的选择不完全一致。GBZ 97—2017主要参照美国电离辐射生物效应委员会（BEIR）Ⅶ的人群间危险转移方法。转移模型及权重系数的选择都会引入不确定性。

（三）人群间照射剂量转换相关的不确定性

日本原爆受照人群受到的主要是γ射线和少量中子的大剂量率急性全身外照射，而职业照射的主要照射方式是小剂量慢性迁延性照射，在照射部位和射线性质等剂量因素方面与日本原爆受照人群也有较大区别，在将LSS危险转移到职业受照人群时需要用剂量和剂量率效应因子、辐射相对生物效能或辐射效能因子对危险进行校正。剂量转换所用的参数值以及剂量和剂量率效应因子的选择，均会产生不确定性。

（四）群体ERR估算个人PC产生的不确定性

把已患癌症的某个体（索赔者）看作是已获得ERR估计值群体的典型成员（具有该群体特征的个人），则该索赔者的PC可用该群体的ERR来估算。事实上，患者不可能都是已获得ERR估计值群体的典型成员，且各患者与典型成员的差别是各不相同的，主要表现在以下三个方面：① 个体特性：体质、健康状况以及与其相关联的激素水平和免疫能力，还有遗传易感性等构成了人群内部辐射致癌敏感性的差异；② 工作和生活环境中其他物理、化学和生物致癌因素作用的差异；③ 生活方式、饮食习惯和不良嗜好（如吸烟、嗜酒）等差异。

（五）癌症最短潜伏期的设定和引入的潜伏期校正系数的不确定性

《职业性放射肿瘤判断规范》GBZ 97—2017采用美国国立卫生研究院（National Institutes of Health，NIH）出版物《美国国立卫生研究院与疾病预防控制中心联合工作组关于1985年美国放射流行病学表的修改报告》NIH 03—5387的潜伏期设定和S型函数的方法计算潜伏期校正因子。白血病最短潜伏期设定为1年，照后5年达到全额值；甲状腺癌最短潜伏期设定为2年，照后8年达到全额值；所有其他实体癌最短潜伏期设定为4年，照后11年达到全额值。最短潜伏期的设定和照后时间的S型函数计算都会引入不确定性。

（六）辐射与其他危险因素交互作用

电离辐射与其他危险因素交互作用产生的不确定性在辐射致癌，特别是低剂量辐射致癌时，要充分考虑个体特性、内外环境和生活方式对辐射致癌的影响。但是，这些因素因广泛存在，且作用强大又难以定量。截至目前，除了吸烟与肺癌、生育史与乳腺癌和紫外线与皮肤癌外，尚无系统的有关这些因素对PC不确定性影响的研究，暂无辐射致癌相互作用的定量模型和校正系数，而这可能是产生不确定性的重要来源。

（七）个人剂量估算、癌症部位和细胞型等资料的可靠性所致的不确定性

靶器官吸收剂量是PC计算的重要参数，影响PC估计值。由于我国多数索赔人员缺乏早期的个人剂量监测资料，为减少其靶器官剂量估算的不确定度，需要尽最大可能收集剂量重建所需的暴露信息。此外，肿瘤诊断和细胞分类的正确性也是产生不确定性的原因。

上述不确定性在某些情况下比较可观，PC计算时需要对其进行量化处理。PC计算的不确定性尚有待进一步改进和完善。

第五节　白血病

白血病（leukemia）是电离辐射诱发骨髓细胞异常增生，表现为血细胞数目异常及幼稚型细胞明显增多的一种造血器官恶性疾病。

一、辐射诱发白血病的流行病学调查

（一）原爆幸存者的调查

经有关机构调查日本原爆后2～3年，白血病发病率增加，其超额死亡高峰出现在1950－1954年间，超过对照组10倍以上，以后呈波动性缓慢下降。至1970年，长崎市白血病发病率已降至自然发生率水平，广岛仍高于对照组；至1978年，与对照组比较才无差异。但在受照剂量最高的人群中，白血病影响时间可延续40年左右。白血病以外的实体癌，从1960年才开始增加，70年代中期尤为明显（图7-5）。

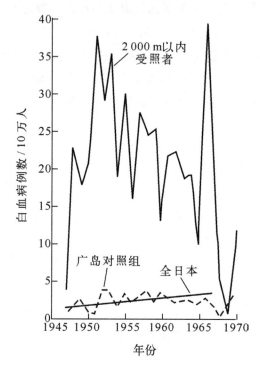

图7-5 广岛原爆幸存者白血病历年发生数

有人统计，从1950到1987年底，对资料完整的DS86比释动能（Kerma, K）剂量小于4.0 Gy受照者86 325人中，发生白血病、淋巴瘤和骨髓瘤者481例。各种白血病的危险系数见表7-13。

表7-13 各种白血病的危险系数

	剂量-效应关系	超额相对危险系数 / Sv^{-1}	超额绝对危险系数 /10^4 py Sv
全部白血病	非线性	3.9	2.7
急性淋巴细胞白血病	线 性	9.1	0.62

续表

	剂量 - 效应关系	超额相对危险系数 / Sv^{-1}	超额绝对危险系数 /10^4 py Sv
急性粒细胞白血病	非线性	3.3	1.1
慢性粒细胞白血病	线　性	6.2	0.9
其　他	线　性	3.6	0.23
淋巴瘤	有　些	0.3	0.23

（二）强直性脊椎炎接受X射线治疗患者

1935 – 1954年，英国和北爱尔兰有14 554例患强直性脊椎炎患者接受X射线治疗。脊椎和骨盆局部受照约3.75 ~ 27.5 Gy，到1960年有60例死于白血病，而且发病率与受照剂量呈线性相关；同时，筛选年龄、性别相同未接受照射的对照组患者（不是强直性脊椎炎患者），只有5例死于白血病。

（三）职业受照者

国外报告，X射线医师发生白血病发病率增高见于20世纪40年代以前辐射防护不佳的受照者。1920 – 1934年，美国放射科、内科和耳鼻喉科医生白血病标化死亡比（standard mortality ratio, SMR）分别为2.01、0.79和0.62（$P < 0.05$）。我国1996年全国调查1950 – 1995年间从事射线工作者共观察694 886人·年，对照组768 652人·年，白血病死亡相对危险（RR值）为2.28（$P < 0.05$），有79.5%为1970年以前参加工作的。

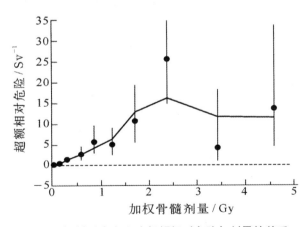

图7-6　辐射诱发白血病超额相对危险与剂量的关系

英国从事核工业工作人员95 000人的调查，按照BEIR V预测模型，终身危险估计值为0.76×10^{-2} Sv^{-1}[90%的置信区间为（$0.07 \sim 2.40$）$\times 10^{-2}$ Sv^{-1}]，其相对危险与剂量相关；在苏联核设施中工作的5 085名男性，平均累积剂量为$0.49 \sim 2.54$ Sv，与当时苏联的基线率比，白血病相对危险系数为1.45 Gy^{-1}。总之，辐射诱发白血病的流行病学调查资料很多，均能证明辐射诱发白血病增加。一般认为，接受1 Gy以上照射在15～20年间，约为1～2例 $\times 10^{-6}$ cGy^{-1}。

表7-14　爆心距离与白血病发病的关系（1946－1965年）

距爆心距离 / km	广　岛		长　崎	
	n	发病率 / $\times 10^{-6}$ 人	n	发病率 / $\times 10^{-6}$ 人
0 ～	28	130.4	6	72.2
1.0 ～	60	32.5	23	39.9
1.5 ～	20	6.5	6	8.6
2.0 以上	44	4.0	63	4.2
合　计	152	9.3	98	6.0
对　照	131	2.3	106	2.4

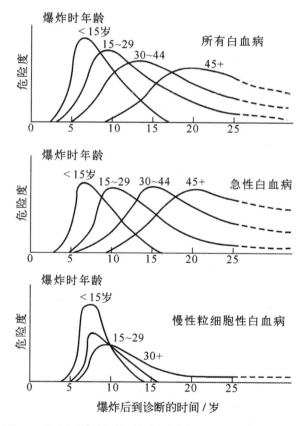

图7-7　日本原爆时年龄对辐射诱发白血病显现时间的模式

二、辐射诱发白血病的临床特征

电离辐射诱发白血病与一般发生的白血病从临床经过、细胞形态及病理特征无特异性，与受照剂量相关，在照后一定时间发病，而且照射方式与白血病类型有关。

（一）白血病发生与照射剂量关系

在日本原爆幸存者调查中发现白血病发病率随受照剂量而增加（图7-6）；离爆心投影点越近发病率越高（表7-14）。

（二）白血病类型

1 Gy以上急性照射诱发的白血病以各种急性白血病增加明显，小剂量照射或职业性照射易发生慢性粒细胞性白血病。辐射诱发的白血病急性多于慢性。根据最新统计，日本原爆幸存者中二者之比为68∶32，而辐射不诱发慢性淋巴细胞性白血病的增加。

（三）白血病与受照时年龄的关系

根据原爆幸存者发生白血病的情况分析受照射年龄越小，患白血病的危险越大，潜伏期越短，45岁以上受照白血病增加较慢，潜伏期长。慢性粒细胞白血病与受照时年龄无关（图7-7）。

（四）白血病前期

日本原爆幸存者中有部分人员出现白血病前期表现，发展为典型白血病临床和血液学改变之前的一段时间，血液及骨髓细胞可出现异常改变，如血细胞减少或增多，幼稚细胞异常增生或出现在外周血中，或细胞形态异常等。白血病前期可见染色体畸变增加，ph[1]染色体的检出常是慢性粒细胞白血病（chronic granulocytic leukemia, CML）发生的前兆，而且与病情相关。出现以上改变临床上却不足以确诊为白血病，这一段时间称为白血病前期，可持续2～13年不等。

三、辐射诱发白血病病因概率的参数

计算慢性粒细胞白血病病因概率的参数参阅国家职业卫生标准GBZ 97—2017有关部分。

计算急性白血病病因概率的参数查阅国家职业卫生标准GBZ 97—2017有关部分。

第六节　辐射诱发甲状腺癌和乳腺癌

一、辐射诱发甲状腺癌

甲状腺是对辐射致癌高度敏感的器官，辐射诱发甲状腺癌（thyroid cancer）从20世纪50年代提出，自1960年以来进一步证实日本原爆幸存者中甲状腺癌发病率增加。据

1958－1971年统计，高剂量组与对照组比较，女性高出6～8倍，男性高出2～3倍。10岁以下女童发病率更高，并与剂量有关（表7-15）。

表7-15　日本广岛和长崎甲状腺癌发病率

（单位：‰）

剂量/Gy	男　性		女　性	
	n	发病率	n	发病率
0～	928	1.1	1 806	2.8
0.5～	789	2.5	1 332	6.8
>2	740	4.1	1 100	9.1

Thompson等（1994年）对日本原爆幸存者1958－1987年甲状腺癌发病率资料进行了分析，共观察225例甲状腺癌病例，在甲状腺剂量大于10 mSv的幸存者中有132例甲状腺癌。甲状腺癌危险与剂量呈线性关系。剂量为1 Sv时的ERR = 1.15（CI = 0.48～2.14），在实体癌中是较高的。

1954年，马绍尔群岛居民受氢弹试验落下灰污染，陆续在受照居民中触及甲状腺结节，经手术切除。1954－1987年检查结果见表7-16。

表7-16　甲状腺肿瘤发生概况

组　别	n	甲状腺剂量/Gy			腺瘤样结节	腺瘤	乳头状癌	滤泡癌	隐性癌
		成年男	成年女	1岁幼儿					
Rongelap	67	12	13	52	17	2	3	–	1
Ailinginae	19	4	4.1	14	4	–	–	–	1
Utirik	167	1.6	1.7	6.8	11	4	4	1	5
对照组	227	–	–	–	4	1	2	–	2

表7-16中三组受照居民共诊断53例甲状腺肿瘤，经6位病理学家核实，其中15例为恶性肿瘤。受照时年龄与甲状腺结节和癌有关，小于10岁者在各照射组发生率均高。

1986年，苏联切尔诺贝利核事故，据1990－1997年俄罗斯、白俄罗斯和乌克兰3国受到污染情况调查报告，事故当时不满18岁的儿童、青少年共发现甲状腺癌1 420例，按发病率统计比事故前增加5～10倍；白血病及其他实体癌未见增加。0～18岁儿童（在事故期间）人群中发生甲状腺癌病例和甲状腺剂量0.2～4.0 Gy之间呈线性关系。儿童甲状腺癌超额绝对危险系数为1.9～2.6例/10^4人年·Gy。

1996年3月18－22日，在白俄罗斯明斯克召开了"首届切尔诺贝利核事故放射学后果国际研讨会"，与会者仔细讨论并比较各地区辐射致癌研究结果，认为甲状腺癌最严重地区在白俄罗斯，其次为乌克兰和俄罗斯。白俄罗斯整个国土均受到了放射性碘污染，导致该国人群甲状腺普遍受到超剂量照射。1987 – 2000年，在白俄罗斯发生4 400例辐射导致的甲状腺癌（其中692例儿童，其余为青年和成人），这期间死亡350例，甲状腺癌超额绝对危险系数为2.5～5.0/10^4人年·Gy。超额相对危险系数11.2～22.4/Gy。

头颈部受照后甲状腺癌发生率增加，Shore等从2 652例胸腺肿大接受过X射线治疗者中，检出30例甲状腺癌，而预期值不足1例，相对危险为44.6，90%可信区间为32.1～60.6；超额绝对危险系数为3.46 ± 0.82/10^4人年·Gy，女性为男性的2～3倍。如果按受照剂量分成5组，则可基本上拟合成线性剂量-效应关系（图7-8）。儿童期头颈部一些良性病变照后发生甲状腺癌达9%。

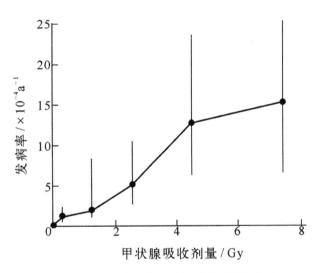

图7-8　辐射诱发甲状腺癌与受照剂量的关系

电离辐射诱发的甲状腺癌分化程度较高，一般是乳头状癌或滤泡癌，生长缓慢，较少转移，而且检出率高，易于手术治疗，所以存活期长、死亡率低（大约占辐射诱发甲状腺癌的5%）。在辐射防护上，往往把甲状腺癌列为非致死性癌症考虑。辐射诱发甲状腺癌的潜伏期至少5年，一般20～25年。甲状腺癌超额危险可持续到照后40年。

关于日本原爆幸存者最近的报告明确指出，电离辐射诱发甲状腺癌的危险系数随年龄而异，女性多于男性，二者之比为3.5：1。美国文献提出，在儿童期受照平均绝对危险系数大约为3.3 × 10^6 · a/0.01 Gy，全人口绝对危险系数男性为1.5 × 10^6 · a/ 0.01 Gy，女性为5.0 × 10^6 · a /0.01 Gy。

计算甲状腺癌病因概率参数，查阅国家职业卫生标准GBZ 97—2017有关部分。

二、辐射诱发乳腺癌

电离辐射诱发乳腺癌（breast cancer）的敏感性仅次于血液系统和甲状腺，几乎只发生在女性中。日本原爆幸存者乳腺癌发病率（1958 – 1987年）的研究表明，乳腺癌发病危险与剂量呈线性关系，ERR系数为1.59/Sv（95%CI 为 1.09 ~ 2.19/Sv），在各实体癌ERR最高。开始暴露时年龄对剂量-效应关系有明显影响，10岁前接受照射的ERR是40岁以后接受照射的5倍。

Miller报道，1930 – 1952年在加拿大疗养院中31 710例肺结核患者，由于反复进行透视检查，乳腺受到0.1 Gy或更大剂量照射，死于乳腺癌相对危险系数为1.36（95%CI 为 1.11 ~ 1.67）。

另外，加拿大研究报告，在数年内接受平均102次X射线胸透（每次乳腺组织估计受到0.04 ~ 0.2 Gy照射）的患者，乳腺癌的发病率比未受过照射的要高80%，并且乳腺癌发病率与透视次数相关。

1940 – 1950年，美国纽约州医院用X射线局部照射治疗乳腺炎601例妇女追踪观察，最长者达45年，平均29年，受照组乳腺癌发病率明显高于对照组，分别为40.6/10^4人·年和18.4/10^4人·年，相对危险为2.2（CI = 1.6 ~ 3.0），$P < 10^{-4}$。

辐射诱发乳腺癌原发灶多为导管细胞（71.4%），但经常向乳腺组织浸润。照后10年开始超过预期值，30年后仍有新病例发生，平均潜伏期15 ~ 25年，辐射诱发乳腺癌发病率虽然高，死亡率却很低，二者之比为4∶1。

计算乳腺癌病因概率参数查阅国家职业卫生标准GBZ 97—2017有关部分。

第七节　辐射诱发肺癌及其他癌症

一、辐射诱发肺癌

辐射诱发肺癌（lung cancer）的敏感性为中等，死亡率和发病率近似相等。辐射诱发肺癌主要见于铀矿开采工人吸入含氡气体后，经衰变释放出第二代放射性产物而造成的α辐射。氡子体诱发矿工肺癌是职业照射诱发癌症的最重要实例。国际癌症研究机构将其列为Ⅰ类致癌因子。国际学术界给予了很大的关注和研究。组织了11个队列，包括68 000名矿工，约88万人·年，2 700例肺癌，建立了相对危险模式（表7-17）。

表7-17　氡暴露井下矿工肺癌发生例数及危险系数估计值

队　列	肺癌例数	累积暴露均值 / WLM	超额相对危险系数 / % WLM^{-1}	修正因子 (r)	显著性检验 (P)
中国锡矿工	980	277.4	0.59	−0.79	< 0.001
波希米亚铀矿工	661	198.7	5.84	−0.78	< 0.001
卡罗拉多铀矿工	294	595.7	14.50	−0.79	< 0.001
安大略铀矿工	291	30.8	2.40	−0.55	0.002
纽芬兰萤石矿工	118	367.3	5.14	0.53	0.001
瑞典铁矿工	79	80.6	1.55	−1.02	0.03
新墨西哥铀矿工	69	110.3	6.56	−0.30	0.17
Beaverlodge 铀矿工	65	17.2	7.42	−0.67	0.001
Port 镭铀矿工	57	242.8	1.15	−0.42	0.24
Hill 镭铀矿工	54	7.6	5.68	−0.63	0.30
法国铀矿工	45	68.7	1.92	0.57	0.57

从表中可见，ERR系数有一定波动范围（0.59～14.5），我国数值较低。此外，根据矿工流行病学资料给出氡子体诱发矿工肺癌死亡的终生危险系数。辐射防护更希望获得EAR系数的终生值（10^{-6}/WLM，表7-18）。

表7-18　氡子体诱发肺癌死亡的终生危险系数

组织名称	肺癌死亡概率	
	10^{-6}/WLM	10^{-3} J/h/m^3
NCRP（1984）	130	37
ICRP-50（1987）	230	66
EPA（1986）	115～400	33～110
UNSCEAR（1977，1988）	150～450	43～128
BEIR Ⅳ	350	100
ICRP-65（1994）	283	80

*1 WLM = 3.5 mJ/h/m^3，EPA美国环保局

铀矿工肺癌的特点是发病年龄低、病程短及转移较早，组织学类型主要是小细胞未分化癌。辐射诱发肺癌潜伏期为15～24年，受照后30年以上仍有发生。

计算氡子体诱发肺癌病因概率参数，查阅国家职业卫生标准GBZ 97—2017有关部分。

二、辐射诱发其他癌症

（一）骨肿瘤

辐射诱发骨肿瘤（bone tumour）主要为亲骨性核素被摄入体内，沉积于骨，造成对骨内膜组织的局部照射，最终诱发骨恶性肿瘤。常见的亲骨元素有长寿命^{226}Ra、^{228}Ra（如涂表工人经口进入体内）、^{90}Sr和^{232}Th等，或者使用短寿命^{224}Ra的患者，都可诱发骨肿瘤的增加。Spiers和Mays分析1940 – 1951年间925例曾接受^{224}Ra治疗的患者，按受照剂量分组统计骨肉瘤发生率，可见随剂量增加而增加（表7-20）；成人708例，青少年217例，共发生骨肉瘤43例，其中，青少年发生骨肉瘤明显比成人多。

大剂量X射线照射的强直性脊椎炎患者或放疗引起的骨肉瘤也有报道，一般成人接受30 Gy、儿童接受10 Gy照射可以发生骨肉瘤。但是，日本原爆幸存者没有发现骨肿瘤的增加。

表7-20 　^{224}Ra照射剂量与骨肉瘤发生的关系

青少年（＜20岁）				成年人			
平均剂量 / Gy	例数	骨肉瘤	发生率 / %	平均剂量 / Gy	n	骨肉瘤	发生率 / %
0.47	5	0	0	0.53	210	0	0
1.16	7	0	0	1.39	229	3	1.3
3.63	35	2	5.7	3.06	214	4	1.9
7.27	76	4	5.3	6.50	55	3	5.5
13.45	72	19	26.4	–	–	–	–
33.29	22	8	36.4	–	–	–	–

二、消化器官恶性肿瘤

日本原爆幸存者及接受X射线照射患者，可以增加消化道各器官肿瘤的超额死亡率，如唾液腺癌、食道癌、胃癌、结肠癌、肝癌和胰腺癌等。而且，在一般情况下可拟合成线性-平方模型来描述。但是，由于人类资料过少，对危险系数的估计会有一定影响。

三、肾及膀胱癌

肾和膀胱对电离辐射诱癌效应敏感性低。但在原爆幸存者、强直性脊柱炎接受X射线照射患者、逆行肾盂造影接受钍造影剂注射者和放射治疗子宫颈癌人群中均有肾脏和膀胱恶性肿瘤发生率增加的报道，最小潜伏期10年。

四、其他肿瘤

一般认为，电离辐射实际上可以增加任何类型癌的危险，但目前尚不能确切证明辐射诱发癌症的器官有前列腺、睾丸、肠系膜及慢性淋巴细胞白血病。电离辐射致癌危险大小与剂量关系不明确的部位和组织为喉、鼻窦、甲状旁腺、子宫和子宫颈、卵巢和结缔组织。

（刘丽波　龚守良）

主要参考文献

[1] 吴德昌, 主编. 放射医学[M]. 北京: 军事医学出版社, 2000:236-255.

[2] Hall EJ, Giaccia AJ. Radiobiology for the Radiologist[M]. Seventh Ed. Philadelphia: Lippincott Williams & Wilkins, 2012.

[3] Buldakov LA, Guskova AK. 15 years after the accident of the chernobyl nuclear power plant[J]. Radiat Biol Radioecol, 2002, 42(2):228-233.

[4] 叶根耀. 急性核辐射对人的远期效应[J]. 国外医学·放射医学核医学分册, 2000, 24(5):217-220.

[5] 郭秋菊, 许寿元. 氡的危害及剂量估算[J]. 中华放射医学与防护杂志, 2004, 24(1):86.

[6] 周继文, 孟德山, 谭绍智, 主编. 放射性疾病诊断标准应用手册[M]. 北京: 中国标准出版社, 2002:132-136.

[7] 王继先, 李本孝, 赵永成, 等. 中国医用诊断X射线工作者, 1950－1995年恶性肿瘤危险分析[J]. 中华放射医学与防护杂志, 2002, 22(4):234-238.

[8] 李雨, 赵芳, 蔡建明. 切尔诺贝利核事故导致的人类甲状腺癌[J]. 国外医学·放射医学核医学分册, 2004, 28(2):86-87.

[9] 潘自强, 周永增, 周平坤, 等译校. 国际放射防护委员会2007年建议书[M]. 北京: 原子能出版社, 2008.

[10] 叶常青, 龚诒芬, 主编. 放射性肿瘤的判断——科学基础和损害赔偿[M]. 北京: 科学出版社, 2007.

[11] 闵锐. 辐射生物学研究发展的趋势——系统辐射生物学[J]. 辐射防护通讯, 2009, 29(5):12-18, 40.

[12] Little MP, Heidenreich WF, Moolgavkar SH, et al. Systems biology and mechanistic modeling of radiation-induced cancer[J]. Rdiat Environ Biophys, 2008, 47(1):39.

[13] 龚守良, 主编. 医学放射生物学[M]. 第4版. 北京: 原子能出版社, 2015.

[14] 宁静, 袁勇, 谢向东, 等. 辐射致癌病因概率计算方法研究进展[J]. 军事医学科学院院刊, 2009, 33(6):570-574.

[15] 龚守良, 主编. 肿瘤基因放射治疗学基础[M]. 北京: 人民军医出版社, 2013.

[16] 龚守良, 编著. 辐射细胞生物学[M]. 北京: 中国原子能出版社, 2014.

[17] 中华人民共和国国家卫生和计划生育委员会. 中华人民共和国国家职业卫生标准 GBZ 97—2017. 职业性放射性肿瘤判断规范. 2017.5.18发布, 2017.11.1实施.

[18] 孙志娟, 王继先. 《职业性放射性肿瘤判断规范》解读[J]. 中华放射医学与防护杂志, 2017, 37(9):696-699.

[19] 孙志娟, 刘强, 涂文军, 等. GBZ 97—2017《职业性放射性肿瘤判断规范》解析——肿瘤放射病因概率在我国职业病诊断标准中的应用[J]. 国际放射医学核医学杂志, 2019, 43(2):182-187.

[20] 孙志娟, 刘强, 涂文军, 等. GBZ 97—2017《职业性放射性肿瘤判断规范》解析——放射性肿瘤病因概率方法的不确定性[J]. 国际放射医学核医学杂志, 2019, 43(3):280-284.

第八章　电离辐射诱发的远后效应

机体遭受电离辐射作用后，不仅在受照当时表现出损伤效应，而且在受照后的远期也能出现损伤病变。电离辐射诱发肿瘤（radiation induced neoplasm）是重要的远后效应之一，已在第七章专门介绍，本章重点讲述放射性肿瘤以外的其他远后效应。

电离辐射远后效应（late effect of ionizing radiation）是指一次中等以上的X射线、γ射线或中子照射，或长期小剂量累积作用，或放射性核素一次大量或多次小量进入体内所致内照射损伤，在受照数月以后（通常约数年或数十年）出现的病理变化，或急性放射损伤未恢复而迁延成经久不愈的病变。远后效应可表现为受照者的躯体效应（somatic effect）及其子代的遗传效应（genetic effect）。辐射远后效应研究，可通过受照人群的辐射流行病学调查和必要的动物实验观察来确定。

辐射流行病学调查资料最完整，样本量最大，包括不同年龄和不同性别，而且观察时间最长久的是日本广岛和长崎原子弹爆炸（原爆）后幸存者的资料，其次是马绍尔群岛的居民和日本渔民受核辐射落下灰污染的调查资料；还有核辐射事故，如苏联切尔诺贝利核事故以及散在发生的辐射事故、天然辐射高本底地区居民、职业受照人员及医疗受照者所进行的调查资料。

我国在辐射流行病学调查中，人群样本较大的有广东阳江天然辐射高本底地区人体受照剂量和居民健康状况的调查（1972－1997年）、医用诊断X射线工作者1950－1995年非肿瘤死亡分析、天然铀化合物对生产工人的健康影响（1976－1985年）以及辐射事故的个例追踪观察（如对1963年安徽省三里庵丢源事故4例存活者）以及进行长达30年的远后效应随访等资料，都为电离辐射的远后效应研究提供了重要资料。

远后效应既包括随机性效应（stochastic effect），如辐射诱发肿瘤及遗传效应；也包括确定性效应（deterministic effect），过去称非随机性效应（non-stochastic effect），如睾丸和卵巢组织受照引起的暂时性或永久性不孕，造血系统机能降低而导致血细胞数目减少，以及眼晶体混浊和视力减退等都需要超过一定耐受剂量以后才出现效应，其危害程度也随剂量增加而增大。

研究远后效应的目的在于如何避免和预防其产生，减少电离辐射所诱发的躯体效应和遗传效应，同时为确定剂量当量限值提供科学依据。因此，为了保障人类的健康不受到电离辐射的危害，对辐射远后效应的研究，具有十分重要的理论与实际意义。

第一节　放射性白内障

一、白内障及放射性白内障

白内障（cataract）是指透明的眼晶体发生了可以识别的混浊性改变。由X射线、γ射线、中子及高能β射线等电离辐射所致的晶体混浊称为放射性白内障（radiation cataract）。一般，放射性白内障是指眼部有明确的一次或短时间（数日）内受到大剂量外照射，或者长期反复超过剂量当量限值的外照射史，累积剂量在1.0 Gy以上（含1.0 Gy），晶体从小的混浊点到全部混浊，逐渐影响到视力，以至发展成视力完全丧失的临床过程。

晶体由晶体囊和具有生发能力的晶体纤维所组成。晶体囊为一层透明而具有高度弹性的薄膜。前囊下有一层立方上皮细胞，而后囊下上皮细胞缺如（图8-1上）。晶体为富有弹性的双凸圆形透明体，前面凸度较小，后面凸度稍大，两面交汇处称为赤道部，前面和后面的中央分别称为前极和后极。前囊晶体上皮细胞到达赤道部变长，向前向后伸长、弯曲，移向晶体内部，成为晶体纤维。晶体纤维在一生中不断增生，排列规则，并不断地挤向中心部，细胞核逐渐消失。在青年时期纤维生长较快，老年时期生长逐渐缓慢。由于生长速度不同，致密程度也不一样，可以明显区分为胚胎核、成人核（图8-1下）。由于晶体纤维不断地由外向内包绕，成为同心性细长纤维，其子午线切面观似洋葱层层覆盖晶体纤维之间，层与层之间都由基质联合在一起。

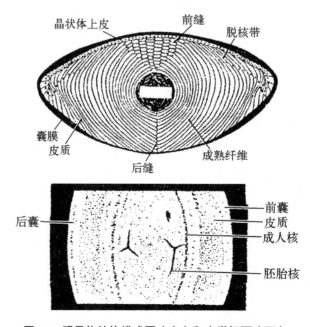

图8-1　眼晶体结构模式图（上）和光学切面（下）

晶体无血管分布，其营养主要来自房水，通过晶体囊扩散和渗透作用，吸取营养和排除代谢产物。依靠房水中葡萄糖酵解所产生的能量维持晶体的透明，谷胱甘肽、维生素C和核黄素等对晶体代谢具有重要作用。一旦遭到电离辐射损伤，上述环境改变均可造成晶体退行性改变。电离辐射引起的电解质紊乱，可使晶体水分增加，又因辐射促使谷胱甘肽酶或其他含巯基酶减少，使晶体内水溶性蛋白质降低，醌类物质增多，促进晶体蛋白变性。当射线照射晶体时，对射线敏感的细胞，如赤道部上皮细胞发生肿胀，空泡形成或细胞死亡，部分细胞异常分化及异常纤维形成，而这些异常纤维又不能被细胞所排除。具有这种病理性改变的细胞从赤道部向后极部移行，然后集中堆集在阻力最小的后极部囊下。形成放射性白内障初始阶段特有的形态特征。当白内障进一步发展，混浊扩大到整个晶体，则与其他原因诱发的白内障，从形态上无法区别。

二、临床特点

放射性白内障早期，裂隙灯下最常见的是后极部后囊下出现小泡或点状混浊，并逐渐扩大，在其周围可再出现颗粒或小泡，直径达数毫米。进一步发展，中心部比较透明，类似"月晕"，有人称为面包圈样改变，有时可向前极部囊下发展。但一般病情多停留在后极部后囊下，发展较慢（图8-2）。低剂量照射时不影响视力，或轻微而非进行性的，如果照射剂量过大，晶体不透明度增加则明显影响视力。

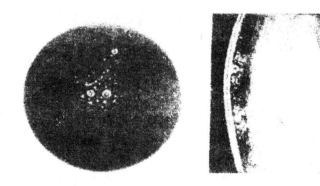

图8-2　X射线工作者（女42岁，从事放射工作20年）晶体改变

图中，左：裂隙灯下后囊下空泡（3个）及周围点状、丝网状混浊；右：正面弥散光线照射下后囊下改变

放射性白内障的发生、发展过程中，受以下因素的影响而表现出各种临床特点。

（一）射线的性质

由于射线性质不同，电离辐射诱发白内障的最小剂量也不同。高LET辐射比低LET辐射作用强，中子致白内障效应比X射线和γ射线高，损伤的累积作用强，分次照射与单次照射效应相似。相对生物效能（RBE）值与其能量有关，慢中子（能量为0.3 MeV）为30，快中子为10，而裂变中子为50，效应比X射线和γ射线诱发白内障更显著。

（二）受照剂量及分次照射

关于人白内障的剂量-效应关系研究证明，日本广岛原爆时在15岁以下儿童出现后囊下白内障与受照剂量有关。在1～1.9 Sv组是对照组的2.8倍，而在2～2.9 Sv组为4.3倍，在3 Sv以上组为5.3倍。更多的文献资料认为，能致成年人白内障的剂量，X射线单次照射约为1 Gy，接受5 Gy照射会出现较严重的渐进性白内障。有研究者统计，用放射线治疗时，眼睛受2.2～6.5 Gy照射的患者，其进行性晶体混浊不超过12%，而接受6.5～11.5 Gy时可达88%。另有报道，晶体剂量为2.5～3.5 Gy时，其白内障发生率为8%（100只眼睛）；再大的剂量，白内障发生率为54%（122只眼睛）。目前认为，辐射诱发晶体后囊下混浊的剂量-效应关系为线性平方模型。

分次照射可以提高晶体混浊的耐受剂量，有人证明在3～13周内分次照射时，能形成白内障的剂量为4～6 Gy。在105例患者接受10 Gy单次照射，在6年内有80%的患者出现了白内障，而在接受分次照射（6～7 d内每次2.5 Gy，共12～15 Gy）的76例患者中白内障的发生率只有19%，与未接受放疗患者的发病率（18%）接近。

（三）年龄因素

眼晶体上皮细胞具有分裂能力，其分裂增殖能力随年龄增加而相继降低，对射线的敏感性减弱，所以晶体混浊的发生与受照当时的年龄有关。人的流行病学调查显示，在青少年和成年人中，白内障发病率均随受照剂量的增加而显著上升，而在年轻人中电离辐射诱发白内障的敏感性更高一些。有研究者观察到，在日本受到3 Gy以上照射的原爆幸存者，照射时不到15岁的人发生白内障的概率高于15岁以上的人。与对照组比，原爆时年龄在15岁以下的人为4.8倍，15～24岁的人为2.3倍，而25岁以上的人则为1.4倍。最近，有人运用DS86剂量系统估算，对诱发白内障的剂量-效应关系研究证明，受检时年龄为40、50、60和70岁的人，白内障的发生分别为80岁人员的8.2、6.4、4.6和2.8倍。

（四）潜伏期

电离辐射诱发白内障需有一段潜伏期，这是由于损伤细胞需要经过一系列病理变化才能使效应得到表达。放射性白内障的潜伏期最短为6个月，最长可达35年，平均为2～4年。潜伏期长短与受照剂量大小、射线性质、分次照射（或剂量率）以及受照时年龄有关。受照剂量越大，年龄越小，其潜伏期越短；高LET辐射或高剂量率则潜伏期更短。例如，接受2.5～6.5 Gy照射，平均潜伏期8年；6.51～11.5 Gy照射则大约为4年。

三、诊断与鉴别诊断

（一）诊断与分期

放射性白内障除了早期病变在后极部呈点状、盘状或伴有空泡形成以外，混浊的病理学改变与其他类型白内障相比无任何特异性，都属于晶体纤维退行性改变，因此，详细了解职业史，特别是眼部受照射剂量、发病与受照时间间隔等资料是非常重要的。一般，依据以下几项原则，可以作出正确诊断；可参照中华人民共和国国家职业卫生标准，《职业性放射性白内障的诊断标准》（GBZ 95—2014）。

1. 受到大剂量外照射

眼部有明确的一次或短时间（数日）内受到大剂量的外照射，或长期超过剂量当量限值（职业性、个人剂量档案记载其年剂量率和累积剂量）的外照射历史，剂量超过1 Gy（含1 Gy），眼晶状体剂量参照电离辐射所致眼晶状体剂量估算方法GBZ/T 301—2017进行估算。

2. 潜伏期

经过一定时间的潜伏期（1年至数十年不等），在晶状体的后极后囊下皮质内出现浑浊并逐渐发展为具有放射性白内障的形态特点。

3. 晶体改变及其发展过程

晶体改变及其发展过程（分期标准），经眼科常规检查眼压正常情况下，用短效散瞳眼药滴眼，使双眼瞳孔充分散大后，用裂隙灯显微镜分别检查双眼晶状体记录病变特征，标识病变部位及范围。

放射性白内障可分为以下4期。

Ⅰ期：晶状体后极部后囊下皮质内有细点状混浊，可排列成较稀疏、较薄的近似环状，伴有空泡，见图8-3a。

Ⅱ期：晶状体后极部后囊下皮质内呈现盘状混浊且伴有空泡。严重者，在盘状混浊的周围出现不规则的条纹状混浊向赤道部延伸，盘状混浊也可向皮质深层扩展。与此同时，前极部前囊下皮质内也可出现细点状混浊及空泡，视力可能减退，见图8-3b。

Ⅲ期：晶状体后极部后囊下皮质内呈蜂窝状混浊，后极部较致密，向赤道部逐渐稀薄，伴有空泡，可有彩虹点，前囊下皮质内混浊加重，有不同程度的视力障碍，见图8-3c。

Ⅳ期：晶状体全部混浊，严重视力障碍。

4. 排除其他非放射性因素所导致的白内障

排除其他非放射性因素所导致的白内障，并结合个人职业健康档案进行综合分析，方可诊断为放射性白内障，参照职业性放射性疾病诊断总则GBZ 112—2017。

近年，对白内障严重程度进行评定，采用定量、客观的图像测量系统，提供了不失真的数字化白内障光密度分析图像（图8-4）。

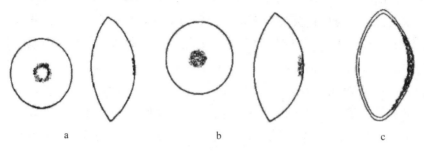

图8-3　放射性白内障图示

图中，a. Ⅰ期放射性白内障；b. Ⅱ期放射性白内障；c. Ⅲ期放射性白内障

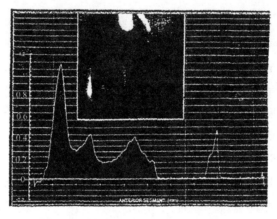

图8-4　放射性白内障光密度分析图像

图中，上小图为在切尔诺贝利核电站反应堆—工作人员积累相当多剂量的眼晶体断面照片；下图为应用图像测量系统测定的晶体混浊程度，曲线下面区域代表晶体光密度记录，最混浊部位是在后囊

（二）鉴别诊断

许多因素可引起白内障，在诊断放射性白内障时，必须排除其他非放射性因素所致的白内障，如起始于后囊下型的老年性白内障；并发性白内障（高度近视、葡萄膜炎和视网膜色素变性等）；与全身代谢有关的白内障（糖尿病、手足搐搦和长期服用类固醇药物等）；挫伤性白内障；化学中毒及其他物理因素所致的白内障；先天性白内障等。特别注意以下几种疾病。

1. 老年性白内障（senile cataract）

老年性白内障是一种最多见的后天性白内障，50岁以上的人易发生，年龄愈大愈多见，多为双侧性，认为与老年代谢缓慢、晶体发生退行性改变有关。老年性白内障有三种类型：① 皮质性白内障，初期80%混浊，首先在晶体前囊下周边部前皮质呈尖端朝向瞳孔中央的楔形混浊，以后混浊逐渐加重，最后晶体全部混浊；② 核性白内障，常伴有高度近视，开始由胚胎核发生逐渐向成人核扩展，为灰黄色，逐渐呈棕褐色，以至深棕色，最后棕黑色，病程长，发展缓慢；③ 后囊下白内障，在后极部囊下皮质浅层出现金黄色或白色颗粒，其中夹杂着小空泡，整个晶体混浊区呈盘状，酷似放射性白内障的形态特点，需以准确可信的受照剂量资料加以鉴别。

2. 并发性白内障（complicated cataract）

这是由眼部的炎症或退化性病变影响晶体的营养和代谢而引起晶体混浊，如葡萄膜炎、青光眼和视网膜色素变性等。由眼后段炎症或长期循环与营养障碍引起的，因晶体后囊中央部最薄，无上皮细胞，故炎症与变性产物容易经此向后极部浸入，初期出现晶体后极部囊下颗粒状灰黄色混浊，随病情发展，形成玫瑰花形混浊。

3. 先天性白内障（congenital cataract）

胎儿发育过程中，晶体发育障碍，表现为各种形态和部位的晶体混浊。以胎儿核内发生最多见，一般在出生后即有混浊，常常双眼对称性发病，比较限局而不易发展，不影响视力。所以，从事放射性工作在就业前检查（散瞳）是十分必要的。

4. 代谢性白内障（metabolic cataract）

由于全身消耗性疾病，机体处于营养不良状态，都可以出现白内障，主要见于糖尿病性白内障；多见于青少年糖尿病患者，发展较快，初期有大量水疱、水隙和褶隙，在前后囊下发生弥漫性混浊。详细全面了解病史，易与放射性白内障区别。

5. 药物及中毒性白内障（drug and poisoning cataract）

长期接触化学药品或服用某些药物，可导致不同程度晶体混浊，如三硝基甲苯、皮质类固醇等。与药物及中毒性白内障鉴别，只能靠放射线接触史和受照剂量资料，以及原有疾病病史、服用激素的病史来区别。

四、治疗与预防

（一）药物治疗

放射性白内障与其他类白内障一样，无特效药物治疗。全身用药仍以维生素等改善营养状态的药物，对延缓白内障的发展具有一定意义。眼局部用药，如卡他灵（catallin）、法可林（phacolysin）、卡林-u和谷胱甘肽（glutathione）等。

（二）手术治疗和处理原则

如晶体完全混浊，则可做白内障摘除术，行人工晶体植入术或配矫正眼镜。

对明确诊断为职业性放射性白内障者，宜脱离放射线工作岗位，定期检查，一般每年复查1次晶状体。如果晶状体混浊所致视功能障碍影响正常生活或工作，可施行白内障摘除及人工晶体植入术。

（三）预 防

预防放射性白内障发生的主要措施是减少眼部受照剂量。职业工作者应加强屏蔽防护，配戴铅眼镜；对放射治疗的患者应尽量用铅板保护眼部不受照射。

第二节 胎内照射效应及其诱发的疾病

胚胎发育过程中受到电离辐射作用，称为胎内照射或宫内照射，对胚胎发育过程产生的不利影响是一种特殊的躯体效应。

一、前 言

胎内受照，指精子和卵子结合后经过植入前期、器官形成期和胎儿期任何一段时间受到射线照射。过去认为，整个妊娠期都是辐射敏感时期，后来研究证明，辐射效应的严重程度和特点，除了取决于受照剂量、剂量率、照射方式、射线种类和能量外，与胚胎发育的阶段密切相关。胎内照射效应可分为致死性效应、畸形和发育障碍3类。在人类受到胎内照射与动物实验结果不同，发生器官畸形少，脑发育障碍比较多见。

女性妊娠期受2.5 Gy以上照射时，如在妊娠的2～3周以前受到照射，可引起胚胎吸收或流产；但若继续妊娠，则出生婴儿不大可能有严重畸形。妊娠4～11周受照，将引起多数器官严重畸形。妊娠11～16周受照，引起少数器官畸形（如眼、骨骼和生殖器官）、生长障碍、小头症及智力迟钝。妊娠16～20周受照，可引起轻度小头症、智力发育迟钝和生长障碍。妊娠20周以后照射，不致引起明显畸形，但可能有功能障碍。

有关胎内受照的辐射效应研究，除了来自广岛和长崎原子弹爆炸时出生前受照射幸存者的调查资料外，还有较少的其他人类资料。但是，目前缺乏受精后不同胎龄受不同吸收剂量照射的资料。样本的规模往往过小，因而不具有统计学的意义。尽管如此，这些研究结果所提供的信息也大多与日本原爆的资料一致，并无明显矛盾之处。

胎儿发育阶段是决定电离辐射损伤胚胎的最重要的单一生物因素。其中，脑组织是电离辐射损伤最重要的部位，在人脑中不同的功能定位于不同的结构，而且脑组织结构的分化发生在不同的胎儿发育阶段。自受精卵着床开始，脑的发育分4个阶段：① 第1阶段：受精卵到第7周胚胎，形成大脑的两个主要细胞的祖细胞，即神经元和神经胶质的祖细胞，分裂非常旺盛，这是产生脑的两种主要细胞；② 第2阶段：第8周胚胎到第15周胎儿，神经元数量迅速增加，迁移到最终发育部位，并失去分裂能力，成为多年生细胞（perennial cell）；③ 第3阶段：第16周到第25周胎儿，在原位置的分化，使大约在第8周胚胎开始的突触生成加快，并呈现出发育完全的脑细胞结构；④ 第4阶段：第26周以后胎儿，继续进行大脑结构和细胞的分化和触突的发生，同时小脑也加速成长。上述4个阶段中，第2阶段胎内照射危害最大，因为此阶段常易患病，与神经元传导速度最迅速相符，而且这个时期所有的或者几乎所有的未成熟的神经元都从增殖层向大脑皮层迁移。第1阶段受照可能因为脑损伤使胚胎不能继续存活到被发现智力迟钝的年龄，因而未出现明显增多的危险，第3阶段为胎儿对射线不太敏感时期，但似乎有一阈值，剂量小于0.5 Gy时未见智力迟钝病例增加。

二、小头症及智力发育障碍

因为神经系统在胚胎发育过程中，对射线敏感性高，分化发育持续时间比其他器官长，受损伤概率高，发生小头症和智力障碍者多。日本原爆幸存者调查证明，胎内受照者损伤主要是头部发育不良，与正常同龄人比，人均头围小2个或2个以上标准差，称为小头症（small head size或microcephaly）。小头症可以伴有或不伴有智力低下（mental retardation），而且其发生与受照剂量、妊娠时期相关（图8-5）。在1 613名胎内受照射的人群中，距爆心投影点1.5 km内者与3.0 km以外者（受照剂量可以忽略不计）相比，头直径平均减少1.1 cm，两组有明显的差别。

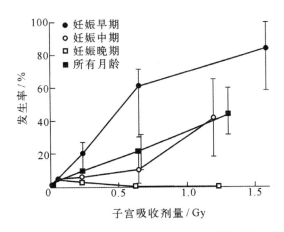

图8-5 日本原爆时胎内受照者小头症发生率

胎内受照可使智力减弱或生活不能自理的严重智力低下的发生增多。诱发这种效应被认为是相关组织（大脑皮质）形成时（相当于人类孕后8～15周）受照的结果，使神经细胞的增殖、分化、迁移和连接受到破坏，并使其功能削弱。照射剂量影响损伤细胞的数量和智力减弱的程度。

日本广岛和长崎胎内受照的儿童智力低下发生率与妊娠时期及组织吸收剂量均有关系，以1 600人为研究对象，有重度智力低下者、智商（IQ）在69以下和生活不能自理的有30例，除了5例为射线以外的原因造成，其余25例均在怀孕8～25周内受照，其中，妊龄在8～15周的感受性最高，是16～25周受照者的4倍，而且智力低下发生率随着胎体组织接受的剂量增加而增高（表8-1）。

表8-1 广岛长崎胎内受照者胎儿智力发育延迟情况

受照剂量范围 / Gy	平均剂量 / Gy	各孕周总数		0~7周		8~15周		16~25周		26周以上	
		绝对数	%	绝对数	%	绝对数	%	绝对数	%	绝对数	%
广 岛	0	5/825	0.6	0/145	0	0/209	0	2/243	0.8	3/228	1.3
0.01~0.09	0.05	3/180	1.7	0/35	0	2/41	4.9	1/47	2.1	0/57	0
0.10~0.49	0.22	2/168	1.2	0/24	0	2/51	3.9	0/46	0	0/47	0
0.50~0.99	0.64	4/37	10.8	0/5	0	4/14	28.6	0/14	0	0/4	0
1.00~1.99	1.23	7/17	41.2	0/0	0	5/8	62.5	2/7	28.6	0/2	0
200 +	2.91	1/2	50.0	0/1	0	1/1	100.0	0/0	0.0	0/0	0
合 计		22/1229	1.8	0/210	0	14/324	4.3	5/357	1.4	3/338	0.9
长 崎	0	4/243	1.6	1/60	1.7	2/46	4.3	0/65	0	1/72	1.4
0.01~0.09	0.05	0/21	0	0/6	0	0/3	0	0/8	0	0/4	0
0.10~0.49	0.26	0/39	0	0/7	0	0/7	0	0/11	0	0/14	0
0.50~0.99	0.62	0/5	0	0/0	0	0/2	0	0/2	0	0/1	0
1.00~1.99	1.28	4/7	57.1	0/1	0	3/3	100.0	1/1	100.0	0/2	0
2.00 +	—	—	—	—	—	—	—	—	—	—	—
合 计		8/315	2.5	1/74	1.4	5/61	8.2	1/87	1.1	1/93	1.1
总 计		30/1544	1.9	1/284	0.4	19/385	4.9	6/444	1.4	4/431	0.9

注：引自RERF16-87，表2b，转引自Ann ICRP，1991:98.

国际放射防护委员会（ICRP）第60号出版物（1990年）指出，妊娠8~15周内受照智商值下降系数约为30 IQ分/Sv，而严重智力低下的发生概率大约为0.4 Sv^{-1}；妊娠16~25周受照智商值下降较小，严重智力低下发生概率为0.1 Sv^{-1}（图8-6）。但是，所有智商及智力发育严重迟钝的观察限于大剂量、高剂量率，用这些数据外推小剂量、低剂量率会过高地估计辐射危险。ICRP第84号出版物的妊娠与医疗照射（1999年）文件中提到不论什么阶段孕期，胎儿剂量小于0.1 Gy者临床上都查不出智商降低。从现有人类调查的资料，主要是日本原爆幸存者胎内受照者，有人归纳胎内照射的阈剂量值大约为0.12~0.2 Gy。但由于资料来源数量少，所得结果也不一致。

ICRP（1999年）有关文献认为，电离辐射所致的严重智力低下者有60%的人伴有小头症，而全部小头症者10%有智力低下。Otaue等分析日本原爆时胎内受照的1 473名9~18岁儿童，严重智力迟钝伴有小头症的儿童IQ值为63.8 ± 8.5，不伴有小头症的儿童IQ值为68.9 ± 11.9，二者无显著差异；而小头症不伴有严重智力低下的儿童IQ值为97.1 ± 20.3，明显高于以上两组。

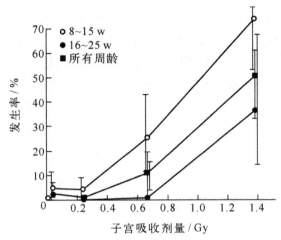

图8-6　胎内受照出生后智力低下发生率与剂量的关系

三、发育延迟

胎内受照可引起生长发育障碍。日本原爆胎内受照1 613名青年人（80%在17岁）的调查材料表明，距爆心投影点1.5 km内的儿童与3.0 km以外的对照组比较，平均身高矮2.25 cm，体重减轻3.0 kg。中岛荣二用DS86剂量对日本原爆时胎内受照者1 608人，出生后18岁时，进行多参数的身体发育指数测定，并用远离爆心的未受照胎儿754人做对照。对各项指数的剂量回归分析表明，均随剂量的增加而有意义地减少（表8-2）；但是，剂量与胎龄多因素分析未见到有意义的改变。

表8-2　五种检测指标与剂量的估算值（每Gy减少值）

检测指标	减少数值/Gy	P 值
身　高	2.65 cm	< 0.01
体　重	2.46 kg	< 0.01
坐　高	0.92 cm	< 0.01
胸　围	1.37 cm	< 0.01
两髂嵴间距	0.32 cm	< 0.05

医疗照射也有类似的报道，有人报道152名胎内受照儿童（妊娠4个月内腹部X射线诊断照射），身高明显低于对照组（143名），出生体重偏低。Meyer等调查出生前受X射线诊断照射1 109名女青年的身高与1 124名未受照射的对照组比较，发现受照组身体矮小者明显多于对照组，但与受照组母亲身材较矮相关。李兰如观察448名胎内受照者，胡玉梅等对1 026例接受X射线诊断性胎内照射的调查，均未发现与正常值有显著差别。

四、胎内受照的致癌效应

发育中的胎儿对电离辐射的致癌作用比成年或幼儿更为敏感。最早由英国Oxford大学Stewart等关于7 649例15岁以下儿童癌症（主要是白血病）的回顾性调查，其中有1 141例在出生前有接受X射线诊断性照射的病史，而未患小儿癌症同样例数的对照组，只有774例受到胎内照射。即便除外母亲怀孕期服药、患病等因素，也能证明胎内受照致癌危险增加（表8-3）。其中，对孪生儿数据分析以及美国康涅狄格州和瑞典对居民肿瘤登记区内孪生儿的调查，均发现了出生前受照与儿童期癌症有关联。还有一些类似报告，如MacMahon对新英格兰出生儿童73 424名的调查材料也支持以上报道。

表8-3　0～14岁儿童与出生前X射线检查有关的所有癌症危险估计值

（单位：$10^{-4}/Gy$）

出生年份	就妊娠患病和服用药物情况调整的 1964－1979年间的死亡病例	未就妊娠期患病和服用药物情况调整的 1953－1979年间的死亡病例[*]
1946	203	185（98～304）
1952	100	96（50～152）
1957	49	56（21～98）
1962	27	36（6～73）

[*]括号内给出的是近似的95%置信区间

与上述调查不同的是对日本原爆幸存者的直接观察结果，因为在日本1 630人的胎内受照者中，只有2例小儿患癌症，所以死于儿童期癌症人数并没有增加；而白血病发生率可能增多，但是白血病没有随剂量增大而增加的趋势（ICRP第84号出版物，1999）。尽管主张胎内照射与致癌效应之间存在因果关系的资料尚不能令人信服，ICRP 60号出版物（1990年报告书）仍然认为，在现阶段明智的办法是将这种特异易感性当作真实的来看待，甚至在剂量很小的情况也是如此。

Doll和Wakeford总结各方面资料，于1997年得出了以下结论：① 胎内小剂量照射可以引起儿童恶性肿瘤危险的增加；② 孕妇X射线检查可导致儿童癌症的自然发生率增加40%的危险；③ 大约10 mGy的辐射剂量就可增加癌症发生的危险；④ 致癌绝对危险系数约6%/Gy。

ICRP 84号出版物中妊娠与医疗照射（1999年）文件指出，许多出生前X射线照射与儿童癌症关系的研究中表明，胎儿剂量约10 mGy的相对危险度为1.4（超过本底危险度40%），因为儿童癌症的自然发生率约0.2%～0.3%，胎内受照后儿童时期癌症概率很低（约为0.3%～0.4%）。0～15岁胎内照射癌症绝对危险度最近估计值每人受1 Gy照射后，每10 000人中600例患癌症（即每10 mGy为0.06%），相当于每1 700个宫内受照10 mGy的儿童中有1个有癌症危险。

终止妊娠：胎儿剂量＜0.1 Gy不应当考虑终止妊娠，大多数操作正确的诊断性射线照射所致胎儿剂量不会造成可测出的出生前死亡、畸形或智力发育障碍危险度增加，不会超过这些疾病自然发病率。例如，3次骨盆CT扫描或者20次通常的腹部或骨盆X射线诊断不大可能达到0.1 Gy的胎儿剂量。更大的剂量，如放射治疗可以对胎儿造成重大的危害。如果胎儿剂量超过0.1～0.2 Gy时，应根据个人情况在知情的条件下作出是否终止妊娠的决定（表8-4）。

表8-4　随辐射剂量变化出生健康小儿的概率

孕体的吸收剂量（mGy）超过天然本底	小儿不会发生畸形概率/%	小儿不会患癌症（0～19岁）概率/%
0	97	99.7
0.5	97	99.7
1.0	97	99.7
2.5	97	99.7
5.0	97	99.7
10	97	99.6
50	97	99.4
100	接近 97.2	99.1

注：① 电离辐射诱发致死性癌症危险度为每100 mGy胎儿剂量有0.6%，儿童期癌症本底危险度是根据美国国立癌症研究所（NIH）1994年数据计算出；② 根据动物实验表明，辐射所致畸形不大可能＜100～200 mGy剂量；超过此剂量时，只有在妊娠8～25周受照才能观察到畸形，但随剂量增加危险度加大；智商降低和可能的智力发育迟缓只在妊娠8～25周内，胎儿剂量超过100 mGy时才会发生

五、癫　痫

癫痫发作（epileptic seizure）是脑发育损伤的常见后遗症，因此可以预计，有辐射损伤的儿童比未受照射的儿童更易于受害。Dunn及其同事评述了出生前受到日本广岛和长崎原爆的幸存者中癫痫的发病率、类型及与受照时胎龄的关系。胎龄8～15周受照的儿童中，剂量超过0.1 Gy者癫痫患病率最高，并与剂量呈线性关系。0.10～0.49 Gy照后发生癫痫的比例为4.4（90%置信限为0.5～40.9）；0.5 Gy以上为24.9（4.1～191.6）。于胚胎发育的更早期或更晚期受照的儿童中无癫痫患者增多的记录。

第三节　辐射诱发血液系统疾病

造血组织对辐射损伤是比较敏感的，处于分化阶段的细胞尤为敏感。多能造血干细胞是造血系统最原始成分，并决定着辐射作用后机体造血恢复情况。

一、高色素性贫血

一次大剂量照射可能引起贫血。日本原爆幸存者的调查资料，不同时间不同人群的共同规律为：在照后1年贫血明显高于对照组，照后10年仍有贫血；贫血类型以高色素性贫血为主，据20世纪50年代的流行病学调查，高色素性贫血（hyperchromic anemia）高于对照组（$P < 0.01$），而低色素性贫血则无差别（表8-5）。

表8-5　广岛原爆幸存者贫血发生率

组　别	年　代	调查人数	高色素性贫血人数	%	低色素性贫血人数	%
对照组	1955	467	10	2.1	40	8.3
幸存者	1955	270	12	4.4	17	6.3
	1956	158	10	6.3	6	3.8
	1957	313	4	1.3	27	8.6

二、白细胞与血小板数减少

日本原爆幸存者可见到中性粒细胞、淋巴细胞和血小板减少，照后逐渐恢复，10年后与对照组比无明显差别。受到比基尼岛氢弹爆炸落下灰污染的马绍尔群岛居民，在照后8年上述3系统的细胞数仍明显低于非照射组，说明电离辐射可以引起有核细胞数的减少。

长期受职业性照射人群主要是医用X射线工作者，其血细胞变化特点是以中性粒细胞为主的白细胞降低；淋巴细胞、单核细胞、嗜酸和嗜碱性粒细胞相对增高。我国1981年医用诊断X射线工作者调查均证明存在由职业照射所诱发的血细胞异常，表现为全国2 867名医用X射线工作者的白细胞总数、中性粒细胞和淋巴细胞绝对值以及血小板等，均低于1 152名未接触射线的临床医务人员，而单核细胞、嗜酸和嗜碱性粒细胞的相对值则高于对照组。外周血变化与累积剂量、年剂量及放射工龄相关。

三、再生障碍性贫血

自从X射线发现并应用于医学诊断和治疗以来，曾有英国和日本的资料报道，接受X射线治疗或从事医用X射线相关工作人员患再生障碍性贫血（aplastic anemia）人数增多。在我国医用诊断X射线工作者1950 – 1995年非肿瘤死亡分析中，再生障碍性贫血的死亡危险明显增高，RR = 10.35，尤其1960年前开始工作的占70%，再障与较大剂量的职业照射有关。比基尼岛氢弹爆炸的落下灰污染的马绍尔群岛居民，有数人死于再生障碍性贫血。此外，在体内含有过量^{226}Ra或^{232}Th的患者中也有再障发生。上述资料多来源于20世纪60年代以前，人们对射线的危害认识不足，防护条件不佳的情况下诱发的红系、粒系和巨核细胞增生不良而发生的放射性再生障碍性贫血，其临床特点及经过，与一般再障并无实质性差别。

第四节　放射性性腺疾病

电离辐射所致的性腺疾病称放射性性腺疾病，包括放射性不孕症及放射性闭经。

一、放射性不孕症

性腺受一定剂量电离辐射照射后所致的不孕，称为放射性不孕症（radiation induced infertility）。根据受照剂量大小可表现为暂时性不孕和永久性不孕。

（一）受照史和受照剂量

机体受到一次急性或长期慢性外照射，按照外照射慢性放射病剂量估算规范GB/T 16149—2012估算性腺受照剂量达到表8-6中放射性不孕症阈剂量值。

表8-6　放射性不孕症阈剂量值

（单位：Gy）

照射条件	受照器官	暂时性不孕	永久性不孕
急性照射	睾　丸	0.15	3.5～6.0
	卵　巢	0.65	2.5～6.0
慢性照射	睾　丸	0.4	2.0
	卵　巢	每年＞0.2	

（二）临床表现

对于放射线接触者，夫妻同居1年以上，未采取避孕措施而未怀孕，可能是放射性不孕症表现。

临床实践证明，放射线引起的男性不育症对激素水平影响不大，所以性欲或体力活动无显著变化，晚期可引起睾丸萎缩、变软，性功能低下等。女性可出现卵巢、子宫、输卵管、阴道和乳房萎缩、变小。女性由于辐射所致卵泡的破坏直接影响雌激素的产生，所以常常伴有与自然发生的更年期相类似的激素水平紊乱、自主神经功能失调、性欲减退、月经不调、闭经和严重者可有第二性征改变。在辐射诱发女性不孕中，年龄因素影响较大，40岁以下受照停经所需的剂量比40岁以上妇女为大；5.0 Sv照射只能使年轻妇女暂时停经，而40岁以上妇女则可引起永久性停经。

（三）实验室检查

1.精液检查

急性照射后，应及时常规检查精液作为患者精液的本底值，照后1～2个月复查。

慢性照射可根据诊断需要随时检查。每次检查间隔时间不应少于1周，至少进行3次检查。在收集精液时应注意：收集前的2～7 d禁欲，将精液直接收集于清洁、干燥的玻璃瓶内，保存在20～37℃环境中，并在1 h内送检。

具备下述3项中1项者即可判定为精液检查异常：① 3次精液检查中有2次精子数 < 15×10^9/L；② 3次精液检查中有2次活精子百分率 < 58%；③ 3次精液检查中有2次正常形态的精子百分率 < 4%。

精子出现变化的时间：在精子细胞各阶段中以精原细胞对射线最敏感，从精原细胞发育成精子的时间为1.5个月以上；精母细胞对射线抵抗力较强，从精母细胞发育成精子的时间一般要30 d。在意外事故条件下，3.0 Gy以下照射，精母细胞以下各阶段生精细胞不会受到明显损害，但精原细胞已经受到严重损伤，在照后1.5个月以上检查精子计数明显减少；如照后1个月内即出现精子减少，说明精母细胞已受到严重损害，受照剂量在3.0 Gy以上。关于人睾丸受照剂量与精子数量和恢复时间关系参见表8-7。

表8-7　人睾丸受照剂量与精子数量、恢复时间的关系

受照剂量 / Gy	精子数量变化	精子开始恢复时间 / 个月	痊愈时间	注
0.15	轻度或中度减少	6		受照 46 d 后出现
1.0	严重减少	7	9～18 个月	受照 46 d 后出现
2～3	严重减少或缺乏	11	30 个月以上	受照 46 d 后出现
4～5	缺 乏	24	5 年以上	受照 46 d 内可见
5～9	永久性缺乏	—	不能恢复	受照 46 d 内可见

2. 卵巢功能检查

卵巢功能正常，有排卵者，基础体温呈双相性。正常生育年龄排卵期妇女的阴道脱落细胞主要为表层细胞，中层细胞极少，看不到底层细胞；宫颈黏液含水分多，清澈透明，涂片检查出现典型结晶物。性腺受照射后基础体温测定为单相，阴道脱落细胞中底层细胞占20%以上，宫颈黏液少、黏稠，无结晶物形成；B超监测卵巢功能显示卵巢无排卵。

3. 内分泌激素测定

电离辐射致不孕的同时需要做内分泌激素测定以判断其变化情况，包括垂体促卵泡激素、垂体促黄体激素、睾酮、雌激素和孕激素（有条件时测定抗米勒管激素）。

（1）垂体促卵泡激素（follicle-stimulating hormone，FSH），性腺受照射后基础FSH水平随精子减少或卵巢功能降低而升高。

（2）垂体促黄体激素（luteinizing hormone，LH），受照射后变化规律同FSH，但

PAC-15型α测量仪，但α粒子在空气中的射程仅3～4 cm，探测地面时难以运用，因探头的窗极薄，易被草、石和杂物等刺破，只得从欧洲8个地方、美国14个地点及美洲1处空运PAC-15仪。后来，研制出了一种测量钚污染的监测系统，但不是测α辐射而是测钚发射的穿透力较强的γ射线和X射线。当时，美军与西班牙当局协商确定的消除污染的标准和方法是：放射污染水平超过462 μg/m^2（1 184 kBq/m^2）的土壤要刮除，污染水平介于5.4～462 μg/m^{2}的土地用水冲并翻耕，污染水平低于5.4 μg/m^{2}者用水冲洗，事故现场除污染后的容许水平为5.4 μg/m^2。两枚化学爆炸的核武器形成的放射性污染总面积最初是630英亩（约252万km^2），后因风吹而扩大到650英亩（约260万km^2）。有5.5英亩（约2.2万km^2）土壤需刮除表层土壤。由西班牙运出的受放射性污染的土壤及蔬菜共约1 147 m^3，共装4 810个55加仑（208.2 L）的圆桶。污染物运回美国的南卡罗来纳州的查尔斯顿，然后再送到该州艾肯的萨凡纳河机构处置。

对100名没有从受污染村庄撤出的居民用肺计数装置（测量下限为592 Bq）进行体内污染测定，未见1例阳性；尿样也未查出体内钚污染。据报道，在事故后20年期间，美国对事故地区进行了连续监测，估算了该地区居民的骨骼、骨表面及肺脏剂量，结果均低于国际放射防护委员会（ICRP）推荐的相应器官的剂量限值。

此次事故也涉及政府和公众关系问题。西班牙政府十分关心当地居民的利益，要求美国既不能撤出居民，又要采取严格的防护及保健措施。美国政府最后答应向该地区人民提供一定的经济补偿，并为建设一个对含盐地下水脱盐的工厂提供部分资金。

二、国内核辐射事故简介

（一）全国事故概况

据有关部门统计，自我国核技术应用初期的1954年至1998年的45年间，在我国放射性同位素和射线装置的生产和应用中共发生辐射事故1 390起，平均每年发生31起。但近几年事故发生率有所下降，年均约20起左右。

这些事故主要发生在工业、地质和卫生部门，尤以地质部门发生的事故最多，其主要原因是地质部门应用的大量但放射性活度不高的勘探用源丢失较多。近几年，水泥厂料位计事故也较多，1988－1998年间共发生109起，占同期事故总数的32.8%。医疗卫生系统的事故发生率有所下降，1954－1987年间占事故总数的21.3%，而1988－1998年间只发生21起，占事故总数的6.3%。

事故死亡例数：表9-1列出了发生在我国的6起引起人员死亡的辐射事故，其中前4起均为辐射源丢失、被盗，造成人员未知受照，甚至死亡。由表9-1可以看出，这类事故主要发生在使用高活度辐射源的γ辐照装置和治疗机。医疗实践中的事故，虽不能说事故性照射是死亡的直接原因，但间接作用，即加速或促进了受照者的死亡是可以肯定的，因为受照者都是肿瘤患者。

碎块。当紧急注入水后，使产生的过热蒸汽与烧熔的元件、包壳及石墨发生反应，产生大量氢气、甲烷和一氧化碳，这些易燃易爆的气体与氧气结合，发生猛烈的化学爆炸，1 000 t重的堆顶盖板被掀起，堆中所有管道破裂，反应堆厂房倒塌，使堆芯进一步被破坏，熊熊烈火达十层楼高，热气团将堆芯中的大量放射性物质抛向1 200 m空中，而后才水平传输。这次核事故的原因，是由于核电站设计上的缺陷和人为因素造成的。为了灭火及覆盖反应堆和吸收放射性气溶胶颗粒，从4月27日到5月10日，调动300多架次军用直升机空投了5 000 t碳化硼、白云石、砂土和铅等混合物。为防止堆底部结构破坏，修筑了人工排热通道。后来，将整个反应堆用混凝土封闭，形成所谓的"石棺"。

据估计，此次事故释放出的放射性物质总量约12×10^{18} Bq，相当于反应堆内已烧过的核燃料总量的3%~4%。释放出的放射性核素成分复杂，但对环境污染和人员有害影响的主要是碘和铯。由于释放出的放射性物质随大气扩散，造成大范围的污染。据估算，此次事故释放量的地区分配比例大体为：事故现场12%，20 km范围内51%，20 km以外37%。由于持续十多天的释放及气象变化等因素，在欧洲造成复杂的烟羽弥散径迹，放射性物质沉降在苏联西部广大地区和欧洲国家，并有全球性沉降。事故后在整个北半球均可测出放射性沉降物，但沉降最多的地区是在核电站周围。在白俄罗斯16 500 km^2、乌克兰4 600 km^{2}和俄罗斯8 100 km^{2}的土地上，^{137}Cs的污染水平超过185 kBq/m^2。

在此次事故中，使较多的人受到电离辐射的超剂量异常照射。据估算，在苏联因核事故撤离的人员中，约10%的人员受照剂量超过50 mSv，约5%的人受照剂量超过100 mSv。一直生活在污染区的公众，估算其总的待积剂量（从1986至2056年的70年间）平均约为80~160 mSv。除苏联外，位于北半球的国家，事故后第1年的最高平均剂量为0.8 mSv。事故后（1986 - 1987年）参加应急处理的人员（被称为"清除人员"，Liguidator），平均受照剂量约100 mSv，其中10%约为250 mSv，约百分之几达500 mSv。严重的急性辐射确定性健康效应，发生在核电站工作人员或参加灭火及事故后立即投入去污行动的人员中。据统计，事故中被认为患急性放射病而住院者共237例，确诊为不同程度急性放射病者134例，有28例死于急性放射病，其中26例在事故后前3个月死亡，这些患者中有一半人的皮肤受到辐射损伤。另外，在事故现场有2例死于非辐射原因，还有1例死于冠状动脉栓塞。在住院患者中，10年内又死亡14例，但死因不能直接归因于辐射所致。对事故所致远期辐射效应的研究和观察表明，主要是甲状腺癌发生率增加，尤其在儿童中更明显；未见白血病的发生率有异常增加。对远期效应的研究还在继续。值得重视的是，切尔诺贝利核事故造成了很大的不良社会心理影响，事故后果使公众的精神压力大，心理损伤重，社会心理效应强烈，持续时间长。

切尔诺贝利核事故是历史上最严重的一次核事故，对政治、经济、社会、环境及人体健康，均造成了很大影响和不良后果，但在整个事故处理过程中，也提供了丰富、可贵的经验和教训。这些实践经验值得重视，并在我国核辐射事故的应急准备中，认真研究、解决。

4. 日本福岛核电站（Fukushima Nuclear Power Station）事故

2011年3月11日，日本宫城县东方外海发生了里氏9.0级强烈地震，并引发巨大海啸。震中附近有4座核电厂，其中的3座都安全冷却停机。地震发生时，福岛第一核电站1、2和3号机组正在运转，4、5和6号机组早已停机做定期检查。地震后，1、2和3号机组执行了自动停机程序，场内发电功能立即停止。地震对为冷却系统供电的场外电网造成大规模破坏，只能依赖场内紧急柴油发电机组驱动，但海啸淹没了柴油发电机组，紧急发电中止，冷却供电即告失败。东京电力公司立即通知政府当局，宣布进入"一级紧急状态"，这是日本历史上首次因核电站事故原因宣布进入紧急状态。日本政府要求第一核电站周边3 km内的居民紧急疏散，3~10 km内居民处于准备状态。在应急柴油发电机组失效后，给控制系统供电的电池只能维持8 h，电池组能量耗尽后，冷却系统失去动力，堆芯温度开始升高，3月12日下午，1号机组厂房发生氢气爆炸，4名工人受伤，建筑物天花板及外墙崩塌，反应堆安全壳完好。日本政府将周围群众撤离范围扩大到半径20 km的区域。1号机组核事故被评估为国际核事件分级的四级。3月14日11:00，3号机组发生氢气爆炸。15日凌晨，2号机组发生爆炸，4号机组发生氢气爆炸并导致了大火；16日清晨5:00，4号机组再度发生火情。18日，在核电厂西北方30 km远的地方检测到150 μSv/h的高辐射剂量率，日本将核事故评级为五级。4月12日，日本原子力安全保安院将本次事故升至最高的第七级。据估算，在事故发生后的100 h内，共有13万TBq的核素碘和6 100 TBq的核素铯被释放，分别相当于总量的2.1%和0.9%。

（二）辐照装置事故

1982年9月2日，挪威能源技术研究所发生了一起重大辐射事故，造成1人死亡。该研究所的辐照工厂，装有一座2.4 PBq的钴放射源。该辐照装置由控制室到辐照室的回路入口处装有铁栅门。放射源可提升到地面以上的不同高度，其具体高度值可在控制台上用数码显示。当放射源在地下坑内储存位置时，数码显示"0"，同时绿色信号灯亮。9月2日3:38，装置的传送系统发生故障并报警，按照控制系统功能，在此种情况下辐射源应能自动下降，但实际上没有下降，值班人员也未发现此种异常现象。7:00，维修技师进入照射室进行检修，数分钟后通知有关人员故障已排除。7:30，维修技师感到心脏不适，被送往医院，初步印象诊断为"心脏病"。8:00，有关人员到达工厂，发现辐照源停在工作位置，铁栅门已被打开。通过调查分析，确认发生了辐射事故，维修技师受到了照射。利用受照者衣袋内的心脏病急救药进行电子自旋共振（ESR）测量，并用相关分析估算了剂量；结果表明，其全身红骨髓平均剂量为21 ± 2 Gy，头部剂量14 ± 1.5 Gy，腹部（肠道）15~35 Gy。受照者诊断为肠型急性放射病，于照后13 d死亡。

分析此次事故的原因，一是安全系统不健全，因该辐照装置虽设有2个独立的门联锁系统，但在与辐射源联锁的系统中，行程开关失灵，控制台上显示出源在储存位置的错误信号，并在传送机构发生故障情况下未能自动降源；同时，与室内辐射水平联锁系统相关的辐射监测仪表，已于5月25日因功能异常而被取走，因而发生事故时，辐射水平联锁系统已不存在。二是受照者疏忽大意，未注意到有关辐射监督仪给出的源在工作位置的信号；进入照射室时也未携带辐射监测仪（或仪器失灵）。

（三）放射源丢失事故

1. 阿尔及利亚^{192}Ir源丢失事故

1978年5月5日，在阿尔及利亚一个工业探伤用的^{192}Ir源在运输途中从汽车上掉落，此源共930 kBq。1～2 d后被2名分别为3岁和7岁的儿童拾回家中，他们的祖母将源放在厨房内5～6周。除祖母外，还有4名女青年每天在房间内做家务。有关当局在丢失源后积极寻找，于6月12日（丢源后第38天左右）找到。祖母因受照剂量过大死亡；其余4名女青年骨髓平均剂量估算为10～14 Gy，皮肤剂量23～28 Gy，均经治疗后存活。

2. 巴西^{137}Cs源丢失事故

1987年，巴西戈亚尼亚某放疗机构将1台装有57 TBq ^{137}Cs的放疗机废弃，但未将放射源取出，后被人偷走，并卖给了废品收购店。废金属商将容器打开，使粉末状的放射性物质散落出来，由于其颜色鲜艳好看，使许多人将其装入衣袋、放在床下或涂在身上。发现此次事故的是一位医学物理专家，因参加会诊，发现了由事故照射引起的皮肤放射损伤，他追踪患者线索找到了放射源。在距源1 m处的剂量率达4.6 Gy/h，附近地面污染区为1.1 Gy/h。向政府报告后，指定奥林匹克运动场作为受污染人员集中点，送往集中点的第一批可疑人员是接触过辐射源者的亲友和邻居。在运动场内未进行洗消，怕场地被污染。进行人员疏散的标准为2.5 μGy/h，从41间房屋内撤走200人。这次事故造成较大的社会和政治影响，共造成7个主要污染区和85间房屋污染。先后共监测了约11.2万人，查出249人受照射，121人体内受^{137}Cs污染，62人用普鲁士蓝治疗，54人住院治疗。用细胞遗传学方法估算，有12例受照剂量超过2.7 Gy，剂量范围在2.7～7.0 Gy，其中有4例死亡。

（四）医疗照射事故

1968年8月，美国某医疗单位进行诊断时，为1例患者静脉注射^{198}Au。按要求本应注入7.4 MBq，但却错误地注入了7 400 MBq。估算结果表明，患者不同组织器官受到了大剂量照射，肝脏和脾脏分别达73 Gy，肠6 Gy，红骨髓为4.4 Gy。临床表现为肝脏、脾脏缩小，持续性血小板减少，间歇性血尿及结膜下出血等。入院后68 d，突然出现头晕，剧烈头痛，感觉迟钝等；后来，症状不断加重，意识未能恢复，导致死亡。

（五）核材料临界事故

1. 在组装铍反射层时将铍块落入装置内

1946年5月，美国洛斯阿拉莫斯（Los Alamos）镇的一个实验装置在组装铍反射层时，不慎将铍块落入装置内，使系统达到临界状态，8人受到事故照射。有1人的中子剂量为12 Gy，γ射线剂量1.2 Gy。照后出现腹泻、肠麻痹及虚脱等症状，照后第7～8天粒细胞数降到0.3×10^9/L，血小板数接近零，于照后9 d死亡。另外7人的中子剂量为0.25～2.2 Gy，γ射线剂量0.02～0.2 Gy；照后出现不同程度的初期反应症状及白细胞数减少，并逐渐恢复，持续观察3年情况良好。

2. 天然铀重水慢化临界装置在接近临界状态时引入中子源

1958年10月，南斯拉夫（Vinca）的一座天然铀重水慢化临界装置在接近临界状态时引入中子源，但因操作失误，使重水水位增高，导致功率失控和瞬时临界，使6人受到事故照射。有1人受到中子和γ射线混合照射约4.4 Gy，出现了典型的放射损伤初期反应症状，有皮肤红斑及结膜炎，照后14～15 d体温升高，第14天开始脱发，而后出现了肠梗阻、黄疸及尿闭，在采用人工肾时因肺出血死亡。其余5人受到中子和γ射线混合照射2.1～4.2 Gy，出现了典型的放射损伤初期反应症状及皮肤红斑、出血和食欲减退等症状，经治疗后均活存。

3. 将过量的钚冲洗到大容器时发生临界偏移

1958年12月，美国Los Alamos的一座钚回收工厂将过量的钚冲洗到大容器时，发生临界偏移，当操作者搅拌时发生了功率骤增，使3人受到事故照射。有1人受到中子和γ射线混合照射达45 Gy，照后10 min即昏迷，出现红斑，照后6 h淋巴细胞已消失，照后35 h因心力衰竭死亡。另外2人中，1人受照剂量为1.3 Gy，照后其白细胞数最低值为3.6×10^9/L；1人受照剂量是0.35 Gy，未见明显异常。

（六）放射废物储存事故

在苏联乌拉尔南部的克什特姆镇附近，有一座20世纪40年代后期建造的钚反应堆及核废物储存场，其中包括1个300 m^{3}的密封混凝土结构的放射性废物库和80 t的液体乏燃料储存池。1957年8月29日，因废物储存罐的冷却系统失灵，液体废物逐渐干化，最后只剩下易爆的混合物尚存罐底部。失控的物理化学反应引发了一场严重的爆炸事故，1 m厚的混凝土废物罐顶盖被炸开，大量放射性物质外流，严重污染了周围环境，释放出的放射性物质约54 PBq，主要成分为^{90}Sr、^{137}Cs、^{106}Ru和^{144}Ce，还有钚和氚等。放射性微尘污染波及面积达23 000 km^2，人口达27万。

污染区的露天水源、成熟的和已收割待运的农作物受到不同程度污染。由于当地基本是自给经济，被污染的食物若不准食用，需要及时补充清洁的食物和饲料，否则就无食品和饲料可供消费，因而除了搬迁者外，仍留在污染区的居民，除面包由政府统一供应外，其余食品只得继续食用已受污染的食物。据估计，事故发生后第20天，居民区已收割的粮食、牧草及饮用水中放射性物质污染水平范围如下：谷物29.6 kBq/kg至4.44 MBq/kg，青草59.2～740 kBq/kg，牛奶0.37～96.2 kBq/kg，水3.7～533.3 kBq/kg。事故后最初8个月内，每天随口粮摄入体内的放射性裂变产物总量的范围是：成年人

74 kBq至2.3 MBq，7岁以下的儿童及幼儿为2.2 kBq至1.1 MBq。放射性污染水平超过 37 TBq/km^{2}的3个居民点，在事故后10～15 d将居民撤离；污染水平370～3 700 kBq/km^2 的地区，居民在事故后1～1.5年才撤走。据估算，在污染区内未撤离的居民，在事故后 12年内，其胃肠道累积受照剂量约0.021～21 Gy；已撤离的居民，事故后30年的平均有 效剂量为：胃肠道7～1 500 mSv，红骨髓5～38 mSv，肺1～27 mSv。1989年2月，苏联 政府已向国际原子能机构（IAEA）提出了有关此次事故的报告。

（七）核武器事故

1. 核武器试验事故

几十年来，全世界有核国家，主要是美国和苏联，已进行了近2 000次核试验， 也曾发生过核事故。例如，1954年3月1日，美国在太平洋的比基尼岛上进行了一次约 1 500万t TNT（三硝基甲苯）当量的氢弹试验，由于爆炸高度偏低及风向预报失误，使 核武器在距珊瑚礁表面7 m处爆炸，造成爆区和下风向严重放射性污染。爆后96 h内， 能使人员受到1 Gy以上剂量照射的污染区长约470 km，最大宽度约100 km，总面积达37 000 km^{2}左右，使此海域内的4个岛屿（郎格拉普、艾林吉纳埃、朗格里克及乌提里克岛） 上的239名居民和28名美军受到0.14～1.75 Gy的全身外照射，部分人员发生了Ⅰ～Ⅲ度 皮肤β射线损伤，体内放射性核素（主要是放射性碘）污染量约28～110 MBq。与此同 时，在比基尼岛东侧约145 km处的一艘日本渔船（福尤丸号）也受到持续约5 h的早期 放射性落下灰污染。船上共有23人，他们全身外照射剂量约2.7～4.4 Gy，引起了中度和 重度急性放射病；皮肤也引起了Ⅰ～Ⅲ度β射线损伤；体内放射性核素污染量约56～463 MBq。返回日本后，有1例于受照后7个月死于肝功能障碍，可能与输血引发的血清性 肝炎有关。经多年随访观察，马绍尔群岛受照的部分居民中，由辐射引起了甲状腺病变 （结节），少数人为甲状腺癌。在儿童期受照射者，甲状腺癌发生率更高。

2. 核武器运输事故

1966年1月17日上午，美国两架携带核武器的B52G飞机与两架KC135A加油机在西 班牙上空31 000英尺（9 455 m）进行加油对接时，其中的1架B52G与1架KC135A相撞 起火，B52G机组4人存活、3人死亡，KC135A机组4人均死亡，飞机残骸散落在西班牙 帕洛梅尔斯（Palomares）村内、海滩岸和海洋中。调查表明，核弹均未发生核爆炸。1 号核武器在村东南距海滩274 m处找到，仅轻度受损，无放射性物质泄漏；2号核武器的 烈性炸药已爆炸，武器部件分散在6.1 m深的弹坑内，部分组件在远离91 m处找到，测 出地面有α放射性污染；3号核武器在村内找到，其烈性炸药也已爆炸，核弹的碎片散落 在457 m范围内，也有明显的放射性钚污染；4号核武器于事故后3个月才于地中海内找 到，无损坏。

为寻找核武器、清除散落的碎片及清除放射性污染等，先后出动了约700余人，包 括空军、通信、医务、赔偿调查及其他保障人员。辐射监测是个重要难题，当时采用

PAC-15型α测量仪，但α粒子在空气中的射程仅3～4 cm，探测地面时难以运用，因探头的窗极薄，易被草、石和杂物等刺破，只得从欧洲8个地方、美国14个地点及美洲1处空运PAC-15仪。后来，研制出了一种测量钚污染的监测系统，但不是测α辐射而是测钚发射的穿透力较强的γ射线和X射线。当时，美军与西班牙当局协商确定的消除污染的标准和方法是：放射污染水平超过462 μg/m²（1 184 kBq/m²）的土壤要刮除，污染水平介于5.4～462 μg/m²的土地用水冲并翻耕，污染水平低于5.4 μg/m²者用水冲洗，事故现场除污染后的容许水平为5.4 μg/m²。两枚化学爆炸的核武器形成的放射性污染总面积最初是630英亩（约252万km²），后因风吹而扩大到650英亩（约260万km²）。有5.5英亩（约2.2万km²）土壤需刮除表层土壤。由西班牙运出的受放射性污染的土壤及蔬菜共约1 147 m³，共装4 810个55加仑（208.2 L）的圆桶。污染物运回美国的南卡罗来纳州的查尔斯顿，然后再送到该州艾肯的萨凡纳河机构处置。

对100名没有从受污染村庄撤出的居民用肺计数装置（测量下限为592 Bq）进行体内污染测定，未见1例阳性；尿样也未查出体内钚污染。据报道，在事故后20年期间，美国对事故地区进行了连续监测，估算了该地区居民的骨骼、骨表面及肺脏剂量，结果均低于国际放射防护委员会（ICRP）推荐的相应器官的剂量限值。

此次事故也涉及政府和公众关系问题。西班牙政府十分关心当地居民的利益，要求美国既不能撤出居民，又要采取严格的防护及保健措施。美国政府最后答应向该地区人民提供一定的经济补偿，并为建设一个对含盐地下水脱盐的工厂提供部分资金。

二、国内核辐射事故简介

（一）全国事故概况

据有关部门统计，自我国核技术应用初期的1954年至1998年的45年间，在我国放射性同位素和射线装置的生产和应用中共发生辐射事故1 390起，平均每年发生31起。但近几年事故发生率有所下降，年均约20起左右。

这些事故主要发生在工业、地质和卫生部门，尤以地质部门发生的事故最多，其主要原因是地质部门应用的大量但放射性活度不高的勘探用源丢失较多。近几年，水泥厂料位计事故也较多，1988－1998年间共发生109起，占同期事故总数的32.8%。医疗卫生系统的事故发生率有所下降，1954－1987年间占事故总数的21.3%，而1988－1998年间只发生21起，占事故总数的6.3%。

事故死亡例数：表9-1列出了发生在我国的6起引起人员死亡的辐射事故，其中前4起均为辐射源丢失、被盗，造成人员未知受照，甚至死亡。由表9-1可以看出，这类事故主要发生在使用高活度辐射源的γ辐照装置和治疗机。医疗实践中的事故，虽不能说事故性照射是死亡的直接原因，但间接作用，即加速或促进了受照者的死亡是可以肯定的，因为受照者都是肿瘤患者。

表9-1 引起人员死亡的辐射事故

时　间	地　点	事故要点	近期死亡人数
1963	安　徽	辐照装置源管理失控，被人拿走	2
1985	江　苏	医用加速器故障，长期连续使用	13（间接）
1985.4－9	黑龙江	辐照装置源退役，被盗，放在家中	1
1990.6	上　海	辐照装置运行中安全措施解除，误入	2
1992.11	山　西	辐照装置源退役，处理中疏漏，误拾	3
1992.11	湖　北	γ射线治疗机源下落至照射口，长期未发现	2（间接）

（二）有关行业事故概况

1.γ辐照装置事故

我国γ辐照装置方面的事故，不仅发生率高，而且后果严重。由表9-2可知，这类装置方面的事故性死亡人数达8人，而在其他行业中（包括核工业）还未发生过。1985－1994年的10年间，本行业共发生事故20起，近百人受照，6人死亡。有人估计，我国γ辐照装置方面的事故发生率比有关国际组织（国际放射防护委员会等）建议的控制值要高得多。事故的主要原因是早期建成的辐照装置安全措施不完善，有的安全措施损坏后仍运行。

表9-2 1985－1998年间γ辐照装置辐射事故概况[a]

年　份	事故起数	受照人数	受照剂量范围（全身/Gy）	死亡人数
1985	4	5	0.02～0.4	1[b]
1986	3	15	0.01～3.8	
1987	7	3	0.03～1.33	
1988	1	2	0.5～1.5	
1990	1	7	2～12	2
1991	1	5	0.04～0.2	
1992	2	4+，不详	不　详	3
1993	1	2	0.13～0.38	
1998	1	1	5	

注：(a) 1989、1994、1995、1996和1997年未发生事故；(b) 受照剂量不详

2.γ射线探伤事故

我国γ射线探伤技术在20世纪70年代末较快地发展起来，到2013年我国使用γ射线探

伤机的单位约有480家，使用的放射源主要有^{192}Ir、^{75}Se以及^{60}Co等核素，数量接近3000枚。1991年以前，本行业共发生辐射事故42起，而1981 – 1991年的11年间却发生了24起，占历年事故总数的57.1%。1987 – 1988年的2年间发生了10起，其中包括辐射伤害最严重的三级事故5起。1988 – 1998年间发生了12起，2004 – 2013年间发生了17起。据不完全统计，1959 – 1998年的40年间，我国工业γ射线探伤行业共发生辐射事故约60起，平均每年1.5起。2004 – 2013年工业γ射线探伤事故平均每年1.7起，从发生数量看与以往相当。从事故发生率看，20世纪90年代γ射线探伤机才400多台，而目前国家核技术利用辐射安全管理系统统计在用的工业γ射线探伤源约7 500枚，在放射源应用数量已大幅增长的情况下，事故发生率明显降低。从事故类型看，人员受超剂量照射事故类型比例降低，17起事故中只出现了3起，而以往统计表明，发生的工业γ射线探伤事故以人员受超剂量照射类型为主，如1991年以前发生的42起事故中有30起是人员受超剂量照射事故，1988 – 1998年统计的12起γ射线探伤事故中有8起是人员受超剂量照射事故。局部受照剂量较大的是这个行业辐射事故危害的特点。在该领域中，国内最严重的一起事故是1996年1月在吉林省吉林市发生的，事故中探伤源在凌晨收工时丢失在工地上，早晨被临时工拾到后，先拿在手中玩后又放在裤袋内受到照射，受照时间不足6 h，为了抢救生命，最后截去了左上肢和右下肢，为受害者造成了极大的痛苦。

3. 放射治疗事故

表9-3给出了1954 – 1992年期间发生在放射治疗领域的辐射事故占全国同期各类辐射事故总数的比例。由表9-3可以看到，以腔内治疗（习惯上称为后装机治疗）为主的近距离放射源治疗发生的事故最多，主要是因为所用的放射源个数最多（包括敷贴剂及钴或镭针），而且应用历史最长。所幸的是这类事故对人员的照射后果最轻（因放射源活度较小）。医用加速器和γ射线治疗机方面的事故虽然不多，但相对来说后果最严重，因为它们在短时间内即可给受照者很大的剂量。表9-1给出的两起导致受照人间接死亡的事故就是分别出于这两类装置。

表9-3　1954 – 1992年放疗实践中辐射事故占全国同期辐射事故总数的比例

治疗方式	全部	近距离放射源治疗	γ射线治疗机	医用加速器	X射线治疗
占全国各类事故 / %	13.7	9.7	2.6	0.2	1.2
各治疗方式 / %	100	70.8	18.8	1.3	9.1

4. 核工业事故

从已发表的文献资料看，核工业领域比较突出的辐射事故是皮肤放射损伤。据有关部门统计，1969 – 1985年间，这类事故共发生30起，涉及52人，大多数为手部皮肤Ⅱ度和Ⅲ度放射烧伤。伤害严重时，皮肤可出现溃疡或萎缩，手功能障碍，丧失劳动能力。β辐射引起的损伤，吸收剂量最大的达75 Gy。核工业的其他辐射事故，主要是放射性气体或液体向环境排放，发生事故的单位主要是辐照燃料后处理和同位素生产单位，但未造成过严重的辐射损伤事故。

（三）事故原因分析

表9-4给出了我国1954 – 1994年的电离辐射事故原因分布情况。这里说的责任事故，也就是通常说的人为因素事故，包括违反操作规程和有关规定，安全观念薄弱，缺乏知识，操作失误，管理不善和领导失职；而技术事故系指设备失灵等因素事故，包括设计不合理、设备意外故障和检测系统缺陷。统计表明，总体来看，我国人为因素事故较多，这可能与我国很多工作人员安全素养较差有关，即与有关部门和企业法人不够重视安全培训有关。

表9-5列出了1985 – 1994年发生在我国γ辐照装置上的辐射事故的原因分类。本表给出的是全部从设备方面找出的原因。实践表明，这类装置发生事故的另一个重要原因是人为因素决定的忽视监督代表的作用，即进入辐照室时不带辐射水平测量仪和个人剂量报警仪等监测仪表。

表9-4 电离辐射事故原因分布

事故性质	1954 – 1987		1987 – 1994		总　计	
	次数[a]	占合计 / %	次数[b]	占合计 / %	次数	占合计 / %
责任事故	797	78.7	202	80.2	999	79.0
技术事故	176	17.4	33	13.1	209	16.5
其他事故	40	3.9	17	6.7	57	4.5
合　计	1 013	100	252	100	1 265	100

注：(a) 事故合计数中有1起叙述不清而未统计在本表中；(b) 事故总数为267起，其中有15起因叙述不清而未统计在本表内

表9-5 1985 – 1994年γ辐照装置辐射事故原因分类

事故原因	发生数	占总数百分比 / %
联锁失灵（或无联锁）误入	11	55
停电（或关闭总电源）	4	20
提源绳反绕升源或卡源	2	10
其　他	3	15
合　计	20	100

从γ射线辐照加工装置、γ射线和X射线探伤机、^{60}Co γ射线治疗机及加速器等应用中发生的辐射事故原因分析不难看出，辐射装置和加速器应用中事故的主要技术原因是安全措施不完善，或者是安全联锁系统失灵。20世纪80年代以前建的装置大部分存在安全措施不完善的问题。符合现代安全要求的联锁系统能实现安全措施的多重性、多样性和冗余性的纵深防御原则，只要这些措施保持良好的服役状态，就能保证人员的安全。对于其他装置上的辐射事故，其原因主要是工作人员安全素养不高引起的，在工作状态有改变、机器有故障或常规检修时，对可能会发生的辐射事故缺乏警惕性，不佩戴射线报警装置。

由于闲置和拟退役的放射源疏于管理，因此，闲置或拟退役的放射源存在着极大的事故隐患。丢失或被盗的放射源大部分是闲置或拟退役的放射源。1992年，发生在山西的事故，是辐射装置退役后没有把剩余源清理干净，致使土建时被民工拾得，造成一家3口人死亡，百余人受超剂量照射。像这样的事故，虽然起数不多，但后果很严重。放射源被盗或丢失的事故，还有一个重要的后果就是造成很坏的社会影响，有的严重影响了放射性同位素的推广、应用。

三、核事故的分级

由于核及辐射事件和事故是十分敏感的问题，若各国能协商制定基本统一的分类标准，则有利于统一认识，便于迅速、及时地向公众通报，是对核安全有重要意义的事件，也有利于提高对核能的可接受性。为此，国际原子能机构及经济合作与发展组织（Organisation for Economic Co-operation and Development, OECD）制定了国际核事件分级，分级主要依据的准则是：对场外、场内的影响以及纵深防御降级。核事件的分级，仅同核安全或辐射安全有关，较低级别（1～3级）称为事件，较高级别（4～7级）称为事故，分级的基本结构见表9-6。第1个准则考虑有场外释放的事件，该栏中最高的7级，相当于具有广泛健康和环境后果的特大事故；该栏最低的3级，代表放射性物质很少量的释放；使公众成员受到的最大剂量相当于公众年剂量限值的几分之一。第2个准则考虑事件的场内影响，其范围从5级（通常代表堆芯严重损坏的情况）降至2级（存在严重污染或工作人员受到过量照射）。第3个准则适用于涉及核动力厂纵深防御降级的事件。这里纵深防御系指核动力厂设计中均具有一系列安全系统，用以防止严重场内与场外影响。纵深防御考虑的事件从3级至1级。当某一事件具有一个以上准则所表示的特征时，则按其中任一准则衡量的最高级别来定级。

表9-6　核事件分级表的基本结构（表中所给的判据仅仅是主要指标）

	判据或安全特征		
	场外影响	场内影响	纵深防御降级
7 特大事故	大量释放： 广泛的健康和环境影响		
6 重大事故	明显释放： 可能要求全面实施事先安排好的对策		
5 具有场外危险的事故	有限释放： 可能要求部分实施事先安排好的对策	核反应堆堆芯/辐射屏蔽严重损坏	
4 无明显场外危险的事故	少量释放： 公众受到规定限值量级的照射	核反应堆堆芯/辐射屏蔽明显损坏/工作人员受到致死照射	
3 严重事件	极少量释放： 公众受到小部分规定限值量级的照射	污染严重弥散/对工作人员有急性健康效应	接近事故，丧失安全保护层
2 事　件		污染明显弥散/工作人员受到过量照射	安全设施有明显故障的事件
1 异　常			超出许可运行范围的异常事件
0 低于本表级别偏离	安全上无重要意义		
本表级别事件之外	和安全无关		

国际核事件各级的详细说明、准则以及发生的核事件或核事故的实例，详见表9-7。

表9-7　国际核事件分级表

级别	名　称	判　据	实　例
7级事故	特大事故	在大型设施（如核电厂的堆芯）中，放射性的大部分向外释放，一般涉及长、短寿命放射性裂变产物的混合物（从放射学上看，其量相当于超过 10^{16} Bq 的 ^{131}I）；这种释放有产生急性健康效应的可能性，在广大地区（可能涉及一个以上的国家）有缓发健康效应，并有长期的环境后果	1986年，苏联（现乌克兰）切尔诺贝利核电厂事故 2011年，日本福岛第一核电站事故

续表

级别	名 称	判 据	实 例
6级	重大事故	放射性物质向外释放（从放射学上看，其量相当于 $10^{15} \sim 10^{16}$ Bq 的 ^{131}I）；这种释放可能需要部分实施当地应急计划所包括的对策，以限制严重健康效应	1957年，苏联（现俄罗斯）克什特姆后处理厂事故
5级	具有场外危险的事故	放射性物质向外释放（从放射学上看，其量相当于 $10^{14} \sim 10^{15}$ Bq 的 ^{131}I）；这种释放可能需要部分实施当地应急计划所包括的对策，以减少健康效应的可能性 核设施的严重破坏，这可能涉及核电厂大部分堆芯的严重损伤，使装置中大量放射性物质释放的重大临界事故或严重火灾或爆炸	1957年，英国温茨凯尔核反应堆事故 1979年，美国三哩岛核电厂事故
4级	无明显场外危险的事故	放射性物质向外释放使场外个人最大受到几 mSv 量级的剂量照射[a]，对这种释放除了控制当地食品外，一般不需要场外防护行动 核设施的明显损坏，这类事故可能包括导致严重恢复问题的核工厂损坏，诸如动力反应堆的部分堆芯熔化和与此相当的非核反应堆的核装置的事件 1名或多名工作人员受到过量照射，很可能造成早期死亡	1973年，英国温茨凯尔后处理厂事故 1980年，法国圣洛朗核电厂事故 1983年，阿根廷布宜诺斯艾利斯临界装置事故 1999年，日本茨城县东海村 JCO 临界事故
3级事件	严重事件	放射性物质向外释放超出许可极限，使场外个人最大受到十分之几 mSv 量级剂量照射 场内事件使工作人员受到的剂量足以引起急性健康效应和（或）引起严重的污染弥散，如几个 PBq 的放射性释放到二次安全壳，这些放射性物质可能回到良好的储存区域 安全系统进一步故障可能导致事故工况的事件，或者某些初因事件发生，安全系统不能防止事故发生的状况	1989年，西班牙范德略斯核电厂事件
2级	事 件	安全设施明显故障的事件，但仍有足够的纵深防御设施对付进一步故障的发生 使工作人员受到超过规定的年剂量限值的事件和（或）导致明显数量的放射性泄漏到该装置中的区域内，这是设计未预计的，因而需要采取纠正活动	

续表

级别	名　称	判　据	实　例
1级	异　常	超出许可运行范围的异常事件，这可能是由于设备故障，人为错误或不适当的程序造成的（这类异常应与不超过运行限值和工况的状态和能按适当程序恰当管理的状态区别，这些状态低于本表级别）	
低于本表级别/0级	偏　离	安全上无重要意义	

注：(a) 剂量用有效剂量当量（全身剂量）表示；适当时，这些判据也可以用国家主管部门规定的相应的年排出物排放极限表示

上述核事件的分级，主要是针对民用核设施制定的，对放射性同位素及辐照装置等应用中可能发生的一些辐射事件和事故考虑较少。为加强对放射事故的管理，保证放射工作人员及广大群众的健康与安全，我国《放射性同位素与射线装置安全和防护条例》（2019年修订）根据辐射事故的性质、严重程度、可控性和影响范围等因素，从重到轻将辐射事故分为特别重大辐射事故、重大辐射事故、较大辐射事故和一般辐射事故四个等级。

1. 特别重大辐射事故

特别重大辐射事故指Ⅰ类、Ⅱ类放射源丢失、被盗和失控造成大范围严重辐射污染后果，或者放射性同位素和射线装置失控导致3人以上（含3人）急性死亡。

2. 重大辐射事故

重大辐射事故指Ⅰ类、Ⅱ类放射源丢失、被盗和失控，或者放射性同位素和射线装置失控导致2人以下（含2人）急性死亡或者10人以上（含10人）急性重度放射病、局部器官残疾。

3. 较大辐射事故

较大辐射事故是指Ⅲ类放射源丢失、被盗和失控，或者放射性同位素和射线装置失控导致9人以下（含9人）急性重度放射病、局部器官残疾。

4. 一般辐射事故

一般，辐射事故是指Ⅳ类、Ⅴ类放射源丢失、被盗和失控，或者放射性同位素和射线装置失控导致人员受到超过年剂量限值的照射。

第二节　核辐射事故的基本特点和防护措施

核反应堆发生事故后，对核设施本身的主要对策是控制事故，制止其发展，采取措施限制或减轻事故后果等。这方面的预想与准备，主要是营运单位的任务。

发生核事故，特别是有大量放射性物质向大气释放时，对人员，主要是核设施周围居民及应急救援人员和进行善后处理的人员，应采取一系列有针对性的防护措施。这些防护措施，主要有以下几方面：① 对厂区及周围环境进行辐射监测，其目的在于迅速了解污染程度及范围，以决定应采取的对策；② 估算人员受照剂量，评价核事故对人员可能导致的辐射危害，就要及时估算出受照剂量；要针对释放于大气中的放射性核素的不同照射途径，估算出人员全身外照射剂量、内照射剂量（特别是甲状腺剂量）以及皮肤剂量；③ 确定干预水平、行动水平及应急照射水平；④ 对人员采取防护措施；⑤ 对人员进行必要的医学处理；⑥ 其他救援措施。

然而，实施以上防护措施必须了解核辐射事故的基本特点。本节就核辐射事故的基本特点以及防护对策与措施中的重点问题做简要论述。

一、核辐射事故的基本特点

（一）时间和地点的不确定性

设置于固定地点的核电站或研究堆、核燃料制造和后处理厂等核设施，以及辐照装置和加速器等，可能由于管理不善、操作不当或技术故障等原因导致难以预料的事故发生。如苏联切尔诺贝利核电站事故，主要原因是操作人员违反操作规程，再加上反应堆设计缺陷和管理不善而导致了事故的发生，对于放射源丢失、核恐怖活动等发生的地点往往难以预料。因此，在事故发生后，各级应急组织必须迅速启动应急响应，确保快速、高效地展开应急处置。

（二）发展的快速性和阶段性

核反应堆事故一旦发生，核链式反应快速发展，短时间内即可产生强烈爆炸。一般，将核事故全程分为早期、中期和晚期3个相继的阶段。这种划分对于制订应急计划及采取相应的防护措施是有实际意义的，因为各阶段的特点和主要辐射来源及照射途径不同，需采取的对策也不全相同。

1. 早　期

核事故的早期，从有严重的放射性物质释放的先兆，到释放开始后的最初几小时，时间约为0.5 h至1 d或几天，释放可持续0.5 h到几天，甚至更长。在事故早期，确定为减少公众受照剂量而采取的措施，主要根据事先预计的事故发展过程及核设施的具体情况。但此时面临的最大困难在于事先预计出的事故发展过程和气象条件的变化，以及源项不够清楚。因此，在事故早期阶段，应尽可能获得有关放射性物质释放的资料、数据和环境监测的初步结果，这有助于作出是否应采取措施的决定。但由于放射性物质释放速度、气象条件和其他未知因素变化，对事态的未来发展预测，可能仍无把握。

2. 中　期

核事故的中期，从放射性物质开始释放后的最初几小时到1 d或几天。一般认为，此时从核设施可能释放的放射性物质大部分已进入大气，且主要部分已沉积于地面，除非释放出的仅是放射性惰性气体。放射性物质由释放点到照射点的运输时间，受风速和释放高度等多种因素影响，但在一般情况下，运输到8 km约需0.5～2 h，运输到16 km约需1～4 h。放射性物质可持续释放0.5 h至1 d或更长。苏联切尔诺贝利核电站事故，因发生爆炸和大火，不属于一次放射性物质急性释放事故，整个释放过程长达10 d。在事故后第1天释放约0.45 EBq，而后逐渐降低，到第5天最低，以后又逐渐增加，事故后第10天的释放量约为0.35 EBq。在事故中期，已获得环境监测结果，依据监测数据，可确定主要照射途径的预计剂量。将预计剂量与事先规定的干预水平比较，就可确定应采取的防护措施。

3. 晚　期

核辐射事故晚期也称恢复期。此期可能持续较长时间，由事故后的几周到几年，甚至更长时间，这取决于释放特点和释放量，但并非指对核设施进行修复的那段时间。在此时期，作出恢复正常生活的决定。撤销早期和中期已实施的防护措施，其依据是放射性污染水平已明显降低，使公众的受照剂量达到合理的尽可能低的水平。这种降低是通过放射性核素衰变、风吹雨淋和有计划地除污染三者的综合作用。在此阶段也可能仍需采取措施，进一步降低建筑物、地面和农田等的污染水平；还可能继续限制农业生产和在某些地区或建筑物内居住，以及限制使用某些污染区来的食物等。在恢复期作出决策时，不仅要考虑辐射照射的危害及各种措施的代价、风险和利益，还需考虑社会、经济和技术等因素，因而应进行代价利益分析。

除上述阶段划分外，IAEA还将应急分为释放前阶段与释放后阶段，上述早、中、晚（或后）期，均属释放后阶段。ICRP 63号出版物（1991年报告书），将应急分为3个不同阶段：① 释放前阶段，从认识到潜在或实际的事故照射时起，到放射性物质大量释放或源被控制住的时间；② 释放阶段；③ 释放后阶段。

（三）放射源类型和照射途径的多样性

核辐射事故产生的电离辐射可有多种来源及照射途径。根据释放出射线类型不同，分为α射线、β射线和γ射线三种放射源（放射性同位素）和射线装置。例如，肿瘤放疗装置采用^{60}Co和^{137}Cs γ射线放射源，工业探伤机常用^{137}Cs和^{192}Ir γ射线放射源，造纸厂厚度计为^{147}Pm β射线放射源；射线装置，如医用加速器、CT机和X射线机等，只有在通电状况下才释放出X射线。放射源可以是液体、固体和粉末状源，可以是短寿命或长寿命放射性核素。

放射性核素通过两条途径对人体产生损伤。表9-8列出了与辐射应急相关的主要照射途径。在核反应堆发生事故及核装置或核武器爆炸情况下，均可出现多种放射性核素，公众在事故不同阶段受照的主要途径也有差别。例如，在大型核设施有放射性物质释放的事故早期，主要是烟羽外照射及吸入烟羽中放射性核素的内照射，对人体造成危害的主要放射性核素是放射性碘和放射性惰性气体；事故中期，地面沉积的放射性核素的外照射及摄入污染的食品和水的内照射，可能是主要照射途径；事故后期的主要照射途径，可能是受污染的食品及水引起的内照射，长寿命放射性核素^{90}Sr和^{137}Cs是主要危害核素。

表9-8　与辐射应急相关的主要照射途径

外照射	源或设施
	烟羽
	地面的放射性核素污染
	皮肤和衣服的放射性核素污染
内照射	吸入烟羽中的放射性核素
	吸入再悬浮的放射性核素
	食入污染的食物和水
	食入来自被污染物质的放射性核素
	通过皮肤及伤口的吸收

人体受照射的部位和主要组织器官有：γ射线全身外照射和吸入或食入放射性核素对甲状腺、肺脏或其他组织器官的内照射，以及沉积于体表、衣服上的放射性核素对皮肤的照射。这3种照射方式以何者为主，即何种照射方式所致的剂量大、损伤严重，取决于受照情况及不同核素的相对量。

（四）危害程度的差异性

不同核辐射事故所造成的危害和导致的后果差别很大，这取决于事故的严重程度和影响范围。例如，在放射性事故中，密封源丢失或被盗，在放射性活度较低时，仅造成拾捡者本人及周围其他人受照，危害不大，影响范围很小；如放射源被破坏，且活度值较大时，可造成人员外照射和内照射的辐射损伤，严重的甚至危及生命，并引起环境污染。

（五）影响范围广，涉及人数多，作用时间长

核反应堆发生事故，特别是有大量放射性物质释放情况下，由于烟羽漂移，电离辐射影响的范围往往较广泛，受照的人数也较多。例如，切尔诺贝利核事故后，因大面积受到放射性物质污染，故将距核电站30 km半径内的面积划分为3个监测区：5 km内特别区、5～10 km及10～30 km区。在上述地区进行了严格的辐射监测、清除放射性污染及防止污染扩散等措施。对以后在这些地区内的活动，也分别提出了相应的规定和限制。

核事故的影响时间较长，是因为某些放射性核素（如 ^{90}Sr、^{137}Cs和^{239}Pu等）的半衰期长；同时，电离辐射的远期效应，特别是致癌和遗传效应，要进行数十年甚至终生观察才能作出科学评价。因此，核反应堆严重事故的善后处理，非短时间内结束，有时需几年、几十年，甚至更长时间。

（六）造成较大的社会和心理影响

国外几次重大核事故的经验证明，核事故可造成很大的社会心理影响，引起人群心理紊乱、焦虑、恐慌和长期慢性心理应激。这种不良的社会心理效应，其危害可能比电离辐射本身导致的后果更严重。实践证明，由于核事故常与电离辐射相联系，人们对这类事故更容易产生恐惧心理。概括起来，其主要原因是：① 由历史上看，核能的利用首先涉及军事领域（核武器及战争），又曾发生过日本广岛、长崎遭原子弹袭击及核武器试验事故，造成大量人员伤亡和大面积污染，并引起持久的对健康和生命的威胁；② 人们多不熟悉核事故，又无法控制，认为是可怕的灾难性的；③ 电离辐射看不见、触不着，使人捉摸不定；④ 电离辐射不仅可引起受照者近期损伤，还可诱发远期效应，而远期危害又可能是可怕的癌症或对后代的遗传效应。这种较普遍的、潜在的恐核辐射思想，通过各种途径在社会上广为流传，成为核设施正常运行及发生核事故时，影响公众社会心理反应的关键性因素。

通过对国外发生的几次重大核事故对公众社会心理影响及其所致后果的综合分析，概括起来，其社会心理效应与后果，主要有以下几方面。

1. 严重影响人们的心理与身体健康

发生核辐射及核事故，可严重影响人们的心理与身体健康。例如，切尔诺贝利核事故时，预计在事故后70年期间，公众的内外照射平均累积剂量约为80～160 mSv，但由于社会心理效应，大部分人员有应激、焦虑、抑郁、神经衰弱及精神或自主神经紊乱等。由于害怕摄入放射性物质，限制饮食过严，引起营养不良及健康状况恶化，反过来又归咎于电离辐射的影响。由于害怕电离辐射对胎儿的不利影响，人工流产数明显增加，不仅在苏联境内，其他地区也受影响。据原子能机构估计，西欧约有10万～20万人进行了人工流产；而1986年5月，希腊约有23%的孕妇做了人工流产。在苏联，人群中还出现了隐性恐慌（potential panic）的症状，主要表现为心情不安，企图离开污染区；对有关电离辐射情况的报道特别关注，但又对某些报道的可靠性表示怀疑；对自身和亲人，尤其是婴儿的健康多疑，总认为健康状况恶化，担心发生癌症；纪律松散，易受刺激，借助酒、镇静剂或麻醉剂等摆脱不安情绪；宗教意识以多种形式活跃起来。

2. 干扰和破坏正常的生产和生活秩序

发生核辐射及核事故，可干扰和破坏正常的生产和生活秩序。例如，三哩岛核事故时，无组织、无计划地自发逃离者达14.4万人。又如，在切尔诺贝利核事故后，中心地区人员中，约10%自发逃离，有些人无计划地四处投奔亲友，大量人争购火车票和飞机票，造成交通拥挤及社会混乱；人们盲目提取存款，有的银行开门仅2 h就已将存款提空，加重了紧张气氛；有些邻国也受影响，争先抢购粮食和其他食品，盲目使用碘剂和抗辐射药。总之，核事故的社会心理效应，可使正常的生产及生活秩序遭到严重破坏。

3. 可造成重大经济损失

发生核辐射及核事故，可造成重大经济损失。例如，三哩岛核事故后，反应堆本身损失及去污染费用在10亿美元以上，商品销售损失约7 400万美元。切尔诺贝利核事故所造成的损失，按事故期间价格估计，高达2 000亿卢布左右。

4. 在政治上可造成严重冲击与破坏

发生核辐射及核事故，在政治上可造成严重冲击与破坏。例如，三哩岛核事故后，公众对政府核能政策的支持率明显降低，还造成了7万多人的反核力量进军华盛顿。又如，切尔诺贝利核事故后，造成了公众不信任政府和本国科学家的不利局面，甚至把事故的发生及善后处理措施等，作为攻击政府的借口和手段，加剧了政治上的动荡与不安。

（七）需要的救援力量较大

核反应堆发生严重事故时，影响范围广、涉及人数多，社会和心理影响大，加之电离辐射对人体的影响必须借助于特殊仪器才能得到证实，对电离辐射损伤的诊断、防治和远期危害评价，以及处理发生事故的反应堆和消除放射性污染等工作较复杂，均需一定专门技术和设备来获取可靠的结果。因此，救援及善后处理往往要投入较大力量，有时要动员各方面的人力物力，甚至全国范围或国际的合作。例如，苏联切尔诺贝利核电站事故后，为限制和消除事故后果，成立了一个以部长会议主席为首的工作组，来协调各部门及其他国家机构消除事故后果及救助居民的工作；并成立政府委员会，着手调查事故原因和执行必不可少的应急措施与恢复工作；还动员了全苏联必要的科学、技术及经济方面的应变力量。为了在苏联境内进行辐射监测，共动员了7 000多个辐射实验室、防疫站及各科研和实际工作机构的许多辐射安全专家。事故发生后，为给有关人员提供医学保障，共动用了1 964个医疗队，22 000余名各类医务人员，1 200多名大学生和1 600余名科技和工程技术人员。军队在抢险救灾中发挥了重要作用。这次事故应急救援中，苏联共动用约60万人，苏军动用兵力近34万人，不仅动用了大批野战部队及防化、医疗分队，还动用了相当数量的工程兵、通信兵、军用气象部门及运输汽车、飞机等。除撤走事故点附近12万居民外，为保证牲畜和牛奶免受放射性污染，还动用了几千台卡车将事故点周围30 km范围内的10多万头牛运往污染较轻的地区。据统计，在1986 – 1990年期间，在核电站及其周围地区参加去污、反应堆屏蔽物（石棺）建造及其他恢复行动的人员达60多万。为消除此次事故后果，苏联政府的有关部门还接受了某些国家政府和许多机构、社会团体、民间组织及个人提供的一些援助。事故善后工作，特别是电离辐射远期效应的研究仍在继续。可见核事故救援及善后工作，要投入的力量是巨大的。

二、辐射防护措施

在核辐射事故中，对有关人员（主要是核设施周围的居民）采取某些具体防护措施，可减少人员受照剂量。但采取任何防护措施，在实施时都会带来一定的风险和代价，这不仅是对人员健康的直接影响，也包括对社会和经济的某些干扰破坏。因此，决定是否采取某项防护措施的基本原则是：采取该项措施所致的社会代价和风险，应该小于要避免的电离辐射剂量所致的代价和风险。为此，应对各项防护措施的利益、困难、风险和代价有较全面的了解。

辐射防护措施可分为紧急防护措施和长期防护行动。紧急防护措施是指在事故后短时间内就应立即采用的措施，包括隐蔽、撤离、服用稳定性碘、控制进出口通道、临时准备的呼吸道防护、淋浴、洗澡及更换衣服和使用防护服等。较长期的辐射防护行动，包括临时性避迁、永久性重新定居、控制食品和饮水以及建筑物和土地消除污染等。以下对各项防护措施进行简要论述。

（一）隐　蔽

隐蔽即人员在核事故早期应停留在室内或隐蔽在建筑物内，是一种简单有效的防护措施，可明显降低全身及皮肤的外照射剂量及降低因在户外吸入较高浓度的放射性物质所致的内照射剂量。当人员受到放射性烟羽照射时，隐蔽在室内可将外照射剂量减少50%～90%，这主要视建筑物的类型与结构而定。建筑物越大，减弱效果也越明显，砖墙建筑或大型商业结构，可将外照射剂量降低一个数量级或更多，但许多开放型或轻型建筑的防护效果较差。隐蔽一段时间及烟羽过后，隐蔽物内空气中的放射性核素浓度将上升，进行通风是必要的，以便将空气放射性浓度降低到相当于室外较清洁的空气水平。

隐蔽时间较短带来的风险和代价很小，且绝大多数人可在附近的建筑物内暂时隐蔽。但短时间内通知大量人员采取隐蔽措施也非易事，特别是事先无计划的隐蔽，可引起社会、医学和心理等方面的问题。进行隐蔽时，有的家庭成员不在家，对其下落会很担心。除工业生产有可能短时间中断外，经济上的损失可能不大。因此，一般认为这是一种有效、困难及代价都较小的措施，在事故早期也较易实施；另外，隐蔽过程中人群已得到控制，有利于进一步采取措施，如疏散人口或撤销已实施的对策等，但隐蔽时间一般认为不应超过2 d。

（二）服用稳定性碘

服用稳定性碘是减少甲状腺对吸入和食入的放射性碘吸收的一种有效措施。服用稳定性碘的时间对辐射防护效果有明显影响，若在摄入放射性碘以前6 h内服稳定性碘，辐射防护效果最佳，几乎是完全的；如果在吸入放射性碘的同时服用稳定性碘，辐射防护效率约90%。服用稳定性碘措施的有效性随时间的拖延而降低，但在吸入放射性碘数小时内服用稳定性碘，仍可使甲状腺吸收的放射性碘降低一半左右。因此，尽快服用稳定性碘很重要，理想的做法是在发生任何放射性物质释放前就把稳定性碘发下去。对成年人推荐的服用量为100 mg碘（相当于130 mg碘化钾或170 mg碘酸钾），对孕妇和3～12岁的儿童，服用量为50 mg，3岁以下儿童服用量为25 mg。

（三）撤　离

撤离是指人们从其住所、工作或休息的地方紧急撤走一段有限时间，以避免或减少由核事故引起的短期照射，主要是烟羽或高水平沉积放射性产生的高剂量照射。在大多数情况下，将允许撤离者（一般为几天内）返回自己的住所，只要这些住所可以居住，不需长时间地进行消除污染。由于时间较短和暂时居住，可在类似学校及其他公共建筑物内暂住；若撤离时间超过1周，则应临时避迁到条件更好一些的居住设施内。撤离因时间紧迫，困难和风险较大，易造成混乱，因而对撤离应采取慎重态度。

（四）个人辐射防护

个人辐射防护主要指对人员呼吸道和体表的防护。当空气被放射性物质污染时，用简易方法（如用手帕、毛巾和布料等捂住口鼻）可使吸入放射性物质所致剂量减少约90%。但辐射防护效果与放射性物质理化状态、粒子分散度、防护材料特点及防护物（如口罩）周围的泄漏情况等有关。对人员体表的辐射防护可用各种日常服装，包括帽子、头巾、雨衣、手套和靴子等。当人们开始隐蔽及由污染区撤离时，可使用这些简易的辐射防护措施。简易个人辐射防护措施一般不会引起伤害，所花代价也小。但进行呼吸道辐射防护，对有呼吸系统疾病或心脏病的人员可能会造成不利影响。

对已受到或可疑受到放射性污染的人员应进行除污染。其方法简单，只要告诉有关人员用水淋浴，并将受放射性污染的衣服、鞋和帽等脱下存放起来，直到以后有时间再进行监测或处理。不要因人员去放射性污染而延误撤离或避迁。这种措施的风险和困难较小。但要防止将放射性污染扩散到未受污染的地区。

（五）控制进出口通路

一旦确定受放射性物质污染地区的人群隐蔽、撤离或避迁，就应采取控制进出口通路的措施。其好处是防止放射性物质由污染区向外扩散，避免进入污染区的人员受照射，还可减少交通事故。采取此种措施的主要困难在于，若较长时间控制通路，人们就急于离开或返回自己家中，以便照料家畜或从封锁区抢运出货物和产品等。

（六）临时避迁

临时或暂时性避迁是指人们暂时离开核事故发生地，迁移到某一区域，并延续一段时间，但又在有限的时间内返回原核事故发生地。临时性避迁的紧迫性比撤离要小。

实施这一措施是为了避免或减少在几个月内受到不必要的高剂量照射，主要是地面沉积放射性物质的照射。随着时间的推移，由于放射性衰变和自然过程（如雨水冲刷和风化作用）会降低迁出地区的污染水平，使人员能返回这一地区并恢复在该地区的活动。

由于临时性避迁可以用受控的和安全的方法来进行，因而可以认为临时避迁的风险（如对健康的危险）要比撤离小。但应引起注意的是，居民中某些特殊人群组（如医院的患者），避迁对他们健康的危险可能是较大的。

（七）永久性重新定居

长寿命放射性核素产生的照射剂量率下降较缓慢。对某些辐射污染区可能有这种情况，即虽然不需要临时避迁，但剩余照射剂量却高到需要进行永久性重新定居（或永久性重新安置）的剂量。在进行永久性重新定居的决策时，要考虑的因素包括所需资源、可避免的剂量、对个人和社会造成的混乱，以及与减少人们焦虑和使他们安心有关的心理、社会及政治因素。

永久性重新定居所需资源包括人员及其财产的运输、新的住房及其基础设施，以及当新的基础设施建成之前收入的暂时损失。与持续性花费不同，这些资源主要是一次性投资。对于永久性再定居的干预水平，用个人的剩余寿命中可避免的剂量来表示。对于一般居民，有选择地采取某些防护行动，应考虑有可能带来潜在的社会问题；但对于年龄较大的人员，如果情况允许，就应准许他们返回自己的家而不是永久性重新定居。判定永久性重新定居的原则，除了可避免辐射影响外，还应考虑临时避迁所能承受的最长时限。而这一时限取决于社会的及经济的多种因素。按经济方面的估计，持续临时避迁1～5年之间，其代价将超过永久性重新定居的代价。加上社会等因素的考虑，包括公众不愿临时性居住，或可能引起的健康问题以及需建立安定的社会化格局等，均表明临时性避迁不应长于1年左右。如果剂量刚好低于永久性重新定居的通用干预水平，这意味着这种重视个人风险是值得的，主管部门应该考虑到，一旦发生事故，情况是否允许在较低的剂量水平下进行干预，以及对受影响地区进行去污染。

（八）消除放射性污染

消除放射性污染既是防护措施，也是恢复措施。辐射防护措施通常是指直接针对受辐射影响的居民，而恢复措施主要针对自然环境和恢复正常生活条件。恢复措施包括建筑物和土地去放射性污染及对放射性污染物的固定、隔离和处置等，是指尽可能地恢复到事故前的状况。由于去放射性污染后就可以恢复某些活动，因而去放射性污染通常要比长期封闭放射性污染区的破坏性小。去放射性污染的目的是为了减少来自地面沉积的外照射，减少放射性物质向人体、动物及食品的转移，降低放射性物质再悬浮和扩散的可能性。通常，去放射性污染操作开始越早效率越高，这是因为随着时间的增加，由于物理的和化学的作用，增加了放射污染物对污染表面的吸附。但推迟去放射性污染也有好处，因为由于放射性衰变和气候风化作用可使放射性水平降低，从而减少了去除放射性污染人员的集体剂量，所需费用也可降低。

（九）对食品和水的干预

为控制食品和水污染而进行的干预，虽然应及时进行，但通常并不认为是紧急的，多在核事故中后期针对放射性污染程度确定采取何种干预措施，首先应加强对食品和水的放射性监测，再确定采用何种方法降低食品及水的放射性污染水平。为降低或防止放射性污染，控制可安排在食品生产和分配的不同阶段进行。对植物或土地直接进行处理，可能会大大减少放射性核素吸收到农作物和动物饲料中。改用干净的饲料或避免家畜在野外放牧以及对动物进行特殊的处理，可减少放射性核素转移到随后的产品中。许多食品在出售前进行适当处理，可明显降低其放射性污染水平。最后，食品还可完全禁止销售。受放射性污染的食品可采取加工、洗涤和去皮等方法去污，也可在低温下保存，使短寿命的放射性核素自行衰变，以达到可食用水平。受放射性污染的水，可用混凝、沉淀、过滤及离子交换等方法消除其污染。通常，在能够得到未受放射性污染食品和饮水供应的情况下，采取禁止销售及食用和饮用受放射性污染食品和水的措施，风险不大。

在以往制定的食品干预水平，仅仅是根据完全禁止销售来确定的，是基于只对最后形式的食物进行干预的基础上制定的，该方法得到一系列干预水平，且有较大的范围，因而切尔诺贝利核事故后，在公众中对控制食品和水的放射性污染的问题，导致了普遍的混乱，并在某些情况下引起了公众的密切关注。为此，国际原子能机构在新的建议中，提出了一套单个核素的通用水平。

（十）对人员的医学处理

除上述辐射防护措施外，在严重核事故时，一些人员可能受到超过剂量限值的照射，少数场区内人员甚至可引起不同类型、不同程度的放射损伤或其他损伤，需在不同水平的医疗单位分级处理。对皮肤的放射性污染要及时去污。对体内放射性污染的促排应在专门的医学监护下进行。

对受小剂量照射的人员，医务人员应向他们做好解释工作，以消除顾虑。对决定采取辐射防护措施的地区以外的人员，虽未受干扰，风险也很小，但他们对家人、对自己、对家畜和财产等担心，有时也需要医务人员向他们做好解释。对受照人员及其后代进行长期医学观察也是一项重要任务。苏联切尔诺贝利核事故后，制定了对受照居民和工作人员进行长期医学观察的计划。对受照人员进行登记、分类，并根据受照剂量进行有目的的医学监督，以便分析其随机性效应（致癌和遗传效应）以及对事故的精神心理反应。这是一项十分艰巨而又非常有意义的工作。

（十一）减轻核事故造成的社会心理影响

如前所述，核事故造成很大的社会心理影响。而实践证明，影响核事故对公众社会心理反应的因素是多方面的。例如，害怕核辐射（捉摸不定、诱发癌症和遗传损伤）；把核事故后果与原子弹爆炸的效应混同起来；广大群众不能及时获得有关信息，心中无数；信息发布不统一，政府、业务部门或个人提供的有关信息不一致，甚至相互矛盾；对核事故应急准备不足，不能及时、正确地掌握核辐射水平和范围，有时对电离辐射危害估计过高，采取的干预措施不当，从而加剧了对公众的社会心理效应；对核安全技术有疑虑，担心继续释放出放射性物质等。

为减轻、防止或解决核事故造成的公众社会心理影响，可采取下列基本措施：① 加强对公众的宣传教育及对有关人员的专业知识培训，使其对辐射性质、危害和防护措施等，有科学、正确的认识；② 重视舆论导向，做好信息服务，信息的发布，传播信息应及时、统一和明确；③ 认真贯彻对公众采取干预行动的基本原则，即拟采用的措施必须是正当的，干预的形式、规模或范围及持续时间应符合最优化原则；④ 事先要做好核事故应急的必要准备；⑤ 加强核技术安全措施和人际关系的研究，特别要提高人员的思想、技术素质和安全意识，进一步树立公众对核技术安全、政府部门及有关人员的信任等。

除上述防护措施外，为做好核事故应急救援工作，还需采取其他救援措施，如灭火、通信联络、报警、安全警卫、运输及成立临时收容中心等。

三、核辐射事故的干预水平

国际放射防护委员会（ICRP）和国际原子能机构（IAEA）等国际组织，对两种不同的电离辐射情况提出了不同的建议和要求。一是照射的情况可以预见，因而通过控制放射源以及应用正常的剂量限制体系来限制人们所受的照射；二是照射的来源不能人为控制，如核事故或辐射事故所致的照射，只能在事故后采取某种形式的干预，才能对人们的受照剂量加以限制。

（一）干预的概念

所谓干预（intervention），是指减少事实上业已存在的照射（如事故照射）的任何行动，包括变更已存在的照射原因，限定已存在的照射途径，以及改变人们的习惯、行动和生活环境，以防止其受到照射。

在核辐射事故干预中，还有几个专门的剂量概念，需作简要介绍。

1. 预期剂量

预期剂量（projected dose）是在发生核或辐射应急时，若不采取计划的辐射防护行动或补救行动，预期会受到照射的剂量。

2. 可避免剂量

可避免剂量（adverted dose）是指采取基本辐射防护措施或行动后所减少的受照剂量。

3. 已接受剂量

已接受剂量（received dose）是在发生核或辐射应急时，采取或未采取计划的防护行动情况下，实际受到照射的剂量。

4. 预置值

预置值（preset value）是为防止和减少严重确定性效应而预先设置的急性照射剂量界定值，达到或超过该值应采取相应的防护行动或其他响应行动。

（二）干预的基本原则

在核辐射事故情况下，不应该随意或轻率地作出对公众采取防护措施的决定，因为任何辐射防护措施均会给社会及人员带来风险和代价。为此，ICRP及国际原子能机构（IAEA）等国际组织提出了决定进行干预的以下4条基本原则。

1. 做出所有可能的努力

应该做出所有可能的努力，以防止发生严重的确定性健康效应。如果所有公众成员的受照剂量均低于引起严重确定性效应的阈值，则此类效应就能加以防止。但由于在辐射剂量预测时会存在一定程度的不确定性，为防止此类效应，采取行动时应稍低于该阈值。

2. 干预应是正当的

干预应是正当的，即辐射防护措施的引入应该是好处大于危害。在考虑到健康、社会和经济因素后，当预期采取行动后的利大于弊时，干预才是正当的。由于对某些辐射防护措施，干预的不良后果可能超过为避免照射所得到的好处，因而认真考虑干预的利益和不良后果是十分必要的。但如果剂量水平接近或预期接近引起严重确定性效应的阈值时，则辐射防护行动或补救行动几乎在任何情况下都是正当的。

3. 引入干预和后来撤销干预所依据的水平应该进行最优化

引入干预和后来撤销干预所依据的水平应该进行最优化，以使辐射防护措施产生最大的净利益。当某一辐射防护措施的净利益可达最大时，干预便是最优化的。可以选择每种辐射防护行动的干预水平，高于干预水平通常采取行动，低于干预水平一般不采取行动。因而各种辐射防护措施或辐射防护行动的干预水平值，应该按照能产生最大净利益的方法来选择。

4. 操作干预水平

操作干预水平（operational intervention level；OIL）是由仪器测量或通过实验室分析确定的并与干预水平或行动水平相一致的导出水平。各种操作干预水平通常可用辐射剂量率或所释放的放射性物质的活度、空气的时间积分浓度及地面或表面活度，或环境、食品和水样中放射性核素的浓度表示。

（三）干预水平

干预水平（intervention level）是用于确定核事故时进行干预（如对公众采取应急防护措施）的剂量或污染水平。干预水平一般是个剂量范围。

2015年，由联合国食品和农业组织、国际原子能机构、国际劳工局、泛美卫生组织以及世界卫生组织联合提案制定的《核或辐射应急准备和响应标准》给出了一套根据预期剂量或已接受剂量表示的一般标准。这套一般标准采用预置值和预期剂量表示。如果在这一剂量水平采取防护行动，将避免所有确定性效应的发生，并且随机效应的风险将降至可接受的水平。

1. 干预水平标准

表9-9给出了在任何情况下为避免或减少严重确定性效应的应采取相应的防护行动或其他响应行动的急性照射剂量预置值，其对应的照射类型为急性外照射和急性摄入放射性物质。对外照射，发生确定性效应的阈值取决于辐射的能量、剂量率和相对生物效能（RBE）；对内照射，此阈值取决于许多因素，如摄入的放射性核素、半衰期、摄入活度、摄入途径及其代谢特性。

表9-9 在任何情况下为防止或减少严重确定性效应的急性照射剂量预置值及应采取的防护行动或其他响应行动

照射类型	受照部位	急性照射剂量预置值[a]	防护行动和其他响应行动	
			若是预期剂量	若是已受剂量
急性外照射（<10 h）	$AD_{红骨髓}$[b]	1 Gy	立即采取预防性紧急防护行动（即使在困难的条件下），使剂量保持在通用准则以下；对公众提供信息，并发出警告；进行紧急去污	立即进行医学检查、会诊和有指征的治疗；进行污染控制；立即进行促排[i]（如果合适）；登记以便进行长期健康监护（医学随访）；提供全面心理咨询
	$AD_{胎儿}$	0.1 Gy		
	$AD_{组织}$[c]	0.5 cm 深处 25 Gy		
	$AD_{皮肤}$[d]	100 cm² 面积 10 Gy		
急性摄入放射性物质内照射（Δ = 30 d）[e]	$AD(\Delta)_{红骨髓}$	对 $Z \geq 90$[f] 的放射性核素为 0.2 Gy 对 $Z \leq 89$[f] 的放射性核素为 2 Gy		
	$AD(\Delta)_{甲状腺}$	2 Gy		
	$AD(\Delta)_{肺}$[g]	30 Gy		
	$AD(\Delta)_{结肠}$	20 Gy		
	$AD(\Delta')_{胎儿}$[h]	0.1 Gy		

注：此表来源于文献[21]；

[a]为启动应急响应计划的预置值，应以参数或可观察条件（如现场条件、操作干预水平和应急行动水平等）来表示；在不同应急照射情况下的主导条件变化时，应酌情修改此预置值；

[b]$AD_{红骨髓}$代表体内组织（如红骨髓、肺、小肠、性腺和甲状腺）及眼晶状体在强贯穿辐射均匀场中照射所受的相对生物效能加权的平均吸收剂量；

[c]由于与放射源密切接触（例如，手持放射源或将放射源放入口袋中）造成的组织体表下0.5 cm处100 cm²组织所受的剂量；

[d]100 cm²真皮［体表以下40 mg/cm²（或0.4 mm）深度的皮肤组织］所受的剂量；

[e]$AD(\Delta)$是指将导致5%的受照个体产生严重确定性效应的由摄入量（I_{05}）在Δ时段内产生的相对生

物效能加权吸收剂量；根据30 d待积RBE加权剂量确定的临界值，相对于吸入临界值，值域从6个数量级（对吸入而言）降低至3个数量级（对剂量而言）；因此，就放射性物质的吸入或食入来说，用30 d待积RBE加权吸收剂量值来确定所关注器官可能开始发生严重确定性效应的临界值；

f使用不同准则是考虑放射性核素特定摄入阈值方面的显著差异；

g为达到应用这些通用准则的目的，"肺"是指呼吸道的肺泡间质区；

h对于这种特殊情况，Δ′是指宫内发育的整个时期；

i促排的通用准则是基于没有促排的预期剂量，促排是化学或生物试剂帮助下进行的生物过程，通过促排使体内结合的放射性核素排出人体

表9-10给出了在核辐射应急情况下为减少随机性效应风险的随机性效应阈剂量及采取相应的辐射防护行动或其他响应行动。

表9-10　为减少随机性效应风险的随机性效应阈剂量及其辐射防护行动或其他响应行动

随机性效应阈剂量[a]		防护行动和其他响应行动
预期剂量	$H_{甲状腺}$：在最初 7 d 内 > 50 mSv	服用稳定性碘预防
	E：在最初 7 d 内 > 100 mSv；$H_{胎儿}$：在最初 7 d 内 > 100 mSv	隐蔽；撤离；去污；限制食物、牛奶和水的消费；污染控制；公众安抚
	E：1 年内 > 100 mSv；$H_{胎儿}$：在宫内整个发育期 > 100 mSv	临时避迁；去污；食物、牛奶和水的替代；公众安抚
已受剂量	E：1 个月内 > 100 mSv	基于特定的辐射敏感器官的当量剂量进行筛选（作为医学随访的基础）；咨询服务
	$H_{胎儿}$：在宫内整个发育期 > 100 mSv	提供咨询，以便针对个体情况作出符合实际的决定

注：此表来源于文献[22]

[a] H表示器官或组织（甲状腺、胎儿）内的当量剂量；E表示有效剂量

表9-11给出了在紧急情况下，应急响应工作人员执行任务时限制受照剂量的指导值。

表9-11　核辐射应急工作人员在不同行动时限制受照剂量指导值

应急行动	指导值[a] [$H_p(10)$]
抢救生命的行动[b]	< 500 mSv[c]
防止严重确定性效应的行动[d]	< 500 mSv
防止可能对人类和环境产生重大影响的灾难情况发生的行动[e]	< 500 mSv
避免大的集体剂量的行动[f]	< 100 mSv

注：此表来源于文献[21]；

[a]此数值为外照射剂量，对摄入性内照射或皮肤污染的受照剂量，需采取一切手段加以防止；如此目的达不到，必须限制器官所受的有效剂量和当量剂量，以最大限度地减少对个人造成与本表给出

的指导值有关的健康危险；

　　b诸如：营救生命受到威胁的人员，为有生命威胁的伤员提供急救，以及防止或缓解可能造成威胁生命的情况或状态；

　　c在给他人带来的预期利益将明显大于应急工作人员自身健康危险，而且核辐射应急工作人员自愿采取行动，并了解和接受这种健康危险的情况下，可超出这一数值；

　　d诸如：① 撤离或保护公众；② 在人口密集区域进行环境监测，为确定撤离、隐蔽和限制食品消费的区域提供依据；③ 营救处于潜在威胁中的严重受伤人员；④ 严重受伤人员的紧急处置；⑤ 人员的紧急去污；

　　e诸如：防止或缓解火灾，逮捕犯罪嫌疑人等；

　　f诸如：为在人口密集的区域开展环境监测而进行的环境样品采集与分析，为保护公众需要而进行的区域放射性污染去除

　　2. 在应用指导值时需注意的事项

　　（1）受照剂量可能大于50 mSv的核辐射应急工作人员，应采取相应的辐射防护措施。其参与核辐射应急响应工作应是自愿的，并明确告知其预期的健康风险。这些人员应尽可能事先接受各种辐射防护措施的培训，并将此列入核辐射应急响应计划内。

　　（2）核辐射应急工作人员应接受与其所受剂量相应的医学处理，如表9-9和表9-10所列，应告知其受到的辐射剂量以及可能承受的健康风险。对于怀孕的女性工作者，有关单位不得安排其执行此类紧急任务。

　　（3）在几乎所有的应急响应过程中，只有来自外照射剂量能被连续测量。因此，为核辐射应急工作人员提供的操作指南应根据外照射测量结果（如自动或自读剂量计所显示的）；应通过各种方式控制摄入或皮肤污染的剂量，这些方式包括使用辐射防护设备、使用稳定性碘预防，提供有关潜在危险辐射条件下作业的操作说明等。关于现场辐射条件等信息，应列入核辐射应急工作人员辐射防护决策中。

　　《电离辐射防护与辐射源安全标准》GB 18871—2002给出了在任何情况下预期要进行干预的急性和持续照射剂量水平。表9-12及表9-13分别给出了急性和慢性照射剂量水平。

表9-12　急性照射的剂量行动水平[a]

器官或组织	2 d 内器官或组织的预期吸收剂量 / Gy
全身（骨髓）	1
肺　脏	6
皮　肤	3
甲状腺	5
眼晶状体	2
性　腺	3

　　注：[a]在考虑紧急辐射防护行动的实际行动水平的正当性和最优化时，应考虑胎儿在2 d时间内受到大于0.1 Gy的剂量时产生确定性效应的可能性

表9-13 持续照射的剂量率行动水平

器官或组织	吸收剂量率 / Gy/a
性　腺	0.2
眼晶状体	0.1
骨　髓	0.4

表9-14列出了紧急辐射防护行动（隐蔽、撤离和服稳定性碘）的通用优化干预水平；表9-15列出了临时避迁和永久性重新定居的通用干预水平；表9-16列出了食品的通用行动水平。

表9-14 紧急辐射防护行动的通用干预水平

防护行动	优化干预水平（可避免剂量）
隐　蔽	10 mSv（受照期不超过 2 d）
撤　离	50 mSv（受照期不超过 1 周）
碘预防	100 mGy（待积吸收剂量）

表9-15 临时避迁及永久性重新定居的干预水平

防护行动	优化干预水平（可避免剂量）
临时避迁	30 mSv（受照期 1 个月）
开　始	10 mSv（受照期 1 个月）
终　止	10～30 mSv（预计在 1～2 年内 1 个月的累积剂量不低于此值）
永久性重新定居	1 Sv（终身累积剂量）

表9-16 食品的通用行动水平

（单位：kBq/kg）

放射性核素	一般消费用食品	牛奶、婴儿食品和饮水
^{134,137}Cs、^{103,106}Ru 和 ^{89}Sr	1	1
^{131}I	1	0.1
^{90}Sr	0.1	0.1
^{241}Am 和 ^{238,239,240,241}Pu	0.01	0.001

导出干预水平（derived intervention level）是与干预水平相应的环境中放射性活度水平或剂量率，是可直接与实际监测结果相比较的量。例如，放射性核素在空气中的时间积分浓度、初始地面沉积浓度、食物和水的初始峰值浓度及环境中的外照射剂量水平等。在核辐射事故情况下，为保护公众而采取辐射防护措施的主要决策依据是干预水平，但在实际工作中，核辐射事故性释放后的监测结果是以环境辐射污染水平或辐射水平表示的。为应用得简捷方便，使环境辐射监测结果与干预剂量水平迅速比较，以便及时判定人员受照剂量，事先应根据干预水平和具体受照情况，推算出相应的导出干预水

平。直接将监测结果与导出干预水平比较，即可迅速估计出人员可能受照的剂量，判定是否采取以及应采取何种防护措施。

从理论上讲，对每种环境放射性物质和各个照射途径都可确定相应的导出干预水平，但在实际工作中，往往只需考虑那些对照射有重要意义且易于监测的比较重要的量。IAEA提出了对导出干预水平有用的量的建议（表9-17）。

表9-17　对导出干预水平有用的量

导出干预水平	相应的照射途径	相应的防护措施
γ 射线外照射剂量率 / Sv/s	由烟羽和地面沉积物引起的 γ 射线外照射	隐蔽，避迁，撤离
空气中放射性核素的时间积分浓度 / Bq/s/m³	吸入烟羽中的放射性物质 烟羽引起的 β 射线外照射 皮肤上沉积物的 β 射线外照射	隐蔽，撤离，服稳定性碘 隐蔽，撤离 隐蔽，撤离
放射性核素地面沉积水平 / Bq/m²	地面沉积物引起的 β 射线和 γ 射线外照射 吸入再悬浮物质	撤离，避迁 撤离，避迁
食品、牧草或饮水中放射性核素浓度 / Bq/kg 或 Bq/L	摄入食物或饮水	限制生产或消费

第三节　核辐射医学应急准备与分级救治

一、我国的核应急医学救援体系

为加强核事故应急管理，我国在1993年已发布了《核电厂核事故应急管理条例》（以下简称《条例》）。此后，又发布了一些有关核与辐射安全的标准、规定和技术文件，并正在进一步地充实和完善。

（一）国家核应急工作方针

在《条例》中所确立的核事故应急工作方针是"常备不懈，积极兼容，统一指挥，大力协同，保护公众，保护环境"，通常简称为"24字方针"。这既是指导核事故应急工作的总方针，也是总政策，反映了我国政府对核事故应急工作的特点和目的的深刻认识。经过多年应急准备工作实践，证明"24字方针"是行之有效的正确方针。

1.常备不懈、积极兼容

常备不懈、积极兼容是对核事故应急准备工作的最基本要求。核事故同其他事故一样，都具有突发的特点，只有常备不懈地做好应急准备，才能迅速实施有效的应急救援。由于核事故应急是一项涉及面广、技术性强的工作，国家不可能、也没有必要投入大量资金去另建一套包含所有应急技术在内的专业机构系统。最现实可行的办法就是充分利用现有的各有关专业技术机构的人员、设备和设施，将核事故应急准备与日常工作相兼容，既节约了投入，避免了浪费，又能使应急准备工作落到实处。在兼容中常备，在常备中提高，相得益彰。

2.统一指挥、大力协同

统一指挥、大力协同是核事故应急工作的基本组织原则。如前所述，核事故应急工作是一项需多部门、多专业技术参与及社会敏感程度很高的系统工程。只有在政府统一组织和指挥下，严格按照应急法规和应急计划及响应程序办事，各地区、各部门、各单位和各人员之间相互支持，密切配合，大力协同，才能做到急而不乱，高效有序。这是核事故应急工作成败的关键。

3.保护公众、保护环境

保护公众、保护环境是做好核事故应急工作的根本目的。各级政府及其应急组织和核电厂，在核事故应急工作的实践中，都必须牢记这个根本目的，尽最大努力，采取各种有效措施，将事故危害及损失控制在最低程度，达到保护公众（包括参与应急救援的人员）、保护环境的目的。

（二）我国核应急医学救援组织体系

根据1994年原国家卫生部发布的《核事故医学应急管理规定》的规定，我国核事故医学应急组织实行三级制，即国家级、省级和核电厂级。

二、核事故医学应急准备

核事故医学应急准备是核事故总体应急准备工作的一项重要内容，是为应付突发核事故时能迅速采取有效医学救援行动而进行的系统准备工作。

（一）医学应急的基本任务

根据2013年修订版《国家核应急计划》和1994年原国家卫生部发布的《核事故医学应急管理规定》，医学应急的基本任务可概括为4个方面：① 抢救并治疗辐射损伤和其他受伤人员；② 对食品和饮用水进行应急辐射监测和评价，采取措施，控制公众食用超过食品通用行动水平的食品和饮水；③ 指导公众采取正确的放射防护、防疫和防病措施，并提供必要的医学应急保障，保护公众健康；④ 与有关部门协同，防止或减轻核事故对公众的不良社会心理效应与后果。

（二）医学应急计划

核事故应急计划是一种规范性文件，用于指导和规范应急准备与应急响应工作；概括来讲，应急计划规定了应急工作"做什么，由谁做，如何做"。因此，在实施应急准备工作中，必须首先编制好应急计划。

1. 核事故医学应急计划的基本要求

核事故应急计划分为场内应急计划、场外应急计划和国家应急计划，通常称为三级总体应急计划。各级应急计划相互衔接，协调一致。

除上述三级总体应急计划外，国务院有关部门、解放军总部及核电厂所在地的省、市级政府有关部门或其应急组织，依据相应总体应急计划所规定的职责任务，分别制定各自的核辐射应急计划或应急方案和应急响应程序（以下统称应急计划），如原卫生部颁发的《核事故与放射事故应急方案》等。

根据现行的核事故应急管理体制和原国家卫生部颁发的《核事故医学应急管理规定》，国家医学应急计划由国家医学应急办组织制定，报国家核事故医学应急领导小组审查批准，由国家卫健委颁发实施；省级医学应急计划经省级核事故应急委员会批准后，报国家医学应急办备案；核电厂场内应急计划在提请国家有关部门审评时，应将其中的医学应急方案报国家医学应急办审查备案。

2. 核事故医学应急计划的基本内容

与三级总体应急计划相对应，核事故医学应急计划也分场内医学应急计划、场外医学应急计划和国家医学应急计划，是分别依据三级总体应急计划而制定的，是执行总体应急计划中有关医学应急任务的响应行动方案。医学应急计划，特别是场外医学应急计划，应重点规定的内容主要有以下几方面。

（1）目的、依据和核事故医学应急的基本任务；适用范围；医学应急计划的发放范围；医学应急计划的修改：主要规定修改的条件、由谁修改和修改后由谁批准才能生效。

（2）核事故医学应急组织及其职责：① 核事故医学应急组织系统的组成单位、人员及职责以及应急响应时的主要负责人（或替代人）；② 设立的核事故医学应急专业小组及其职责任务，各专业小组的组成单位和人员，应急响应时的主要负责人（或替代人）；③ 说明各级核事故医学应急组织之间、医学应急组织与应急专业小组之间以及本医学应急组织系统与外部系统联系、协调的工作关系，并以绘图表示。

（3）通知与通信：① 规定核事故应急响应时通知医学应急组织机构及人员的方式、方法和信息传递的响应程序；② 对信息记录、核实的要求；③ 制定便于应急响应时联系医学应急人员的通信联络表。

（4）核事故应急计划准备要充分体现"积极兼容"的原则，一般包括：① 充分利用国家公众网络系统和通信技术，建立快速、可靠、多重和兼容的医学应急通信联络系统，为核事故医学应急人员配备方便、快捷的通信工具；② 制定核事故应急响应时，应采取的医学应急救援方案（干预措施），如医疗救护方案、食品与饮用水放射性污染监测评价控制方案、保护公众和应急救援人员的辐射防护措施方案（包括发放碘片）和公众卫生与防疫措施方案等；③ 规定核事故医学应急必需的医疗卫生设施、设备、药品、器材、交通工具和通信工具，并制定相应的管理制度和应急响应时的启动程序；④ 对核事故医学应急队伍的培训、医学应急演习和公众宣传教育的方式、方法、内容及目标等有针对性地作出规定和计划安排；⑤ 制定在不同应急状态下核辐射医学应急组织的应急响应程序；⑥ 制定核事故医学应急终止程序、条件以及恢复正常程序后应继续采取的医疗卫生措施。

（5）附录：这是医学应急计划中一个重要组成部分，主要记载对核事故医学应急工作具有重要作用又难以在应急计划中详细表述，且又受不确定因素影响需及时修改的文件或资料，主要包括：① 核事故医学应急组织、机构和人员的通信联络表；② 各类核事故医学应急救援力量和后援力量的组织单位，主要技术人员，医学应急必需的设施、设备、药品、器材及物资等情况资料；③ 各种核事故医学应急响应程序；④ 核事故医学应急响应时必须遵照执行的有关技术标准、规定和导则；⑤ 核事故医学应急计划中需要解释的专用名词术语。

（三）医学应急准备的实施

如何依据应急计划，具体实施并做好各项核事故医学应急准备，是负有医学应急任务的各级政府卫生行政部门和医疗卫生单位领导的一项重要职责。经验证明，提高认识，加强领导，是常备不懈地做好此项工作的关键。根据核事故医学应急任务和多年的医学应急的实践，应重点落实以下几方面的医学应急准备工作。

1. 落实核事故医学应急组织建设

按照积极兼容、重点建设的原则，首先要落实各级核事故医学应急组织指挥中心的建设，配备与其指挥功能相适应的通信联络、数据传输及图像传输等信息网络系统，必要的交通工具、办公设备和设施，并建立维护、保障和保管制度，使其不论在平时还是发生核事故时，始终处于正常运行状态。第二要充分利用现有的医疗卫生力量和设施设备，建立健全的各级各类医学应急技术专业小组。

2. 做好核事故医学应急物质条件的准备

做好核事故医学应急物质条件的准备，是保证医学应急任务完成的重要基础。在实施核事故医学应急准备过程中，应本着积极兼容、科学论证、避免浪费的原则，对医疗救治、辐射防护、辐射监测和卫生防疫等医学应急工作所需的设施、设备、药品、防护器材、交通工具和通信器材等有计划地进行准备，并制定相应维护、储存、发放和使用的管理制度，责任到人，定期检查，使其始终保持较高的完好率。值得指出的是，要特别重视核事故应急前沿地区基层医疗卫生机构实施紧急医疗抢救和放射性污染洗消所必需的设施、设备的准备。

3. 实施核事故医学应急培训

对承担核事故医学应急任务的领导、工作人员和有关专业技术人员进行有关医学应急知识方面的培训，是应急准备中不可缺少的部分，是保持医学应急响应能力的重要措施之一。这既是为了提高受训者医学应急响应水平，也是为了严格执行应急工作中的有关规定。在实施核事故医学应急培训中，应注意以下几个问题。

（1）培训内容：共性内容：凡是参加培训的人员，一般都应学习了解共性内容，但对其深度和广度的选择，应根据参加培训的对象，对共性内容已知和掌握的程度而定。主要的共性内容有以下几方面：① 有关核能、核电厂和核事故等方面的基础知识；② 放射防护基本知识；③ 核事故应急管理法规、规章及方针政策；④ 核事故医学应急计划的基本内容，应急计划区和应急状态的基本概念；⑤ 我国核应急组织体系和医学应急组织体系职责。

专业性内容：主要涉及各核事故医学应急专业小组完成医学应急任务中所需要的专业知识，有关仪器设备的操作技能，应急状态下医学应急响应行动程序和专业小组的职责任务。

（2）培训方法：应根据不同对象，采取不同的培训方法。只有因人施教，才能增强培训效果。一般，采取的培训方法有：① 举办培训班：这是最常用的培训方法，既适用于核事故医学应急人员的全面初始培训，也适用于核事故医学应急人员的再培训；② 专科进修：只适用于少数高级医学应急专业骨干人员的深造和提高，一般由核事故医学应急组织指定医疗卫生机构承担；③ 研讨与考察：只适用于高级应急管理人员和专业人员，主要的形式是召开研讨会，组织国内外考察。

在教学方法方面，不论是举办培训班，还是专科进修，一般采取理论讲授与实际练习相结合的方法。培训结束时，原则上都应进行理论或实际操作的考核。对参加培训并考核合格的人员，一般都应发给培训结业证书。

（3）培训准备：培训工作由各级核事故医学应急办公室或指定的医学应急机构负责组织，并做好以下培训前的准备工作：① 制订好培训计划：明确培训目的、内容、时限、教学进程的安排和考核的方法；② 编写好教材：应组织既有实践经验，又有较高学术造诣的有关专家编写，并邀请其他同行专家审查修改，严格把关；③ 选聘好教员：应根据培训内容的要求，选聘既有理论水平，又有实践经验，表达能力强的专家任教；④ 准备好必要的教学工具、场所和食宿等条件。

（4）培训的频度：核事故医学应急人员一般2～3年进行1次，或由各级医学应急机构根据实际情况确定。培训结束后，都应及时进行培训评议和培训总结。

4. 进行核事故医学应急演习

（1）目的和意义：核事故医学应急演习是医学应急响应的模拟行动，是医学应急准备的重要内容之一，其目的和意义：① 检验核事故医学应急计划和响应程序的正确性和周密性，并从实践中发现问题，不断修改和完善医学应急计划；② 使核事故医学应急人员通过演习，进一步明确任务，掌握医学应急技术、响应程序和有关基本原则，有利于提高组织指挥，相互协同和应急技术能力；③ 有利于保持常备不懈地做好核事故医学应急准备工作，是维持应急能力的重要措施。

（2）制订方案与内容要求：核事故医学应急演习的形式是多样的，除应积极参加同级应急组织举行的综合性应急演习外，也可在本医学应急组织体系范围内进行。既可以搞综合性的医学应急演习，也可搞单项内容演习。总之，应根据实际需要灵活安排，但不论举行何种类型的医学应急演习，都必须事先制订好演习方案，并经上级应急组织批准。其方案内容一般包括：① 演习的目的与要求；② 类型与规模；③ 情景设计；④ 日程安排；⑤ 通知与风险；⑥ 演习准备；⑦ 演习实施；⑧ 演习效果评价。

5. 充分做好核事故医学应急技术准备

核事故医学应急是一项技术性很强的工作，而核事故医学应急准备又是一项长期的任务。因此，应重点做好以下两方面的技术准备。

（1）学习掌握现有的核事故医学应急技术，主要有以下几方面内容：① 放射性损伤早期分类、诊断和治疗技术；② 受照剂量的检测和估算技术；③ 放射性污染洗消与促排技术；④ 食品与饮水放射性污染快速监测与评价技术；⑤ 放射防护技术；⑥ 其他有关技术，如医学应急必须使用的仪器、设备的操作和维护技术等。

（2）做好核事故医学应急新技术的开发研究，积极引进国际先进技术，不断提高医学应急技术水平：① 充分利用国家现行科研项目申报渠道，争取科研经费的支持，本着轻重缓急的原则，有计划、有重点地安排医学应急科学研究；② 充分利用我国是国际原子能机构（IAEA）、世界卫生组织（WHO）等国际组织成员国的地位和我国与其他有关国家政府已建立的双方、多边合作关系，积极引进、学习和吸收国际先进的医学应急技术；③ 积极开展国际、国内医学应急技术交流与合作活动。

上述工作应充分发挥国家、地方和军队有关医学、科研、医疗卫生机构和有关大专院校的作用。

6. 积极做好公众宣传教育

对公众实施核事故应急等基本知识的宣传教育，是核事故应急准备工作中极为重要的基础性准备工作，应予以高度重视。

（1）目的与意义：① 使公众对建设核电厂的重要性、安全性和潜在危险性有一个科学正确的认识，消除恐惧心理；② 在场外应急响应时，能正确采取协调行动。

（2）范围与对象：① 核电厂职工的家属；② 应急计划区范围内的居民。

（3）宣传内容：① 建立核电厂的重要作用与意义；② 核安全防护的基本知识；③ 突发核事故时政府部门可能采取的干预措施，公众应采取的态度和配合行动。

（4）组织工作：根据国家有关规定，对公众实施应急宣传教育，主要由省级核事故应急办公室组织实施，地方医学应急组织积极参与，大力协同，共同搞好此项工作。

（四）核事故医学应急响应程序

核事故应急响应是指为控制或减轻核事故或辐射应急状态的后果而采取的紧急行

动。核事故医学应急响应是指为减轻核事故或辐射应急状态造成的人员伤亡和公众健康危害而采取的紧急医学应急救援行动。核事故应急响应程序就是各应急组织和应急人员在不同应急状态下，根据自己的职责实施响应行动的次序或步骤。

核事故应急响应程序与行动是各级各类应急计划中的重要组成部分，概括起来主要有：基本程序、决策指挥程序、通信联络程序和各类应急措施执行程序等。这里只重点介绍国家核事故医学应急响应基本程序，对于各类医学应急措施，如医疗救护、辐射防护、食品与饮水放射性污染监测与评价、碘片发放及卫生防疫等应急措施的执行响应程序，由各级医学应急组织根据各自的实际情况并结合相应专业技术要求制定。

1. 核事故医学应急响应基本程序

根据原国家卫生部颁发的《核事故医学应急管理规定》等有关规定，核事故医学应急响应的基本程序如下。

（1）当核电厂发生核事故进入应急待命、厂房应急和场区应急状态时，由核电厂应急组织负责组织医学应急响应，同时按规定向国家和地方应急组织报告。地方核事故医学应急组织按同级政府应急组织的指令给予医学应急支援。国家医学应急组织给予必要的技术指导，或根据国家核应急办的指令或核电厂应急组织的请求给予必要的医学应急支援。

（2）当核事故扩大，并已批准进入场外应急状态时，地方和国家医学应急组织按照各自的核事故医学应急计划（方案），实施医学应急支援响应行动。核电厂医学应急组织对场外医学应急给予必要的支持和配合。

（3）场外核事故应急状态终止后，地方医学应急组织根据医学应急计划（方案）规定的职责任务参与地方政府组织的事故后恢复工作。国家核事故医学应急组织根据情况给予技术指导或技术支援。

2. 国家核事故医学应急基本响应程序

（1）厂房应急状态：在厂房应急状态下，国家核事故医学应急办接到国家核事故应急办公室关于核事故的情况通报后，及时向国家核事故医学应急领导小组有关领导报告，并下达国家卫生健康委员会（卫健委）核事故医学应急中心。核事故医学应急中心加强值班（电话24 h值班）。各专业技术部进入待命状态，做好核事故医学应急支援准备，根据指令实施应急支援。

（2）场区核事故医学应急状态：在场区应急状态下，国家核事故医学应急办接到国家核事故应急办公室关于核事故的情况通知后，国家医学应急办主任和国家核事故医学应急领导小组有关领导进入国家核事故医学应急指挥中心指导应急工作。国家卫健委核事故医学应急中心转为国家核事故医学应急指挥中心，应急中心各专业技术部进入待命状态，做好医学应急支援准备，根据指令实施应急支援。国家核事故医学应急领导小组及时向国家核事故应急协调委员会报告医学应急工作准备和实施应急支援的情况。

（3）场外核事故医学应急状态：在场外应急（总体应急）状态下，国家核事故医学应急领导小组接到国家核事故应急协调委员会关于核事故应急支援的指令后，国家核事故医学应急领导小组组长和有关人员进入国家核事故医学应急指挥中心，指挥医学应急支援和辐射监测技术支援等应急响应行动。国家卫健委核事故医学应急中心各专业技术部进入场外应急状态，按照上级应急组织的指令和要求实施各项应急支援任务。国家核事故医学应急领导小组及时向国家核事故应急协调委员会报告应急支援工作的进展情况。

三、核事故的分级救治

核事故的后果和出现的医学问题，主要决定于事故的性质和严重程度。最严重的核事故，既可发生放射损伤（包括全身外照射损伤、体表放射损伤和体内放射性污染损伤），也可发生各种非放射损伤（如烧伤、创伤和冲击伤）及放射性复合伤。根据受伤严重程度的不同，给予不同层次的医学帮助，即分级医疗救治。我国对核事故受照人员的分级救治实行三级医疗救治体系。

（一）一级救治的组织机构和任务

1. 组织机构

一级医疗救治又称现场救护或场内救治。一级医疗救治主要由事故发生单位的基层医疗卫生机构组织实施，必要时可请求场外支援。一级医疗救治可在组织自救的基础上，由经过专门训练的卫生人员、放射防护人员、剂量人员及医护人员进行。

2. 主要任务

一级医疗救治的主要任务是发现和救出伤员，对伤员进行初步医学处理，抢救需紧急处理的危重伤员。

（1）首先将受照人员进行初步分类诊断，对需要紧急处理的危重伤员立即进行紧急处理；对无须紧急处理的人员尽快使其撤离事故现场，到临时分类站接受医学检查和处理。

（2）初步估计受照人员的受照剂量，必要时酌情给予稳定性碘和（或）抗放药物。

（3）对人员进行体表放射性污染检查和初步去污染处理，并注意防止污染扩散。

（4）初步判断伤员有无放射性核素体内污染，必要时及早采取阻吸收和促排措施。

（5）收集、留取可估计受照剂量的物品和生物样品。

（6）根据初步分类诊断，确定就地观察治疗或后送，对临床症状轻微、血象无明显变化的可在就近门诊复查；临床症状较重、血象变化较明显的应住院观察治疗，并尽快送到二级医疗救治单位；伤情严重，暂时不宜后送的可继续就地抢救，待伤情稳定后及时后送；伤情严重或诊断困难的，在条件允许下可直接后送到三级医疗救治单位。

（7）填写伤员登记表，并将有关临床资料随同伤员一起后送；伤情严重的应有专人护送，严密观察病情和随时注意防治休克。

3. 一般实施程序

（1）核事故医学应急救援人员的准备：核事故医学应急救援人员在核设施出现严重故障或核设施附近发生自然灾害，危及核设施安全，有可能发生事故时，应做好应急待命。一旦核事故发生，抢救人员应迅速做好个人防护，如穿戴简易防护衣具、配备辐射剂量仪、酌情使用稳定碘和放射性损伤防治药物等。根据地面照射剂量率和规定的应急照射水平，确定在污染区内的安全停留时间。

（2）现场抢救：为保护被抢救者与抢救者，若现场辐射水平较高，应首先将伤员撤离事故现场，然后再进行相应的医学处理。可召集经过培训的急救人员进行抢救，要求护理人员或救护车人员把伤员送到接收地点。实施抢救时，先根据伤员的伤情作出初步（紧急）分类诊断。对危重伤员应立即组织抢救，优先进行紧急处理；对无危及生命急症无须紧急处理的伤员，经自救互救和初步除污染后，应尽快使其离开现场，并到紧急分类站接受医学检查和处理。必须紧急处理的伤员，待苏醒、血压和血容量恢复和稳定后，及时进行去污处理。有手术指征的伤员应尽快做早期外科处理，无手术指征的按无须紧急处理伤员的处理原则和一般程序继续治疗。

（3）无须紧急处理伤员的处理原则与一般程序：① 在进入紧急分类站前，应对全部伤员进行体表和创面放射性污染测量，若污染程度超过规定的控制水平，应及时去污直至达到或低于控制水平；② 根据具体情况，酌情给予稳定性碘或抗放药物；③ 询问病史时，要特别注意了解事故时伤员所处的位置和条件（如有无屏蔽物，与辐射源的距离，在现场的停留时间，事故后的活动情况等），注意有无听力减退、声音嘶哑、皮肤红斑、水肿、头痛、腹痛、腹泻和呕吐及其开始发生的时间和次数等；怀疑有冲击伤的伤员，应进一步进行X射线检查及血红蛋白、血清谷丙转氨酶和谷草转氨酶活性测定；有皮肤红斑、水肿的，除逐一记录出现的部位、开始时间和范围以外，应尽量拍摄彩色照片；受照人员尽可能每隔12 ～ 24 h查1次外周血白细胞数及分类，网织红细胞和淋巴细胞绝对数；④ 条件许可时，可抽取静脉血做淋巴细胞染色体培养，留尿样、鼻拭物和血液标本等做放射性测量；收集能用作估计伤员受照剂量的物品（如个人剂量仪）和资料（包括伤前健康检查资料）等，以备日后作为进一步诊断的参考依据。

伤员人数较多时，那些临床症状轻微、白细胞无明显升高和左移、淋巴细胞数减少不明显的伤员，不一定收入医院观察，但必须在伤后12、24和48 h到门诊复查。临床症状，特别是自发性呕吐和皮肤红斑水肿较重，白细胞数明显升高并左移、淋巴细胞减少较明显的伤员需住院治疗和观察，并应尽快后送到二级医疗救治单位。伤情严重、暂时无法后送的伤员继续留置抢救，待伤情稳定后再根据情况处理。条件许可时，那些伤情较重或伤情难以判断的伤员可送往三级医疗救治单位。后送时，应将全部临床资料

（包括伤票、检查结果、留采的物品和采集的样品等）随伤员同时后送；重度和重度以上伤员后送时，需有专人护送并注意防治休克。

运送患者的方式必须适合每位患者的具体情况。疏散被照射的患者，一般不需要特别辐射防护，但应避免有的患者可能造成放射性污染扩散，特别是在核设施现场没有进行全面辐射监测和消除污染的情况下。有些特殊设备，如带有隔离单可隔绝空气的多用途担架、内衬可处理塑料内壁的救护车等，是运送放射性污染人员最理想的设备。

临床症状明显的伤员可给予对症处理，但应尽量避免使用对淋巴细胞计数有影响的药物（如肾上腺皮质激素等），防止对诊断指标的干扰。体内放射性污染超过规定限值时，应及时采取促排措施。

（二）二级救治的组织机构和任务

1. 组织机构

二级核事故医疗救治又称地区救治或当地救治。二级医疗救治机构由核设施所在省市自治区事先指定的核事故应急医疗救治单位组织实施，必要时可请求三级核事故医疗救治单位支援。

2. 主要任务

二级核事故医疗救治的主要任务是对中度和中度以下急性放射病、放射复合伤伤员、有明显体表和体内放射性污染的人员以及严重的非放射性损伤伤员进行确定诊断与治疗；对中度以上放射病和放射复合伤伤员进行二级分类诊断，并将重度和重度以上放射病和放射复合伤伤员以及难以确诊和处理的伤员，在条件允许下尽早后送到三级核事故医疗救治单位。

（1）收治中度和中度以下急性放射病、放射复合伤、放射性核素内污染人员和严重的非放射性损伤人员。

（2）对有体表残留放射性核素污染的人员进一步去污处理，对污染伤口采取相应的处理措施。

（3）对确定有放射性核素体内污染的人员，应根据核素的种类、污染水平以及全身和（或）主要受照器官的受照剂量及时采取治疗措施，污染严重或难以处理的伤员可及时转送到三级医疗救治单位。

（4）详细记录病史、全面系统检查，进一步确定伤员的受照剂量和损伤程度，进行二次分类处理。将重度和重度以上急性放射病和放射复合伤患者送到三级医疗救治机构治疗；暂时不宜后送的，可就地观察和治疗；伤情难以判定的，可请有关专家会诊或及时后送。

（三）三级医疗救治的组织机构和任务

1. 组织机构

三级核事故医疗救治又称专科医治，由国家指定的设有放射损伤治疗专科的综合性医院实施。三级核事故医疗救治单位应当同时具有处理外照射辐射事故和放射性物质污染事故的能力。

2. 主要任务

三级核事故医疗救治的主要任务是收治重度和重度以上的急性放射病、放射复合伤和严重放射性核素内污染伤员，进一步作出明确的诊断，并给予良好的专科治疗。必要时，对一级和二级核事故医疗救治给予支援和指导。实施二级和三级医疗救治时，应根据实际情况做好以下工作。

（1）进行比较全面的放射性污染检查：根据本级救治任务和条件，对伤员做进一步体表放射性污染检测。为了解体内污染情况，除测量生物样品（鼻拭物、血、尿和便等）放射性或核素组成外，还可根据需要进行甲状腺或整体放射性测量，以确定体内污染水平及放射性核素组分。

（2）进行血液学检查：对血细胞（白细胞总数及分类、淋巴细胞和网织红细胞）进行连续动态观察，尽可能每天1次。必要时，应对淋巴细胞染色体畸变再次检查，以便对外照射损伤程度作出判断。

（3）进行其他检查：必要时，应对伤员进行全面的血液学、血液生化学、细菌学、脑血流图、骨骼X射线摄片、眼晶状体和眼底以及精液检查，以作为临床预后判断和远期效应对比分析的基础。

（4）进行确定性诊断和治疗：各类伤员的确定性诊断和治疗原则按有关标准和建议执行。

确定性诊断是指对各类放射损伤、放射复合伤和非放射伤的类型和程度作出明确诊断，并指出事故前原患疾病对各类损伤的影响。受照剂量较大时，应大致判明照射的均匀度；不均匀照射时，应大致判明不同部位的受照剂量。淋巴细胞染色体畸变率的分布、临床反应（如皮肤红斑及脱毛反应）和局部骨髓细胞学检查结果对不均匀照射的判断有一定帮助。全身辐射损伤程度的判断，主要依据临床效应、物理剂量和生物剂量综合分析。无物理剂量和生物剂量可供参考，仅仅依据临床表现判断时，由于个体辐射敏感性的差异和不同指标在不同病程阶段反映的损伤程度的可靠性不一，应尽可能综合分析多种指标作出临床判断。

（四）放射事故的分级救治

放射事故受照人员的分级医疗救治参照核事故的分级医疗救治。国家放射事故医学应急管理由国家核事故医学应急组织兼任，国家卫健委核事故医学应急中心负责全国放射事故医学处理的技术工作。设区的市级以上地方卫生行政部门建立放射事故医学应急专业组，审批有条件的医院做好收治普通伤病员和中度及中度以下放射损伤患者的工作。

当发生人体受超剂量照射事故时，核事故单位应当迅速安排受照人员接受医学检查，或者在指定的医疗机构进行医疗救治；发生工作场所放射性同位素污染事故时，核事故单位应当对可能受放射性核素污染或者放射损伤的人员立即采取暂时隔离和应急救援措施，在采取有效个人安全防护措施的情况下组织人员清除污染，并根据需要实施其他医学救治及处理措施。

对核事故损伤患者在事故现场进行初步医学处理，对严重伤病员迅速进行现场急救，首先处理有生命危险的损伤（休克、出血、热烧伤和骨折等）。估计放射性沾染人员的沾染范围和沾染程度，必要时要除沾染。放射性外沾染人员要求特殊的隔离处理，最有效的除放射性沾染方法是水洗方法。如果怀疑有放射性内沾染，应迅速估计沾染的性质和程度，必要时及早给予放射性核素阻吸收药和促排药物，尽快采取适当措施减少沾染。外照射患者酌情给予放射损伤防治药。根据伤员的早期症状和剂量估算结果对伤员进行分类处理，普通伤病员和中度以下放射损伤患者在当地医院治疗，中重度放射损伤患者送至有放射损伤专科的综合医院治疗。

（五）关于急救站

1. 组织与计划

国外一些国家将急救站及其人员纳入核设施所属的医疗管理网，由中心诊所统一指挥，形成一个有机整体。急救站的组织规模，应根据核设施职工人数、工作现场危害特点和核辐射事故发生的可能性大小而定。因此，急救组织规划的第一步是深入了解核设施的运行和有关放射性核素的知识。然后，根据核设施的规模、周围地理环境和交通因素等，决定急救站的数量、分布、人员以及设备的配备。

即使是一座小型核设施或实验室，也必须配备1名放射医学顾问、1支训练有素的核辐射急救队和1个有经验的辐射安全官员。一旦发生核事故，急救队可立即进行现场紧急处理，同时与医学顾问取得联系，可以指导下一步的行动。根据应急计划，可将患者送进该地区的医院，也可首先将患者送到另一所规模更大、设备更好的放射性污染处理机构或职业病防治机构，如果有必要再进一步送往大医院。

核事故急救队最基本的成员应该是经过医学培训的专业人员，在核事故中能够起到组织管理作用。其他队员是从事放射工作的人员，分别接受了急救、护理等方面的特别训练。配备1名或多名熟悉辐射测量技术、能够处理与事故有关的辐射防护问题的辐射防护学家是十分必要的。任命1名负责急救的中心主任，不一定亲自参加急救工作，但必须负责协调通信、技术支持、交通和救援人员的安排。

2. 设备和仪器

最基本的核事故急救设施应是可用于消除放射性污染和急救患者的场所。可能就是1个或几个房间，墙壁用可清除的油漆喷涂，有1张中心可以排水的手术或尸检台和1个有冷热水的淋浴处。受α放射性核素污染的患者，不需要射线屏蔽，但急救人员应防止放射性物质经呼吸道吸入或污染体表。

清除放射性污染物时流出的放射性废水，要集中收集起来，并进行检测和必要的特殊处理。房间需安装特殊的通风和空调系统，防止放射性核素污染其他房间的空气。急救队员应配备呼吸道防护装备，防止在处理放射性污染患者时吸入可能悬浮在空气中的放射性核素。全身防护包括工作服、鞋套、帽子和橡胶手套等，应当在到达事故现场前穿戴好。

若有可能，患者的所有被放射性污染的衣物应当脱在事故现场或其附近。如果患者可以活动，可在医务人员监护下自行冲洗淋浴。必要时，可用布单或毯子为患者保暖。如果当时不能为患者清除污染，可用塑料袋或塑料单将患者隔离，避免对交通工具（如救护车）造成放射性污染。如果气候较热，救护车行驶时间较长时，患者在塑料袋里可能会过热。

一支装备良好的核事故急救箱，应当配有夹板、绷带、止血器、抢救药品、导气管、基本的外科急救器械和静脉注射液等，并应定期检查，确保全部药械完好有效并保持无菌状态。

每一个核事故急救站都应配备塑料袋用于存放衣物、首饰等，配备收集尿粪的容器，如果附近没有冷冻设备，还需配备装有福尔马林的标本瓶。配备一部便携式录音机并外套塑料袋，连接麦克风至污染清除台，用于详细记录事故发生过程、物理指示物和清除污染的全过程。同时，每一个核事故急救站还要额外准备几把大的绷带剪，因为有时需要剪开患者的衣服。

（刘丽波）

主要参考文献

[1] 郭力生, 耿秀生, 主编. 核辐射事故医学应急[M]. 北京: 原子能出版社, 2004.

[2] 苏旭, 刘英, 主编. 核辐射恐怖事件医学应对手册[M]. 北京: 人民卫生出版社, 2005.

[3] 龚守良, 主编. 医学放射生物学[M]. 第4版. 北京: 中国原子能出版社, 2015.

[4] Internatonal Atomic Energy Agency (IAEA), Nuclear Energy Agency of Organization for Economic Co-operation and Development (OECD/NEA). The international nuclear and radiological event scale (INES) user's manual. Vienna: IAEA, 2009.

[5] United Nations Scientific Committee on the Effects of Atomic Radiation (UNSCEAR). Sources and effects of ionizing radiation, Vol II. Annex D Health effects due to radiation from the Chernobyl accident. New York: UN, 2011.

[6] 中华人民共和国卫生部. 卫生部核事故与放射事故应急方案. 2003.

[7] 中华人民共和国国家核事故应急协调委员会. 国家核应急计划. 2006.

[8] 卫应急发101号. 卫生部核事故和辐射事故卫生应急预案. 2009.

[9] 陈肖华, 聂岁峰. 核与辐射突发事件的医学救援[J]. 军事医学, 2011, 35(3):161-164.

[10] 中华人民共和国卫生部. 中华人民共和国国家职业卫生标准 (GBZ/T 170—2006). 核事故场外医学应急计划与准备. 2006.3.13批准, 2006.10.1实施.

[11] 中华人民共和国卫生部. 中华人民共和国国家职业卫生标准 (GBZ/T 171—2006). 核事故场内医学应急计划与准备. 2006.3.13批准, 2006.10.1实施.

[12] 王芳, 鲍鸥. 苏联对"切尔诺贝利事故"应急处理的启示[J]. 工程研究-跨学科视野中的工程, 2011, 3(1):87-101.

[13] 龚守良, 刘晓冬, 主编. 核辐射及其相关突发事故医学应对[M]. 北京: 原子能出版社, 2006.

[14] 郑钧正. 应对日本福岛核事故公众宣传中必须厘清的20个问题[J]. 环境与职业医学, 2011, 28(4):189-199.

[15] 苏旭, 主编. 中国放射卫生进展报告 (1949 – 2008)[M]. 北京: 原子能出版社, 2011.

[16] 刘长安, 陈肖华, 主编. 福岛核灾公共卫生启示录[M]. 北京: 军事医学科学出版社, 2013.

[17] 卢志娟, 李旭光, 郝建秀, 等. 从河南"4. 26"^{60}Co辐射事故的救治看核应急医学体系建设[J]. 辐射防护通讯, 2020, 40(4-5):103-106.

[18] 苏旭, 主编. 核和辐射突发事件处理[M]. 北京: 人民卫生出版社, 2013.

[19] 中华人民共和国国家卫生与计划生育委员会. 中华人民共和国国家职业卫生标准 (GBZ/T 21—2016). 核或辐射应急准备与响应通用准则. 2016.6.28发布, 2016.11.1实施.

[20] 中华人民共和国国家质量监督检验检疫总局. 中华人民共和国国家标准 (GB 18871—2002). 电离辐射防护与辐射源安全基本标准. 2002.10.8批准, 2003.4.1实施.

[21] IAEA. Safety Standards for protecting people and the environment. Radiation Protection and Safety of Radiation Sources: International Basic Safety Standards. General Safety Requirements Part 3, No. GSR Part 3, IAEA, Vienna. 2014.

[22] IAEA. Safety Standards for protecting people and the environment. Criteria for Use in Preparedness and Response for a Nuclear or Radiological Emergency. General Safety Guide. No. GSG-2. IAEA., Vienna. 2011.

[23] 彭建亮, 陈栋梁, 姜文华, 等. 我国 2004 – 2013年工业γ射线探伤辐射事故回顾与分析[J]. 辐射防护, 2015, 35(4):248-252.

[24] 苏旭, 孙全富, 主编. 核或辐射突发事件卫生应急准备与响应[M]. 北京: 人民卫生出版社, 2022.

索　引

（本索引按英文字母顺序排列，后附页码）

A

N

O

P

S

（龚守良整理）

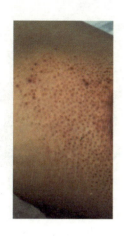

图4-3　急性放射性皮肤损伤Ⅰ度
右大腿^{192}Ir γ射线照射后，一次照射剂量约5 Gy，
35 d后呈现脱毛、毛囊丘疹

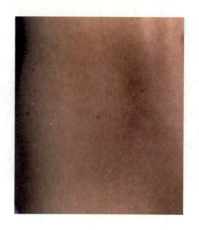

图4-4　急性放射性皮肤损伤Ⅱ度
腰部以6 MeV X射线照射30 Gy后，
呈现红斑、毛囊丘疹

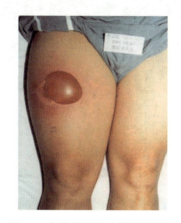

图4-5　急性放射性皮肤损伤Ⅲ度
右大腿前外侧^{192}Ir γ照射后5 d，一次照射剂量约100 Gy，局部形成肿胀、水疱

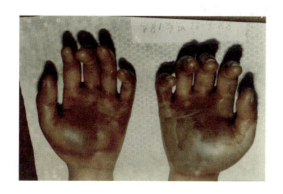

图4-6　急性放射性皮肤损伤Ⅲ度
^{90}Y β粒子烧伤，局部受照40～200 Gy，照后18 d两手充血、水肿，出现大水疱

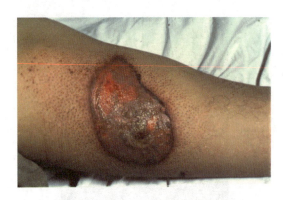

图4-7　急性放射性皮肤损伤Ⅳ度

右大腿中外侧^{192}Ir γ射线照后36 d，一次照射剂量约
30 Gy，中央区坏死、溃烂；边缘可见毛囊丘疹

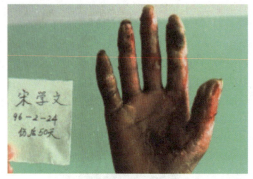

图4-8 急性放射性皮肤损伤Ⅳ度

右手^{192}Ir γ照射后50 d，一次照射剂量约8～20 Gy，
各手指软组织坏死溃疡，手掌部分疱皮脱落

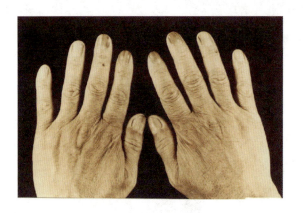

图4-9　慢性放射性皮炎Ⅰ度

放射科医生，指甲灰暗、纵嵴及色素沉着，双手皮肤干燥、粗糙及轻度角化，出现煤点

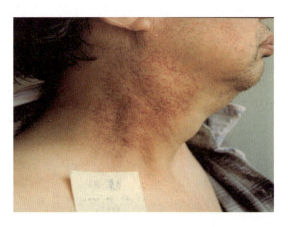

图4-10　慢性放射性皮炎Ⅰ度

右颈部加速器MeV β射线40 Gy照射后，局部皮肤干燥、粗糙，轻度脱屑，皮肤纹理变浅，毛细血管扩张

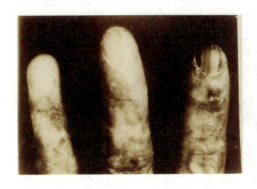

图4-11　慢性放射性皮炎Ⅱ度

手指皮肤粗糙、色素沉着，出现疣状物、

皲裂和指甲纵嵴

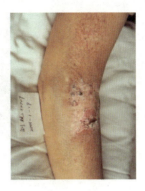

图4-12　慢性放射性皮炎Ⅱ度

右肘部皮炎^{32}P敷贴治疗

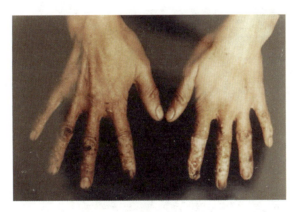

图4-13　慢性放射性皮炎Ⅲ度

使用100 mA手提式X射线机，无防护，工龄30年以上，双手指部过度角化、皲裂，指端严重，

食指角化与指甲变形，较多疣状突起，色素沉着，双手食指溃疡形成

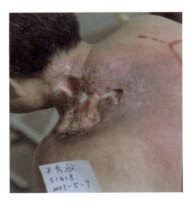

图4-14　慢性放射性皮炎Ⅲ度

左肩部皮肤鳞状细胞癌以加速器β射线放疗后形成慢性放射性损伤Ⅲ度，出现大小不一、

深浅不等的溃疡，溃疡边缘不整齐，基底凹凸不平，肉芽生长不良，四周硬似"皮革状"

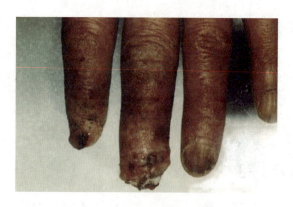

图4-15　放射性皮肤癌

中医骨科医生，接触手提式X射线机，无防护，工龄8年，左中指皮肤癌变、溃破

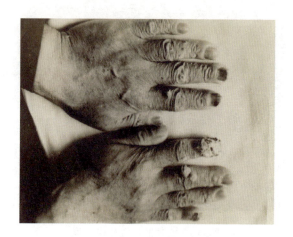

图4-16　慢性放射性皮炎Ⅲ度恶性变

肺外科医生，长期从事X射线结核病普查，无防护，双手严重角质突起，
形成疣状物，指甲变形，右食指慢性溃疡恶变

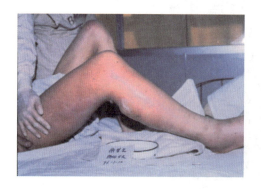
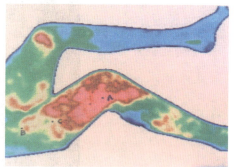

图4-17　^{192}Ir γ射线照射后5 d红外线显示右大腿及膝关节温度

^{192}Ir γ射线照射后5 d，右下肢红肿明显，右小腿上段水疱坏死区扩大（左）；
照射后5 d，红外线显示右大腿及膝关节温度明显升高，右小腿上段水疱坏死区温度降低（右）

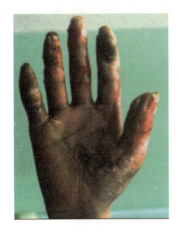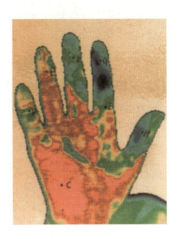

图4-18 ¹⁹²Ir γ射线照射后**50 d**红外线显示右手拇指、食指、中指和无名指温度

¹⁹²Ir γ射线照射后50 d，右手拇指、食指、中指和无名指掌侧坏死、溃疡（左）；

红外线显示明显减低（右）

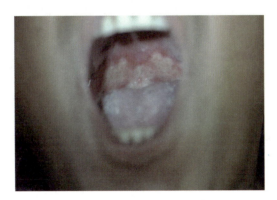

图5-1 急性放射性口腔炎

注：图中可见成片的假膜反应

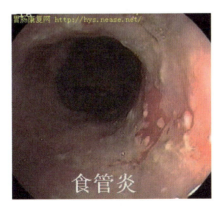

图5-2 放射性食管炎

注：图中可见食管黏膜发红，伴局部糜烂